U0887017

权威·前沿·原创

皮书系列为
“十二五”“十三五”“十四五”国家重点图书出版规划项目

BLUE BOOK

智库成果出版与传播平台

中医药传承创新蓝皮书

BLUE BOOK OF PRESERVATION AND INNOVATIVE DEVELOPMENT OF TCM

中国中医药传承创新发展报告（2021）

REPORT ON THE PRESERVATION AND INNOVATIVE DEVELOPMENT OF TRADITIONAL CHINESE MEDICINE (2021)

主　编／张建华　周尚成　潘华峰

副主编／闫志来　袁冬生　张伯琪

社会科学文献出版社
SOCIAL SCIENCES ACADEMIC PRESS (CHINA)

图书在版编目(CIP)数据

中国中医药传承创新发展报告．2021／张建华，周尚成，潘华峰主编．--北京：社会科学文献出版社，2022.4
（中医药传承创新蓝皮书）
ISBN 978-7-5201-9810-3

Ⅰ．①中… Ⅱ．①张… ②周… ③潘… Ⅲ．①中国医药学-研究报告-2021 Ⅳ．①R2

中国版本图书馆CIP数据核字（2022）第035304号

中医药传承创新蓝皮书
中国中医药传承创新发展报告（2021）

主　　编／张建华　周尚成　潘华峰
副 主 编／闫志来　袁冬生　张伯琪

出 版 人／王利民
组稿编辑／任文武
责任编辑／丁　凡
责任印制／王京美

出　　版／社会科学文献出版社·城市和绿色发展分社（010）59367143
　　　　　地址：北京市北三环中路甲29号院华龙大厦　邮编：100029
　　　　　网址：www.ssap.com.cn
发　　行／社会科学文献出版社（010）59367028
印　　装／天津千鹤文化传播有限公司

规　　格／开 本：787mm×1092mm　1/16
　　　　　印 张：27.75　字 数：418千字
版　　次／2022年4月第1版　2022年4月第1次印刷
书　　号／ISBN 978-7-5201-9810-3
定　　价／128.00元

读者服务电话：4008918866

广东省社会科学研究基地“广东省中医药健康服务与产业发展中心”
广州市人文社会科学重点研究基地“广州中医药文化历史研究重点基地”
联合资助

编　委　会

主　编　张建华　周尚成　潘华峰

副主编　闫志来　袁冬生　张伯琪

编　委　（按姓氏笔画排序）

孔军辉　卢昕玥　许星莹　李正龙　李瑞锋

邹冠炀　张文龙　张　聿　林　凯　周智华

孟雪晖　赵兰慧　钟艾霖　饶远立　高　婧

黄友良　梁珊珊　黎倩欣

主要编撰者简介

张建华　现任广州中医药大学党委书记，公共管理学硕士，卫生事业管理研究员，博士研究生导师，广东省中医药健康服务与产业发展研究中心负责人，广东省委宣传部《岭南文化辞典》组织委员会委员，广东省哲学社会科学专家，广东省卫生厅医学科研基金评审专家。主要研究方向：卫生事业管理、高等院校党建与思想政治建设教育、中医药文化自信与传承发展等。近年来主持各级科研项目课题9项，其中重大科研课题3项，团队项目1项。公开发表学术论文近四十篇，其中在核心期刊发表论文十余篇。撰写的专家咨询报告曾获广东省委常委、广州市委书记等领导同志的肯定性批示。

周尚成　现任广州中医药大学公共卫生与管理学院院长，管理学博士，教授，博士生导师，国家留学基金委公派赴英访问学者，世界中医药学会联合会中医药管理研究专业委员副主任委员，中华中医药学会人文与管理科学分会副会长。主要研究方向：中医药管理、卫生管理与医疗保障。近年来主持国家自然科学基金项目3项，教育部等省部级以上项目十余项，在国内外相关重要杂志发表了多项重要成果，公开发表学术论文100余篇，其中SSCI/SCI论文7篇，出版专著2部，获得省级政府科技进步奖三等奖1项（排序1），市级政府社会科学优秀成果奖一等奖2项（均排序1），获得广州市级政府特殊津贴专家、青年科技奖等多项荣誉，撰写的专家咨询报告曾获广东省委省政府等主要领导同志的肯定性批示。

潘华峰　现任广州中医药大学副校长，科技创新中心主任，中医内科学博士，教授，博士生导师，博士后合作导师，享受国务院政府特殊津贴专家，中医内科学脾胃研究学术带头人，兼任中国中医药信息学会副会长、中国民族医学会脾胃病分会副会长、广东省传统医学会副会长、广州中医药历史文化基地负责人、广州大典研究中心学术委员会专家。主要研究方向：中医药文化传播与研究、卫生事业管理、中医药防治消化系统重大疾病的理论与应用研究。近年来主持国家自然科学基金项目 4 项、“973” 子课题 1 项、广东省重点领域研发计划 1 项、其他省部级课题多项，在国内外发表高水平论文 180 余篇，其中 SCI 15 篇。出版专著 4 部、参编 2 部。获广东省科技进步一、二等奖、广东省教学成果一等奖、中国产学研合作创新奖等多个奖项，所提出的助力中医药传承发展的相关建议刊登在《广州研究内参》，供有关部门决策参考，积极推广中医药文化资源，不断推进中医药文化传承创新事业，坚定中国特色社会主义文化自信。

前　言

中医药学是中国古代科学的瑰宝，也是打开中华文明宝库的钥匙，党中央、国务院高度重视中医药工作。2019 年 7 月 24 日，中央全面深化改革委员会第九次会议召开，审议通过了《关于促进中医药传承创新发展的意见》（下文简称《意见》）；10 月 20 日，中共中央、国务院正式颁布《意见》；2019 年 10 月 26 日，《意见》全文公布，为我国中医药可持续发展提供了政策保障、指明了工作方向。党的十八大以来，中医药发展成就卓著，但也面临基础薄弱、传承不足等问题。2020 年初面对突如其来的新冠肺炎疫情，中医药系统充分发挥了中医药独特优势和重要作用，为疫情防控取得重大战略性成果做出了重要贡献。如何在疫情防控常态化下做好贯彻落实《意见》工作？如何继承好、发展好、利用好中医药这一宝贵财富，为维护百姓健康发挥更大作用？我们亟须回答好这些问题，这也是本书要探讨的主要课题。

在这样的背景下，我们决定组织专业从事中医药管理及相关领域的专家学者团队，在深入调查、具体分工、专题研讨的基础上，集体撰写《中国中医药传承创新发展报告》（“中医药传承创新蓝皮书”），为中国中医药传承创新发展留下全面和客观的历史轨迹，并助力我国中医药事业和产业高质量发展。

本书是“中医药传承创新蓝皮书”的第二部，旨在通过运用科学合理的评价方法对各省（区、市）中医药事业发展进行评价，客观准确体现不同地区的中医药发展差异，并通过学习借鉴中医药发展良好地区的优势经验，为各级相关部门及机构进行决策提供重要的建议。全书包括总报告、分报告、专题篇。

2021 年是“十四五”规划的开局之年。回顾“十三五”，中医药发展成果丰硕；展望“十四五”，中医药人重任在肩。我们站在历史的关键节点，期望本书有助于公众深入了解中国特色的中医药传承创新发展进程和建设过程，同时能够为各级各类部门、机构推进“健康中国”战略提供有价值的参考。

本书对中医药传承创新的评价方法及评价维度进行了论述和构建，以中医药事业的构成理论与卫生系统绩效评价理论为理论基础，从中医医疗服务、中医药产业、中医药养生保健、中医药教育、中医药科研、中医药文化与对外交流、中医药政策等七个维度共 48 个指标对各省（区、市）中医药传承发展状况进行评价，从而反映各省（区、市）中医药事业发展的相对综合水平。本书力求评价有充足的理论依据，模型构建合理严谨，数据翔实，真实地反映我国中医药事业的发展情况、地区差异与动态变化；有利于大众了解和熟悉我国中医药事业发展的基本情况；而对于研究中医药的学者来说，本书的研究方法和分析框架则能够给予其较好的参考，同时翔实的数据又能提供不可多得的研究素材。

本书依据中医药传承创新发展排名，精选了北京市和浙江省的中医药传承创新发展优秀案例，为其他省份中医药传承创新发展提供思路。

最后需要指出的是，由于作者水平有限，本书难免存在不足，敬请广大读者批评指正。

编　者

2021 年 12 月

摘 要

中医药是中华民族的伟大创造，是中国古代科学的瑰宝，党和国家高度重视中医药的传承创新发展，并做出了重要指示和指导。本书是“中医药传承创新蓝皮书”的第二部，主要从中医医疗服务、中医药产业、中医药养生保健、中医药教育、中医药科研、中医药文化与对外交流、中医药政策七个维度进行评价，采用德尔菲法进行多轮专家咨询，对已有的中医药事业传承创新发展评价指标体系进一步完善。本书以2018年、2019年的中医药行业统计数据为基础，对比研究不同区域中医药事业的动态发展变化特征，分析各地区中医药事业发展的综合水平及差异。本书从“七位一体”的角度，在对全国（除台湾地区、香港特别行政区、澳门特别行政区外）的31个省（区、市）的中医药事业发展状况评价的基础上，进一步从提出“中医药强省”目标的角度进行细化分析，为不同地区发展中医药事业提供参考思路。此外，本书还梳理了《国际疾病分类第十一次修订本（ICD－11）》中传统医学章节的相关内容，以及北京市、浙江省的中医药传承创新发展状况及思路。

关键词： 中医药事业　传承创新　区域评价

目 录

Ⅰ 总报告

Ⅱ 分报告

Ⅲ 专题篇

皮书数据库阅读**使用指南**

总 报 告

General Report

B.1

2021年中国中医药省际竞争力评价报告

张建华　周尚成　潘华峰　张伯琪　张　聿　周智华*

摘　要：　本报告基于中医药事业"七位一体"的构成理论与卫生系统绩效评价理论，利用德尔菲法确立指标权重，使用国家统计局发布的关于中医药行业的相关数据，用综合评价分析方法对中国中医药省际竞争力进行评价，并就2018年与2019年两年发展情况做对比。评价结果显示，我国东部地区在中医药传承创新发展上排名最前，发展最不均衡；中部地区发展最均衡；西部地区整体发

* 张建华，广州中医药大学党委书记，公共管理学硕士，卫生事业管理研究员，博士研究生导师，研究方向为卫生事业管理、高等院校党建与思想政治建设教育、中医药文化自信与传承发展等；周尚成，管理学博士，广州中医药大学教授，博士生导师，研究方向为中医药管理、卫生管理与医疗保障；潘华峰，中医内科学博士，教授，博士生导师，博士后合作导师，享受国务院政府特殊津贴专家，研究方向为中医药文化传播与研究、卫生事业管理、中医药防治消化系统重大疾病的理论与应用；张伯琪，广州中医药大学公共卫生与管理学院社会医学与卫生事业管理专业在读硕士研究生，研究方向为卫生政策、疾病负担；张聿，广州中医药大学公共卫生与管理学院社会医学与卫生事业管理专业在读硕士研究生，研究方向为卫生政策、疾病负担；周智华，广州中医药大学公共卫生与管理学院在读硕士研究生，研究方向为社会医学与卫生事业管理。

展最弱。实施中医药强省政策有利于促进中医药事业发展，但在中医医疗服务与中医药养生保健上，效果不明显。31个省（区、市）中，两年排名发生变化的省（区、市）有24个。本报告指出，应充分发挥中医药事业发展的区域特色，制定符合地方特色的中医药发展方向，并加强对中医药事业的政策扶持。

关键词： 中医药 传承创新 省际竞争力 对比分析

一 中医药传承创新事业稳中求进

中医药是中华民族的伟大创造，是中国古代科学的瑰宝，为中华民族的繁衍生息和身心健康做出了不可磨灭的贡献，也为全球健康事业发展提供了新的途径。党和政府高度重视中医药工作，出台了一系列振兴中医药发展的文件法规与措施，为中医药发展提供了立体化政策支持与财力保障。在国家政策利好下，我国中医药事业迎来发展新机遇。2019 年是新中国成立 70 周年，也是中医药发展史上意义非凡的一年，中医药工作取得了一系列新进展、新成就。

表1　2019 年中医药领域重点政策

时间	部门	文件名称	重点内容
2019 年 3 月	国家药品监督管理局	《古代经典名方中药复方制剂及其物质基准的申报资料要求(征求意见稿)》	对古代经典名方中药复方制剂及其物质基准在申报中涉及的证明性文件、药材、饮片、检验报告等项目进行了详细要求，并新增了“申报材料资料说明”
2019 年 4 月	商务部办公厅、国家中医药管理局办公室	《关于开展中医药服务出口基地建设工作的通知》	要建设一批以出口为导向、具有较强辐射带动作用的基地，要求到 2025 年，基地全国布局基本完成，中医药服务出口占我国服务出口比重持续增长，新业态新模式不断涌现，形成一批中医药服务世界知名品牌

续表

时间	部门	文件名称	重点内容
2019年7月	国家中医药管理局、国家卫健委	《关于在医疗联合体建设中切实加强中医药工作的通知》	促进中医医院牵头组建多种形式的医联体,全面提升县级中医医院综合能力和政策保障机制
2019年7月	国家医保局、人力资源和社会保障部	《关于印发〈国家基本医疗保险、工伤保险和生育保险药品目录〉的通知》	《药品目录》分为凡例、西药、中成药、协议期内谈判药品、中药饮片五部分。中成药部分包含中成药和民族药;协议期内谈判药品部分包括尚处于谈判协议有效期内的药品;中药饮片部分包括医保基金予以支付的饮片范围以及地方不得调整纳入医保基金支付的饮片范围
2019年8月	中共中央、国务院	《"健康中国2030"规划纲要》	实施中医药传承创新工程,重视中医药经典医籍研读及挖掘,全面系统继承历代各家学术理论、流派及学说,不断弘扬当代名老中医药专家学术思想和临床诊疗经验,挖掘民间诊疗技术和方药,推进中医药传承与创新发展
2019年9月	国家发改委等多部门	《关于印发〈促进健康产业高质量发展行动纲要(2019~2022年)〉的通知》	规范推广中医养生保健和治未病服务,提升中医药疾病诊疗和康复能力,支持中医药贸易合作
2019年10月	中共中央、国务院	《关于促进中医药传承创新发展的意见》	从健全中医药服务体系、发挥中医药在维护和促进人民健康中的独特作用、大力推动中药质量提升和产业高质量发展、加强中医药人才队伍建设、促进中医药传承与开放创新发展、改革完善中医药管理体制机制等六个方面提出了20条意见,为新时代传承创新发展中医药事业指明方向
2019年11月	国家药品监督管理局	《中药配方颗粒质量控制与标准制定技术要求(征求意见稿)》	对中药配方颗粒的质量控制和标准研究提出要求,体现中药配方颗粒质量控制的特点,加强标准化工作,实现中药配方颗粒整体质量控制和有效监管
2019年11月	国家药典委员会	《关于中药配方颗粒品种试点统一标准的公示》	组织相关企业开展中药配方颗粒品种试点统一标准研究,并组织专家开展标准审评工作。截至2019年5月底,受理了14家生产企业和1家研究机构提交的301个品种的研究资料共计437份。通过组织12次专家审评会审评,其中的160个品种形成了试点统一标准的拟公示标准

续表

时间	部门	文件名称	重点内容
2019 年 11 月	国家医保局、人力资源和社会保障部	《关于将 2019 年谈判药品纳入国家基本医疗保险、工伤保险和生育保险药品目录乙类范围的通知》	在 150 个谈判药品中,119 个新增药品有 70 个谈判成功,其中包括 18 个中成药,价格平均降幅为 60.7%
2019 年 12 月	国务院中医药工作部暨联席会议办公室	《关于印发〈中共中央国务院关于促进中医药传承创新发展的意见〉重点任务分工方案的通知》	要求有关部门和单位要认真贯彻《意见》部署和全国中医药大会精神,按照重点任务分工方案要求,进一步分解细化涉及本部门本单位的工作,抓紧制定具体措施,明确进度安排,逐项推进落实

（一）中医药传承与发扬

1. 党中央高度重视中医药传承创新发展

2019 年 10 月，习近平总书记对我国中医药下一步工作任务做出重要指示，并提出中医药是中华文明的瑰宝，蕴涵着中华民族几千年的健康养生理念及实践经验，凝聚着中国人民和中华民族的博大智慧。习近平强调，要遵循中医药发展规律，传承精华，守正创新，加快推进中医药现代化、产业化，坚持中西医并重，推动中医药和西医药相互补充、协调发展，推动中医药事业和产业高质量发展，充分发挥中医药“治未病”的独特优势，为实现健康中国和中国梦贡献力量。

同月，中共中央、国务院《关于促进中医药传承创新发展的意见》（以下简称《意见》）发布。《意见》从健全中医药服务体系、发挥中医药在维护和促进人民健康中的独特作用等六个方面提出了 20 条意见，为新时代传承创新发展中医药事业指明方向。

2019 年 10 月 25 日，全国中医药大会在北京召开，中共中央政治局委员、国务院副总理孙春兰发表重要讲话，并对全国中医药杰出贡献奖获得者进行了表彰。这是新中国成立 70 年以来，首次以国务院名义召开的全国中医药大会。《意见》的发布及会议的召开充分体现了以习近平同志为核心的党中央对中医药事业的高度重视和亲切关怀，全国乃至全社会对中医药的认识提升到了前所未有的高度。

2. 传统医学正式纳入国际疾病分类

2019 年 5 月 25 日，第 72 届世界卫生大会审议通过了《国际疾病分类第十一次修订本（ICD－11）》，该修订本首次纳入起源于中医药的传统医学章节，建立了以中医药为基础、兼顾日韩传统医学内容的病证分类体系，传统医学 150 条疾病和 196 条征候（不含特指和非特指病征）条目被纳入传统医学章节。这是中国政府和中医专家历经十余年持续努力取得的宝贵成果，同时也标志着中医药历史性地被纳入国际主流医学体系。

3. 中医药文化普及和传播效果显著

“莨菪荠苨，菝葜葶苈。萝芳芜菁，茳芏茯苓……”2019 年初，一首中医药歌曲《生僻字》在网络走红，主创团队是一群“80 后”中医人；随后，电视剧《老中医》在央视热播，“中医药”成社会热词；在 2019 年 4 月 28 日至 10 月 9 日举行的“2019 中国北京世界园艺博览会”期间，中医药元素首次走进世园会，唯一以中草药文化为主题的园艺展园——百草园，成为世园会亮点；2019 年 8 月，由国家卫生健康委员会宣传司支持、国家中医药管理局办公室指导的中医药文化系列纪录片《本草中国 2》，在央视和爱奇艺同步播出。中医药文化通过多种传播媒介走进千家万户。

2019 年 12 月 25 日，国家中医药管理局发布 2018 年中国公民中医药健康文化素养调查结果：中国公民中医药健康文化素养水平持续提升，提前两年实现了中医药文化建设“十三五”规划目标，全国 15～69 岁人群中，具备中医药健康文化素养的人数超过 1.58 亿人，中医药知识普及和文化传播各方面的效果持续显现，公民对中医药健康文化知识的理解不断加深，更多公民成为中医药的支持者和爱好者。

4. 中医药领域再添3名院士

《意见》提出：“国家重大人才工程、院士评选等加大对中医药人才的支持力度，研究在中国工程院医药卫生学部单设中医药组。”2019 年中国科学院和中国工程院院士增选名单公布，中医药领域共 3 人当选，其中仝小林当选中国科学院院士，刘良、王琦当选中国工程院院士，这是继 1999 年陈凯先当选中国科学院院士 20 年后，中医药领域再次产生 1 位新的中国科学院院士；继 2015 年黄璐琦当选中国工程院院士 4 年后，中医药领域再次产生 2 位新的中国工程院院士。

5. 中国中医药循证医学中心成立

2019 年 3 月 12 日，中国中医药循证医学中心成立，这是全球首个中医药领域的循证医学中心。该中心将借助中国中医科学院的专家优势，联合国内各大科研机构，为中医药的有效性和安全性提供依据。如果能将循证医学与中医学特点有机结合并付诸临床实践，不仅能极大提高临床诊疗水平，还能为中医药学证明自身医学价值、跻身世界科学体系提供舞台和机会。

（二）中医药创新与发展

1. 屠呦呦被授予“共和国勋章”

2019 年 9 月 17 日，国家主席习近平签署主席令，根据第十三届全国人大常委会第十三次会议表决通过的全国人大常委会关于授予国家勋章和国家荣誉称号的决定，屠呦呦被授予“共和国勋章”。屠呦呦说：“荣誉的根本问题是责任。荣誉多了，责任也大了。中医药确实是‘伟大宝库’，应该把它更多有价值的成果发挥出来，为人类造福。”以屠呦呦研究员为代表的无数中医药学者以忠诚、执着、朴实的鲜明性格投身中医药事业高质量发展伟大实践中。

2. “坚持中西医并重”写入卫生健康领域“基本法”

2019 年 12 月 28 日，《基本医疗卫生与健康促进法》颁布，对中医药、基层医疗卫生机构建设、医疗卫生服务秩序等方面做出明确规定。其中，第九条明确，国家大力发展中医药事业，坚持中西医并重、传承与创新相结合，发挥中医药在医疗卫生与健康事业中的独特作用。第六十六条明确，国家加强中药的保护与发展，充分体现中药的特色和优势，发挥其在预防、保健、医疗、康复中的作用。《基本医疗卫生与健康促进法》被誉为卫生健康领域的“基本法”。“中西医并重”从党和政府各种文件中的表述，上升到国家法律层面的规范，必将对中医药传承创新发展产生积极而深远的影响。

3. 中医药扶贫深入推进，影响深远

党的十八大以来，国家中医药管理局深入贯彻落实党中央、国务院脱贫攻坚决策部署和中央单位定点扶贫工作有关要求，加强组织领导，落实帮扶责任，深化细化帮扶举措，推进定点扶贫工作提质增效。自 1994 年 8 月确定帮扶关系，国家中医药管理局通过健康扶贫、产业扶贫等方式，使五寨县 12 个乡镇卫生院实现中医馆全覆盖，平均开展 6.25 种中医药技术，扶持 12 家五寨龙头企业和农村合作社，引进企业投资 1450 万元。截至 2019 年 6 月底，五寨县已出列贫困村 157 个，已脱贫户近 1.4 万户，脱贫人口 3.2 万余人。

除国家中医药管理局外，不少其他中央和国家机关部门（单位）也将中药材产业作为定点扶贫的重点工作。比如国家卫生健康委扶持陕西省子洲县黄芪产业发展，中国地震局支持甘肃省永靖县百合、黄芪等产业发展，国家林业和草原局在贵州省独山县、荔波县发展铁皮石斛等绿色产业等。中医药不光在卫生事业发展中大放异彩，也在为打赢脱贫攻坚战做出新贡献。

4. 推进中医院牵头组建医联体

2019 年 7 月 25 日，国家中医药管理局和国家卫生健康委联合印发《关于在医疗联合体建设中切实加强中医药工作的通知》（以下简称《通知》）。《通知》明确要求提高政治站位，贯彻落实党中央、国务院发展中医药决策部署，切实推进中医医院牵头组建多种形式的医联体，促进中医药优质资源下沉基层，更好地满足人民群众中医药服务需求。针对目前部分地区的一些不当做法，《通知》明确提出“三个不得”，即在医联体建设中不得变相地取消、合并中医医院，不得改变其功能定位，不得以各种理由在事实上削弱中医医院建设。“三不得”为中医药发挥特色优势扫除了主要障碍，有利于中医药传承创新和中医优势专科的发展。

5. 中医药内容纳入“一带一路”成果清单

中医药兼具人文与医学科学的多重特殊性，是中华文明与共建“一带一路”国家交流合作的最佳载体。近年来，中医药之花已绽放在共建“一带一路”各国，覆盖各大洲的中医药海外合作中心也已建成落地，让各国民众受益。面对各国不同的健康需求，中医药正在为促进人类健康发挥积极

作用。自首届“一带一路”国际合作高峰论坛召开以来，卫生健康合作不断深化，中国在共建“一带一路”国家建立了一批中医药海外中心，建设了43个中医药国际合作基地。中国每年为周边国家近3万名患者提供优质医疗服务。中国中医药团队先后在柬埔寨、科摩罗、多哥、圣多美和普林西比、巴布亚新几内亚等国家实施快速清除疟疾方案。“一带一路”倡议为中医药国际合作创造了机遇，同时中医药也在服务于“一带一路”倡议，中医药走向世界的步伐更加稳健。

二　评价指标体系

（一）指标体系的确定方法与过程

2021版中医药传承创新发展评价指标体系主要通过德尔菲法进行多轮专家咨询确立。德尔菲法（Delphi）又称专家规定程序调查法，可以应用于多领域的咨询决策技术。① 它的核心是通过匿名方式进行多轮信函征询专家的意见，实质是利用专家集体的知识和经验，对无法直接进行定量分析且比较复杂的问题，通过多轮调查问卷征询意见的调查形式，取得测定结论的方法。具体步骤如下。

（1）选择专家组成员，本研究选择的专家主要为医疗管理领域的专家。

（2）依据研究内容，编制专家调查问卷。

（3）分发问卷，实施调查。

（4）回收和整理问卷信息。

（5）统计分析调查结果。

（6）形成调查结论。

2021版中医药传承创新发展评价指标体系在2020版指标体系基础

① 袁勤俭、宗乾进、沈洪洲：《德尔菲法在我国的发展及应用研究——南京大学知识图谱研究组系列论文》，《现代情报》2011年第5期，第3~7页。

上加以改进，在保留原指标体系整体框架结构的基础上，删除、替换了部分延续性较差的指标，再通过给多位专家发放问卷进行多轮咨询，并根据专家意见进行调整，最终得出2021版中医药传承创新发展评价指标体系。

（二）专家可靠性论证

1. 专家情况

2021版评价指标体系咨询问卷采用李克特5点量表法编写，共邀请13位中医药管理领域的专家参与填写，其中11位专家参与问卷咨询，均为高级职称，博士学历，学历背景为医学和管理学。参与咨询的11位专家中，从事医院管理的有3人，在科研院校工作的有8人，工作年限主要在16年以上，16~20年的有4人，工作20年以上的也有4人（见表2、表3）。

表2　专家所在单位类别

单位：人，%

所在单位类别	人数	构成比
医院管理	3	27
科研院校	8	73

表3　专家工作年限

单位：人，%

工作年限	人数	构成比
5~10年	1	9
11~15年	2	19
16~20年	4	36
20年以上	4	36

2. 专家积极性及权威性

本次专家咨询共分两轮进行。第一轮咨询中共向13位中医药管理领域的专家发送电子邮件，回收有效问卷11份，回收率为84.62%。第二轮共发放问卷11份，回收问卷10份，回收率为90.91%（见表4）。两轮问卷调查专家的积极性较高。

表4　专家积极性

单位：份，%

轮次	发放问卷数	回收问卷数	回收率
第一轮	13	11	84.62
第二轮	11	10	90.91

专家权威系数主要通过两个指标进行衡量，一个是专家对指标的判断依据，另一个是专家对指标的熟悉程度。专家权威系数的计算公式为：

$$Cr = (Ca + Cs)/2$$

其中，Cr为权威系数，数值越接近1表明权威性越高；*Ca*为专家对指标的熟悉程度，采用数值1～5分别代表从“不熟悉”到“很熟悉”的程度，并给出0～1的量化值；*Cs*为专家对指标的判断依据[①]，具体量化值如表5所示。

表5　专家对指标的判断依据和熟悉程度量化值

判断依据(Cs)	量化值	熟悉程度(Ca)	原值	量化值
实践经验	0.8	很熟悉	5	1
理论分析	0.6	较熟悉	4	0.75
同行了解	0.4	一般	3	0.5
直觉	0.2	不太熟悉	2	0.25
		不熟悉	1	0

采用Excel 2010软件录入数据并进行计算分析，通过计算分析得到，专家判断依据的均值为0.63，平均熟悉程度为0.74，专家权威系数的均值为0.68，本次专家咨询的权威系数较高。

① 朱赟：《县级综合医院服务能力评价指标体系研究》，南华大学硕士学位论文，2017。

（三）专家咨询结果

1. 指标调整

从可持续性和数据可获得性的角度出发，本文对原2020版中医药传承创新发展评价指标体系中的部分指标进行调整。二级指标“中医药健康旅游”及其下2个三级指标数据更新缺乏可持续性，予以删除；一级指标“中医药产业”其下增加4个三级统计指标；部分指标名根据统计口径变化予以更正（见表6）。

表6　2021版中医药传承创新发展评价体系指标调整内容

类别	指标调整	原因
删除指标	1. 删除二级指标“中医药健康旅游”。 2. 删除三级指标“首批国家中医药健康旅游示范区数量”。 3. 删除三级指标“第一批国家中医药健康旅游示范基地数量”	数据多年未更新，不可持续
调整指标	1. 三级指标“中药材种植面积”调整为“药材播种面积”。 2. 三级指标“每万人中医健康体检人数”调整为“每万人中医健康管理人数”	统计口径改变
	1. 三级指标“中医药学术论文发表数量”调整为“中医药科研机构发表科技论文数”。 2. 三级指标“中医药专利授予数”调整为“中医药科研机构专利授予数”。 3. 三级指标“中医药课题立项数量”调整为“中医药科研机构在研课题数”	精确指标描述
增加指标	1. 增加三级指标“中药保护品种数”。 2. 增加三级指标“中药材产值”。 3. 增加三级指标“中药相关药品生产企业数”。 4. 增加三级指标“中药相关药品经营企业数”	增加中医药产业的第一、二、三产业相关统计指标

2. 专家咨询结果

本次专家咨询主要调整内容在三级指标，一、二级指标在先前的研究中已取得满意的一致性，因此不做过多变动。在指标调整后进行两轮专家问卷咨询，均采用李克特5点量表法进行评分以减少差异，各指标专家咨询结果如表7所示。指标整体变异系数为0.184，变异系数小，有较高的一致性，说明这一评价指标体系有使用价值。

表7　各指标专家咨询结果

指标	均值	标准差	变异系数
每百万人口中医类医院数	4.25	0.622	0.146
每千人口中医类医疗机构卫生技术人员数	4.33	0.651	0.150
每千人口中医类医院床位数	4.08	0.793	0.194
每千人口中医执业(助理)医师数	4.50	0.674	0.150
中医类医院中药师占药师比	3.67	0.985	0.269
中医类医院医护比	3.33	0.985	0.295
人均就诊中医类医疗机构次数	4.42	0.793	0.180
每万人中医类医院出院人次数	4.08	0.669	0.164
中医类医院病床使用率	3.92	0.793	0.202
医师人均每日担负诊疗人次	4.00	0.739	0.185
医师人均每日担负住院床日	3.67	0.778	0.212
中医类医院平均住院天数	3.92	0.793	0.202
住院病人负担占可支配收入比例	4.08	0.793	0.194
门诊病人负担占可支配收入比例	4.08	0.996	0.244
出院者日均费用占可支配收入比例	3.58	0.669	0.187
设有康复医学科的中医类医院比例	4.58	0.515	0.112
每万人中医类医院康复医学科床位数	3.83	0.835	0.218
每万人中医类医院康复医学科门诊人次数	3.92	0.793	0.202
每万人中医类医院康复医学科出院人次数	3.58	0.900	0.251
每万人中医治未病人次数	4.17	0.835	0.200
每万人中医健康管理人数	3.75	0.754	0.201
0~3岁儿童中医健康管理率	3.58	0.793	0.221
65岁以上老人中医健康管理率	4.00	0.739	0.185
每万人口中医研究生数	4.42	0.669	0.151
每万人口中医本科生数	4.58	0.669	0.146
国家中医药管理局中医药重点学科数	4.17	0.718	0.172

续表

指标	均值	标准差	变异系数
被授予国家名中医称号的人数	3.67	0.778	0.212
中医药优势特色教育培训基地数	3.83	0.835	0.218
中医住院医师规范化培训基地数年增长率	4.00	0.853	0.213
中成药类销售额占比	3.83	0.718	0.187
中药材类销售额占比	4.50	0.522	0.116
药材播种面积	4.40	0.548	0.124
中药保护品种数	4.60	0.548	0.119
中药材产值	4.20	0.837	0.199
中药相关药品生产企业数	4.00	0.707	0.177
中药相关药品经营企业数	3.80	0.837	0.220
每万人口中医药科学研究与技术开发机构 R&D 经费	4.25	0.754	0.177
中医药科学研究与技术开发机构 R&D 人员数	4.08	0.793	0.194
中医药科研机构发表科技论文数	4.00	0.603	0.151
中医药科研机构专利授予数	4.08	0.669	0.164
中医药科研机构在研课题数	4.08	0.669	0.164
中医药年人均财政投入	4.83	0.389	0.081
省级政府机关中医药卫生政策占卫生政策比例	4.50	0.522	0.116
省级卫健委中医药卫生政策占卫生政策比例	4.25	0.622	0.146
是否提出建设“中医药强省”目标	4.25	0.754	0.177
中医药博物馆数量	3.50	0.905	0.258
中医药百度搜索指数	3.67	0.651	0.178
中医药来华留学生数	3.25	0.622	0.191

在 Excel 2010 软件上对评价结果进行处理，计算专家评分权重均值，再将专家评分权重均值进行标准化处理，最终得到各指标标准化权重。调整后整个评价体系共 7 个一级指标，10 个二级指标，48 个三级指标，各指标及其权重如表 8 所示。

表 8　2021 版中医药传承创新发展评价体系各级指标及其标准化权重

一级指标	权重	二级指标	权重	三级指标	权重
中医医疗服务	0.168	中医医疗资源	0.283	每百万人口中医类医院数	0.176
				每千人口中医类医疗机构卫生技术人员数	0.179
				每千人口中医类医院床位数	0.169
				每千人口中医执业(助理)医师数	0.186
				中医类医院中药师占药师比	0.152
				中医类医院医护比	0.138
		中医医疗服务效率	0.261	人均就诊中医类医疗机构次数	0.184
				每万人中医类医院出院人次数	0.170
				中医类医院病床使用率	0.163
				医师人均每日担负诊疗人次	0.167
				医师人均每日担负住院床日	0.153
				中医类医院平均住院天数	0.163
		中医医疗费用	0.236	住院病人负担占可支配收入比例	0.348
				门诊病人负担占可支配收入比例	0.348
				出院者日均费用占可支配收入比例	0.305
		中医康复医学发展	0.220	设有康复医学科的中医类医院比例	0.288
				每万人中医类医院康复医学科床位数	0.241
				每万人中医类医院康复医学科门诊人次数	0.246
				每万人中医类医院康复医学科出院人次数	0.225
中医药养生保健	0.133	中医治未病服务	1.000	每万人中医治未病人次数	0.269
				每万人中医健康管理人数	0.242
				0 ~3 岁儿童中医健康管理率	0.231
				65 岁以上老人中医健康管理率	0.258
中医药教育	0.148	中医教育与培养	1.000	每万人口中医研究生数	0.179
				每万人口中医本科生数	0.186
				国家中医药管理局中医药重点学科数	0.169
				被授予国家名中医称号的人数	0.149
				中医药优势特色教育培训基地数	0.155
				中医住院医师规范化培训基地数年增长率	0.162

续表

一级指标	权重	二级指标	权重	三级指标	权重
中医药产业	0. 136	中医药产业状况	1. 000	中成药类销售额占比	0. 131
				中药材类销售额占比	0. 153
				中药材播种面积	0. 150
				中药保护品种数	0. 157
				中药材产值	0. 143
				中药相关药品生产企业数	0. 136
				中药相关药品经营企业数	0. 130
中医药科研	0. 142	中医药科研发展	1. 000	每万人口中医药科学研究与技术开发机构 R&D 经费	0. 207
				中医药科学研究与技术开发机构 R&D 人员数	0. 199
				中医药科研机构发表科技论文数	0. 195
				中医药科研机构专利授予数	0. 199
				中医药科研机构在研课题数	0. 199
中医药政策	0. 149	中医药政策颁布	1. 000	中医药年人均财政投入	0. 271
				省级政府机关中医药卫生政策占卫生政策比例	0. 252
				省级卫健委中医药卫生政策占卫生政策比例	0. 238
				是否提出建设“中医药强省”目标	0. 238
中医药文化与对外交流	0. 125	中医药文化与对外交流	1. 000	中医药博物馆数量	0. 336
				中医药百度搜索指数	0. 352
				中医药来华留学生数	0. 312

三　省际中医药传承创新发展评价结果

（一）省际中医药传承创新发展评价得分及排名情况

2021 版 31 个省（区、市）的中医药传承创新发展评价指标体系涵盖了中医医疗服务、中医药养生保健、中医药教育、中医药产业、中医药科研、中医药政策以及中医药文化与对外交流等七个一级指标，从总得分及排名结果看，排名前五的省（区、市）均为东部地区三个（北京市、广东省、浙江省），西部地区两个（重庆市、四川省）。排名后五位的省区除海南省外，均为西部地区，分别为宁夏回族自治区、青海省、新疆维吾尔自治区、西藏自治区（见表9）。

表9　2021版31个省（区、市）中医药传承创新发展评价指标得分及排名

省(区、市)	中医医疗服务	中医药养生保健	中医药教育	中医药产业	中医药科研	中医药政策	中医药文化与对外交流	总得分	排名
北京	76.75	71.19	94.32	74.26	94.81	72.50	90.06	81.86	1
天津	60.65	56.96	76.33	69.29	60.22	80.98	82.76	69.37	19
河北	65.33	58.75	72.97	75.73	60.00	80.14	78.02	70.03	15
山西	61.36	60.76	67.78	67.46	62.38	82.85	76.66	68.30	24
内蒙古	79.68	63.50	67.77	67.05	63.16	71.15	72.15	69.50	18
辽宁	65.20	58.21	73.71	64.93	61.54	71.95	80.55	67.89	25
吉林	66.95	80.65	71.80	69.71	64.07	74.79	77.15	71.89	11
黑龙江	64.99	55.93	69.64	74.57	63.99	81.86	77.55	69.71	17
上海	72.39	63.25	76.48	72.96	62.58	68.78	91.09	72.26	9
江苏	69.56	59.58	73.44	74.64	67.89	77.28	91.23	73.11	6
浙江	79.76	61.97	71.45	78.53	62.39	76.86	94.47	74.94	4
安徽	67.77	59.94	70.96	72.96	60.62	70.04	77.17	68.40	23
福建	71.46	57.61	75.92	66.07	61.48	71.04	78.68	68.97	21
江西	66.47	58.46	74.86	69.62	60.81	68.82	82.07	68.56	22
山东	66.33	60.06	75.98	76.68	63.40	69.65	86.56	70.93	13
河南	71.87	56.98	73.49	77.42	61.89	72.68	79.35	70.52	14
湖北	72.40	63.34	72.82	75.40	60.56	80.79	79.13	72.07	10
湖南	68.98	65.34	76.20	75.27	64.52	74.27	73.30	71.11	12
广东	67.50	58.89	77.50	87.24	61.57	84.85	89.87	75.05	3
广西	62.21	58.95	73.10	70.24	65.25	74.07	70.85	67.75	26
海南	54.93	62.86	66.25	62.49	61.32	74.15	61.96	63.32	31
重庆	81.55	71.98	69.03	74.13	85.00	71.81	74.11	75.53	2
四川	75.39	61.00	74.45	78.27	66.38	81.35	82.56	74.23	5
贵州	66.51	64.72	74.09	72.81	60.21	71.73	73.62	69.02	20

续表

省(区、市)	中医医疗服务	中医药养生保健	中医药教育	中医药产业	中医药科研	中医药政策	中医药文化与对外交流	总得分	排名
云　南	67.53	78.78	71.98	79.73	62.06	74.85	76.10	72.72	8
西　藏	54.02	62.62	68.12	60.98	60.00	77.74	60.20	63.34	30
陕　西	69.50	73.83	72.96	75.07	63.08	80.28	76.57	72.92	7
甘　肃	77.16	68.24	69.30	72.91	60.71	73.45	65.38	69.88	16
青　海	64.35	70.71	65.89	62.32	60.00	75.33	68.21	66.65	28
宁　夏	78.75	71.98	65.06	62.75	60.00	70.43	61.08	67.55	27
新　疆	70.00	54.02	69.25	67.72	62.18	68.18	63.52	65.27	29

（二）中医药传承创新发展深度分析

1. 区域分析

根据我国现行区域分类标准，将31个省（区、市）分为东中西三个区域，其中东部共11个省市，包括北京市、天津市、河北省、辽宁省、上海市、江苏省、浙江省、福建省、山东省、广东省、海南省；中部共8个省，包括山西省、吉林省、黑龙江省、安徽省、江西省、河南省、湖北省、湖南省；西部包括12个省（区、市），分别为内蒙古自治区、广西壮族自治区、重庆市、四川省、贵州省、云南省、西藏自治区、陕西省、甘肃省、青海省、宁夏回族自治区、新疆维吾尔自治区。对区域进行排名，从区域中医药传承创新发展来看，东部地区的平均排名是13.4，其中北京市排名首位，海南省排名最后，极差为30，东部区域中医药传承创新发展不均衡问题凸显。中部地区的平均排名是16.6，区域内排名首位的为湖北省，排名第10，山西省排名第24，极差为14，为三区域最小。西部地区的平均排名为18.0，其中重庆市排名第2，西藏自治区排名第30，极差为28。区域平均排名和极差，可用于表现区域内中医药传承创新发展的平均排名和内部差距，在平均排名上，东部小于中部，中部小于西部。在极差上，东部大于西部，西部大于中部，即我国东部地区中医药传承创新发展在三区域中最强，但发展不均衡问题也最明显；中部地区发展最为均衡；西部地区整体发展在三区域中最弱，极差居中（见表10）。

表10　2021版三大区域中医药传承创新发展评价一级指标平均排名

区域	中医医疗服务	中医药养生保健	中医药教育	中医药产业	中医药科研	中医药政策	中医药文化与对外交流	平均排名
东部地区	17.0	19.8	10.1	14.6	15.5	15.9	8.5	13.4
中部地区	17.8	17.9	16.4	14.3	15.4	14.4	15.1	16.6
西部地区	13.9	11.3	21.2	18.4	16.4	17.2	23.4	18.0

2. 中医药强省情况分析

截至2019年12月31日，我国已有19个省（区、市）提出“中医药强省”政策，尚有12个省（区、市）未提出“中医药强省”政策。本报告尝试探讨“中医药强省”政策对于中医药传承创新发展的作用。从表11可以看出，在中医医疗服务和中医药养生保健上，提出“中医药强省”政策的地区平均排名落后于未提出地区，即提出“中医药强省”政策的地区较未提出的地区在中医医疗服务和中医药养生保健方面并未显现出优势。但整体来看，提出“中医药强省”政策的地区较未提出的地区在中医药教育、产业、科研、政策以及文化与对外交流上，均有优势，且在总排名上，提出“中医药强省”政策地区的平均排名为14.05，未提出地区平均排名为19.08，“中医药强省”政策整体上对于中医药传承创新发展仍有促进作用（见表11）。

表11　是否提出“中医药强省”政策下31个省（区、市）平均排名及对比

是否已提出“中医药强省”政策	省(区、市)数	中医医疗服务	中医药养生保健	中医药教育	中医药产业	中医药科研	中医药政策	中医药文化与对外交流	平均排名
是	19	17.89	17.16	14.63	12.05	14.95	12.16	13.37	14.05
否	12	13.00	14.17	18.17	22.25	17.17	22.08	20.17	19.08
对比	-7	-4.89	-2.99	3.54	10.20	2.22	9.92	6.80	5.03

（三）2020版、2021版中医药传承创新发展评价得分排名对比分析

2021 版各省（区、市）的中医药传承创新发展评价得分排名变化见图 1，与 2020 版相比，2021 版排名上升的地区共 12 个，排名不变的地区有 7 个，排名下降的地区有 12 个，其中黑龙江省排名提升幅度最大，从第 27 名提升至 17 名，其中中医药政策方面提升最快。云南省和重庆市排名提升均超过或达到 5 名，其中云南省在中医药养生保健名次上有明显提升，提升幅度达 17 名，重庆市虽然在中医药产业上排名明显下降，但整体排名有所提升。总排名下降最明显的前三个地区分别为安徽省、山东省和上海市，均为中医药政策方面排名下降较为明显。

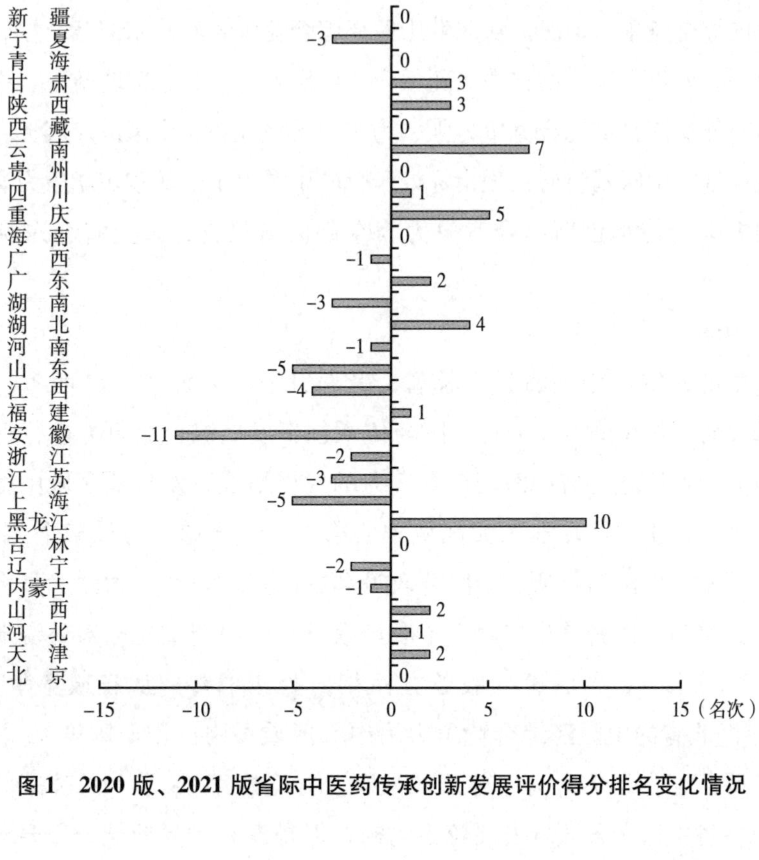

图 1　2020 版、2021 版省际中医药传承创新发展评价得分排名变化情况

四　省际中医药传承创新发展评价结论

（一）中医药传承创新发展区域分析

1. 东部

对东部区域（北京市、江苏省、上海市、广东省、浙江省、山东省、河北省、辽宁省、天津市、福建省、海南省）11 个省（市）的中医药传承创新发展综合竞争力进行评价分析，通过对中医医疗服务、中医药养生保健、中医药教育、中医药产业、中医药科研、中医药政策和中医药文化与对外交流 7 个一级指标平均排名的比较分析，研究东部区域各省份中医药传承创新发展综合竞争力情况。从区域中医药综合竞争力看，东部区域排名三大区域第一，处于全国上游；中医药教育、中医药产业、中医药政策、中医药文化与对外交流领域综合竞争力强，为东部区域优势；中医医疗服务、中医药养生保健、中医药科研三项指标处于全国中游水平。从省域竞争力看，北京市的中医药传承创新综合竞争力为东部区域最强，海南省为东部区域最弱。

2. 中部

对中部区域（山西省、吉林省、黑龙江省、安徽省、江西省、河南省、湖北省、湖南省）8 个省中医药传承创新发展综合竞争力进行评价分析，研究中部区域各省中医药综合实力的发展情况，发现从区域中医药综合竞争力看，中部区域在三大区域排名第二，综合竞争力处于全国中游。中部区域整体中医药科研、中医药政策和中医药产业竞争力强，具有明显优势；其次为中医药养生保健、中医药教育和中医药文化与对外交流，属于全国中游水平；中医医疗服务方面相对处于弱势。从省域竞争力看，2019 年湖北省的中医药综合竞争力为中部区域最强，排全国第 10 名；山西省中医药综合竞争力为中部区域最弱，排全国第 24 名。总体来看，中部区域各省中医药各领域发展较为均衡，但是没有优势领域，需要培养发展其优势领域。

3. 西部

对西部区域（内蒙古自治区、广西壮族自治区、重庆市、四川省、贵州省、云南省、西藏自治区、陕西省、甘肃省、青海省、宁夏回族自治区、新疆维吾尔自治区）12 个省（区、市）中医药传承创新发展评价综合竞争力进行分析，研究西部区域各省（区、市）中医药综合实力的发展情况，发现从区域中医药综合竞争力看，西部区域排名位于三大区域第三，综合竞争力相对较弱，处于全国下游。西部区域整体中医医疗服务、中医药养生保健方面竞争力强，具有比较优势；中医药教育、中医药产业、中医药科研、中医药政策、中医药文化与对外交流方面相对处于弱势。2019 年该区域中医药综合竞争力排名最前的是重庆市，居全国第 2 名；排名最低的是西藏自治区，排名为第 30。总体来看，西部区域内各省（区、市）中医药各领域发展不平衡，该区域需要继续发挥其优势，补齐短板。

（二）中医药传承创新发展评价一级指标分析

1. 中医医疗服务

2019 年我国中医医疗服务取得了一定程度的发展，中医医疗机构数、床位数和中医各类人力资源数依旧保持一定比例的增长，中医医疗资源总量呈现增长的态势。在中医医疗资源增加的同时，中医医疗服务的覆盖面也在逐步扩大，中医总诊疗量、出院人次数增多，中医医疗服务效率整体有所提高，中医康复医学科室建设也取得较为显著的成果，中医医疗费用增长控制在合理的水平，让越来越多的百姓享受到优质、高效的中医医疗服务。

另外，我国中医医疗服务发展存在资源分布不均匀、区域间发展不均衡发展不充分的问题。在 2019 年中医医疗服务整体评价上，重庆市、浙江省和内蒙古自治区是总体评分最高的三个省（区、市），但重庆市的医疗费用负担在 31 个省（区、市）中相对略高，浙江省的人均中医医疗资源拥有量稍微落后，内蒙古自治区则是在中医医疗服务效率方面表现欠佳。在中医医疗资源分布上，东部地区中医医疗资源占有量最多，在人均资源分布上则是西部地区表现更优，广东省、河南省和山东省在中医医疗资源总量上名列前茅，而北京市、内蒙古自治区和甘肃省人均资源拥有量最高，其中北京市是全国当之无愧的资源中心。上海市依旧是全国中医医疗效率最高的地方。在中医医疗费用方面，苏浙沪地区的中医医疗费用偏高，但由于该地区经济发展好，整体费用负担比例反而处于较低的水平。西部地区的中医康复医学整体发展状况略优于东部和中部，其中川渝地区表现优异，处于全国领先水平。

2. 中医药产业

东中西部三次产业间发展不均衡，尤其在中医药三次产业间发展不均衡，不同区域有各自的优势产业。从 2019 年中医药三次产业在东中西部地区的平均排名看，西部地区在第一产业上表现较好，中部地区在第二产业上排名较靠前，东部地区在第三产业即中药商业流通环节有优势。在药材播种面积、中药材产值上，我国东部地区表现较中西部明显落后，如在药材播种面积上，中西部均超过 10 万公顷，而东部地区仅为 3 万公顷。与此对比明显的是，在中成药类销售、中药材类销售、中药相关药品经营企业数上，东部地区较中西部具有明显优势，西部地区在中药流通环节上明显落后。中医药三次产业发展具有明显的区域特色，西部农业发展较佳，东部流通业发展更强，中部相对均衡。中医药产业的发展离不开上中下游全产业链的共同发展，各省（区、市）应利用产业发展的地区优势，促进全产业链发展。已提出中医药强省政策的中医药产业省际排名平均排名显著低于未提出强省政策的地区，即已提出强省政策的地区排名显著优于未提出强省政策的地区，政策对于中医药产业发展有促进作用。

3. 中医药养生保健

中医药养生保健整体上存在地域发展不一、指标发展不均的情况。从区域整体层面上看，2018 年、2019 年西部地区中医药养生保健指标平均排名高于东部和中部地区，中医药养生保健整体情况良好，发展平稳并略有提升。从指标得分层面上看，在每万人中医治未病人次数指标上各省（区、市）得分差异较大；而在中医健康管理相关的三个指标中，各省（区、市）的得分相对均衡。另外，大部分省（区、市）在中医健康管理相关的三个指标上的排名趋同程度较高，说明各省（区、市）在中医健康管理的各项工作上开展较为均衡，但在中医治未病领域发展不均衡。

提出建设“中医药强省”目标的省份在中医健康管理相关指标上相较未提出的省份所具有的优势并不显著，而在中医药养生保健综合指标上与未提出建设“中医药强省”目标的省份之间尚有一定的差距，但从2018年、2019年两年对比来看，中医药养生保健综合指标的差距在逐步缩小。由此可见，对于提出建设“中医药强省”目标的省份而言，未来发展中应该在继续做好中医健康管理工作的同时，继续加强对中医药养生保健的关注，尤其是进一步推广中医治未病服务，扩大服务覆盖面，惠及更多的人民群众。

4. 中医药教育

2019年我国中医药教育水平整体呈上升趋势，超半数的省（区、市）排名均保持不变或有所上升，部分省（区、市）排名上升幅度较大。东、西部地区省（区、市）2019年平均排名较2018年呈上升趋势，其中西部地区中医药教育水平取得了可喜成绩，但仍有较大的上升空间。

对比2018年中医药教育综合水平，2019年东、中部地区差距进一步扩大，中、西部与东、西部地区差距缩小，但东、中、西部地区差距仍然明显。西部地区应该进一步加大中医药教育财政投入，西部地区部分省份可以发挥民族医药优势，大力培养中医药、民族医药人才。中医药教育水平较高的省（区、市）应当发挥帮扶作用，将中医药教育资源与经验辐射至周边相对落后的省份。

2019年“中医药强省”队伍进一步壮大，已提出建设“中医药强省”目标的省（区、市）在中医药教育方面依然占有优势，但同一省份不同指标或同一指标不同省份之间仍然存在发展不均衡的现象，且与未提出建设“中医药强省”目标的省份相比，部分指标不及该类省（区、市）甚至低于全国平均水平，提示已提出建设“中医药强省”目标的省（区、市）应及时自查自省，着力改善每万人口中医研究生数、被授予国家名中医称号的人数以及中医药优势特色教育培训基地数指标，有针对性地采取相应措施，在发展中医药医疗服务能力的同时注重中医药人才的培养。

5. 中医药科研

自 2019 年《中共中央国务院关于促进中医药传承创新发展的意见》颁布以来，我国中医药科研创新发展迈入新阶段。围绕国家战略需求及中医药重大科学问题，国家将在中医药重点领域建设国家重点实验室，建立一批国家临床医学研究中心、国家工程研究中心和技术创新中心。2019 年省际中医药科研创新竞争力分析显示，中医药科研创新评价指标得分在东、中、西部区域较为均衡，与 2018 年各项指标得分相比变化不大，但由于各省份配套实施的中医药传承创新政策支持力度不同，以及经济发展水平与中医药科研人才培养水平的地区差异，有 12 个省（区、市）中医药科研创新评价指标得分排名相较于 2018 年有提升，尤其是上海市、河南省、陕西省和湖南省较为明显；同时也有 14 个省（区、市）中医药科研创新评价指标得分排名相较于 2018 年有后退。中医药科研创新对推动中医药认同、构建中医药话语体系和搭建国家中医研究体系都有着至关重要的作用，但仍存在中医药科研资源过于集中在部分省（区、市）的问题。因此中医药科研创新体系建设建议采用科学的研究方法，发现、总结、传播中医精髓，以中医优势病种为突破口开展中医临床规范化研究，生产高质量循证证据。各省（区、市）应充分发挥本地中医药道地资源优势，出台中医药科研创新激励制度，推动开展中西医结合跨学科研究，进一步完善中医药产学研一体化创新模式。

6. 中医药文化与对外交流

通过对我国中医药文化的分析研究，主要有五点结论。一是中医药文化是中华文化的一部分，在维护人们身体健康中具有重要作用，对外交流是中医药事业的内在表现形式，它们与其他板块的发展有相互促进的作用。二是 2019 年与 2018 年数据相比，中医药文化与对外交流板块的变化不大。我国中医药文化与对外交流区域发展不平衡，东部较中部和西部有优势。相较于 2018 年，2019 年中医药文化与对外交流板块总得分的地域差距略有增大。三是虽然百度地图上的数据尚没有变化，但国家中医药博物馆已在北京市筹建，中医药博物馆作为中医药文化传承传播的载体之一，日益受到重视。四是 2019 年东中西部地区的中医药百度搜索指数排名均高于 2018 年，且中部、西部地区较东部地区的增幅大。五是 2019 年中医药来华留学生人数增加。我国中医药学历教育具有优势，中医药领域高层次学历教育对海外来华留学生具有吸引力。

7. 中医药政策

总体而言，中医药事业总体投入不足，各省（区、市）中医药事业发展极为不平衡，有部分省份资源和财政投入没有跟上“中医药强省”目标推进的步伐。另外，中医药人均财政投入变少也会影响中医药事业发展。在实际工作中，全国各省（区、市）卫健委较各省（区、市）政府机关更为关注和聚焦中医药卫生事业的发展。但在各省（区、市）卫健委发展中医药事业时，如果省（区、市）政府的关注和重视程度不够，会给中医药政策的推进和实施带来一定的阻碍和难度。另外，建设“中医药强省”目标的提出会对中医药事业发展产生较大的影响，总的来说，越早提出目标，中医药强省目标越早实现。近年来，越来越多的省（区、市）结合其中医药文化基础及本地优势，提出了建设“中医药强省”的目标。但一方面，缺少与“中医药强省”发展相关的规划和指导性文件以及明确的衡量指标，也少有学者研究“中医药强省”建设综合评价指标体系，“强”的概念仍缺乏量化指标；另一方面，“中医药强省”的建设需要重视“六位一体”全方位的协调，当前中医药养生保健和中医药科研两个方面最为薄弱。关于“中医药强省”未来的建设发展，可在中医药财政投入的支持、量化指标体系、规范效果评估方法等方面给予更多的关注，以点带面，让“中医药政策”的调整带动“六位一体”的全面发展。

分 报 告

Sub-reports

B.2

中国中医医疗服务评价报告

周尚成　袁冬生　张伯琪*

摘　要： 本报告从中医医疗资源、中医医疗服务效率、中医医疗费用和中医康复医学发展四个方面共选取19个指标，对全国各省（区、市）2017~2019年中医医疗服务能力进行评价。评价结果显示，2019年我国中医医疗服务取得了一定程度的发展，中医医疗资源增加，医疗服务覆盖面扩大，中医医疗服务效率有所提高，中医医疗费用负担下降，中医康复医学也有所发展，但存在资源分布不均匀、区域间发展不协调的问题。不同区域间发展存在差异，且差异有所增大，需要根据自身特点制定策略，发挥自身优势进而推动中医医疗服务能力发展。

---

* 周尚成，管理学博士，广州中医药大学教授，博士生导师，研究方向为中医药管理、卫生管理与医疗保障；袁冬生，医学博士，广州中医药大学公共卫生与管理学院副院长，研究员，博士生导师，研究方向为中医药抗乙肝病毒、抗肝纤维化以及中医药治疗非酒精性脂肪肝的基础和临床；张伯琪，广州中医药大学公共卫生与管理学院社会医学与卫生事业管理专业在读硕士研究生，研究方向为卫生政策、疾病负担。

关键词： 中医医疗服务　区域比较　省际对比

一　中医医疗服务评价指标体系

（一）数据来源

基于数据可及性和持续性，本研究使用的数据为网上公开发布的数据。数据来源主要为国家中医药管理局发布的《全国中医药统计摘编》和国家统计局的公开统计数据，并选取了 2017 年、2018 年、2019 年的数据进行分析。

（二）评价指标体系及权重

按照指标含义及国内外相同类型研究对指标的划分标准，结合专家意见，本文将中医医疗服务板块分为中医医疗资源、中医医疗服务效率、中医医疗费用和中医康复医学发展 4 个二级指标和每百万人口中医类医院数、每千人口中医执业（助理）医师数、每千人口中医类医疗机构卫生技术人员数等 19 个三级指标进行评价，其中有 15 个正向指标，4 个负向指标。

结合全国各省（区、市）人口分布及经济发展状况，本研究对部分绝对指标进一步处理并转化为相对指标，其中部分指标的转化公式如下：

1. 每百万人口中医类医院数 = 中医类医院数 ÷ 总人口数 × 1000000

2. 每千人口中医类医疗机构卫生技术人员数 = 中医类医疗机构卫生技术人员数 ÷ 总人口数 × 1000

3. 每千人口中医执业（助理）医师数 = 中医执业（助理）医师数 ÷ 总人口数 × 1000

4. 每千人口中医类医院床位数 = 中医类医院床位数 ÷ 总人口数 × 1000

5. 中医类医院医护比 = 中医类医院执业护士数 ÷ 中医类医院执业（助理）医师数

6. 中医类医院中药师占药师比 = 中医类医院中药师数 ÷ 中医类医院药

师总数

7. 人均就诊中医类医疗机构次数 = 中医类医疗机构总诊疗人次数 ÷ 总人口数

8. 每万人中医类医院出院人次数 = 中医类出院人次数 ÷ 总人口数 × 10000

9. 住院病人负担占可支配收入比例 = 住院病人人均住院费用 ÷ 人均可支配收入

10. 门诊病人负担占可支配收入比例 = 门诊病人次均诊疗费用 ÷ 人均可支配收入

11. 出院者日均占可支配收入比例 = 出院者日均住院费用 ÷ 人均可支配收入

12. 设有康复医学科的中医类医院比例 = 设有康复医学科的中医类医院 ÷ 中医类医院总数

13. 每万人中医类医院康复医学科床位数 = 中医类医院康复医学科床位数 ÷ 总人口数 × 10000

14. 每万人中医类医院康复医学科门诊人次数 = 中医类医院康复医学科门诊人次数 ÷ 总人口数 × 10000

15. 每万人中医类医院康复医学科出院人次数 = 中医类医院康复医学科出院人次数 ÷ 总人口数 × 10000

中医医疗服务评价指标体系和各指标权重如表 1 所示。

表 1　2019 年中医医疗服务二、三级指标及权重

二级指标	权重	三级指标	性质	权重
中医医疗资源	0. 283	每百万人口中医类医院数	正向	0. 176
		每千人口中医类医疗机构卫生技术人员数	正向	0. 179
		每千人口中医类医院床位数	正向	0. 169
		每千人口中医执业(助理)医师数	正向	0. 186
		中医类医院中药师占药师比	正向	0. 152
		中医类医院医护比	正向	0. 138

续表

二级指标	权重	三级指标	性质	权重
中医医疗服务效率	0. 261	人均就诊中医类医疗机构次数	正向	0. 184
		每万人中医类医院出院人次数	正向	0. 170
		中医类医院病床使用率	正向	0. 163
		医师人均每日担负诊疗人次	正向	0. 167
		医师人均每日担负住院床日	正向	0. 153
		中医类医院平均住院天数	负向	0. 163
中医医疗费用	0. 236	住院病人负担占可支配收入比例	负向	0. 348
		门诊病人负担占可支配收入比例	负向	0. 348
		出院者日均费用占可支配收入比例	负向	0. 305
中医康复医学发展	0. 220	设有康复医学科的中医类医院比例	正向	0. 288
		每万人中医类医院康复医学科床位数	正向	0. 241
		每万人中医类医院康复医学科门诊人次数	正向	0. 246
		每万人中医类医院康复医学科出院人次数	正向	0. 225

（三）指标及概念解释

中医医疗服务：以病人和一定社会人群为主要服务对象，以中医医学技术为基础服务手段、中医理论指导的，能够提供实际医疗产出的、非物质形态的服务。

中医医疗资源：在中医学理论的指导下，进行卫生保健活动所消耗或占用的社会资源。

中医医疗服务效率：反映中医类医疗机构内卫生技术人员的工作量和劳动强度的指标。

中医康复医学：在中医学理论指导下，采用中医技术或疗法，消除和减轻人的功能障碍，弥补人的功能缺失和重建，设法改善和提高人的各方面功能的医学学科。

中医类医院：具有中医传统专科特色的临床科室，能运用中医中药防治疾病，满足人民群众对中医药服务需求的医疗机构。中医类医院包括中医医院、中西医结合医院、民族医医院三类。

中医类医疗机构：是指依法定程序设立，在中医理论指导下，以中医医学技术进行疾病诊断、治疗活动的卫生机构的总称，包括各级中医、中西医结合、民族医医院；中医、中西医结合、民族医门诊部（所）。

卫生技术人员：包括执业医师、执业助理医师、注册护士、药师（士）、检验及影像技师（士）、卫生监督员和见习医（药、护、技）师（士）等卫生专业人员。

（四）数据标准化处理

对数据进行标准化处理后再结合权重计算31个省（区、市）二级指标的得分。正向指标采用极值法进行计算，计算公式为：

$$Y_i = \frac{X_i}{\max X_i}$$

其中，Y_i代表X_i标准化的结果，$\max X_i$表示X_i的最大值。负向指标标准化方法采用俞立平、潘云涛、武夷山提出的标准化公式：

$$X_{ij} = 1 - \frac{Z_{ij}}{\max(Z_{ij})} + \left\{1 - \max\left[1 - \frac{Z_{ij}}{\max(Z_{ij})}\right]\right\}$$

其中，i是指评价对象的数量，j是指在第i个对象中的第j个指标，Z_{ij}代表每个指标的原始数据值，X_{ij}代表经过标准化后的数据值。[1]

根据各二级指标的得分对31个省（区、市）进行排名，根据各二级指标得分并结合权重计算中医医疗服务总得分，最终得出各省（区、市）中医医疗服务能力总排名。

二 中医医疗服务总体评价结果

2019年全国31个省（区、市）中医医疗服务指数排名前5的分别为重庆市、浙江省、内蒙古自治区、宁夏回族自治区和甘肃省，排名相对靠后的省（区、市）有广西壮族自治区、山西省、天津市、海南省和西藏自治区。从中医医疗服务指数得分看，排名第 1 的重庆市得分为 81.55 分，排名第 31 的西藏自治区为 54.02 分，排名前后有一定差距，但整体差距较小（见表 2）。

表 2　2019 年各省（区、市）中医医疗服务指数得分及排名

省(区、市)	得分	排名	省(区、市)	得分	排名
北　京	76.75	6	湖　北	72.40	8
天　津	60.65	29	湖　南	68.98	15
河　北	65.33	23	广　东	67.50	18
山　西	61.36	28	广　西	62.21	27
内蒙古	79.68	3	海　南	54.93	30
辽　宁	65.20	24	重　庆	81.55	1
吉　林	66.95	19	四　川	75.39	7
黑龙江	64.99	25	贵　州	66.51	20
上　海	72.39	9	云　南	67.53	17
江　苏	69.56	13	西　藏	54.02	31
浙　江	79.76	2	陕　西	69.50	14
安　徽	67.77	16	甘　肃	77.16	5
福　建	71.46	11	青　海	64.35	26
江　西	66.47	21	宁　夏	78.75	4
山　东	66.33	22	新　疆	70.00	12
河　南	71.87	10			

从 4 项二级指标的得分和排名看，各省（区、市）中医医疗服务整体存在发展不均衡的问题。例如整体排名前 3 的重庆市、浙江省和内蒙古自治区，重庆市的中医医疗费用负担相对偏高，浙江省的人均中医医疗资源拥有量稍微落后，内蒙古自治区则是在中医医疗服务效率方面表现欠佳（见表 3）。

表 3　2019 年各省（区、市）中医医疗服务二级指标得分及排名

省(区、市)	中医医疗资源		中医医疗服务效率		中医医疗费用		中医康复医学发展	
	得分	排名	得分	排名	得分	排名	得分	排名
北　京	91.29	1	72.21	13	81.21	10	58.72	16
天　津	66.30	19	65.98	21	70.52	23	36.54	28
河　北	62.95	24	64.91	23	75.83	16	57.65	18

续表

省(区、市)	中医医疗资源		中医医疗服务效率		中医医疗费用		中医康复医学发展	
	得分	排名	得分	排名	得分	排名	得分	排名
山　西	69. 31	13	56. 07	29	62. 94	30	55. 71	24
内蒙古	86. 36	2	64. 03	24	93. 13	4	75. 21	5
辽　宁	67. 83	16	55. 44	30	78. 53	11	59. 10	15
吉　林	69. 50	12	58. 99	28	70. 18	24	69. 62	11
黑龙江	67. 42	17	59. 62	27	69. 69	25	63. 20	14
上　海	56. 97	31	80. 98	1	96. 21	2	56. 42	22
江　苏	62. 79	25	74. 58	7	83. 75	8	57. 10	20
浙　江	70. 20	11	78. 59	5	98. 78	1	73. 01	7
安　徽	59. 04	28	70. 45	18	84. 11	6	58. 24	17
福　建	60. 25	26	68. 64	20	84. 01	7	75. 70	4
江　西	59. 07	27	68. 79	19	73. 09	20	66. 10	13
山　东	66. 37	18	65. 11	22	76. 68	13	56. 60	21
河　南	69. 08	14	71. 08	16	74. 25	19	73. 83	6
湖　北	65. 08	21	74. 10	8	82. 69	9	68. 73	12
湖　南	71. 57	9	70. 76	17	76. 06	15	55. 96	23
广　东	57. 83	29	71. 80	15	71. 33	21	70. 71	9
广　西	63. 51	23	72. 43	12	58. 22	31	52. 72	25
海　南	57. 28	30	60. 21	26	63. 89	28	36. 05	29
重　庆	79. 39	4	79. 84	4	75. 33	17	93. 00	1
四　川	71. 61	8	79. 88	3	70. 59	22	80. 07	3
贵　州	65. 88	20	73. 46	10	68. 13	26	57. 36	19
云　南	64. 54	22	73. 89	9	85. 04	5	45. 07	27
西　藏	71. 78	7	49. 98	31	65. 35	27	23. 90	31
陕　西	75. 20	6	72. 68	11	76. 13	14	51. 31	26
甘　肃	79. 43	3	80. 18	2	75. 09	18	72. 88	8
青　海	77. 92	5	63. 48	25	77. 60	12	33. 77	30
宁　夏	68. 48	15	71. 99	14	93. 42	3	84. 17	2
新　疆	70. 71	10	75. 86	6	62. 97	29	69. 69	10

从2017～2019年各省（区、市）中医医疗服务排名变化看，北京市、天津市、辽宁省、山东省、青海省和西藏自治区的排名有明显下滑，而江苏省、安徽省、重庆市、贵州省、云南省的排名有所上升，其余省份排名较为稳定（见表4）。

表4 2017~2019年各省（区、市）中医医疗服务排名变化

省(区、市)	2017年排名	2018年排名	2019年排名
北　京	2	4	6
天　津	25	27	29
河　北	21	22	23
山　西	30	29	28
内蒙古	1	1	3
辽　宁	14	16	24
吉　林	19	19	19
黑龙江	26	26	25
上　海	9	8	9
江　苏	17	15	13
浙　江	3	2	2
安　徽	23	23	16
福　建	11	12	11
江　西	22	21	21
山　东	18	20	22
河　南	12	10	10
湖　北	7	9	8
湖　南	16	14	15
广　东	15	18	18
广　西	29	28	27
海　南	31	31	30
重　庆	4	3	1
四　川	8	7	7
贵　州	28	24	20
云　南	27	25	17
西　藏	24	30	31
陕　西	13	13	14
甘　肃	5	6	5
青　海	20	17	26
宁　夏	6	5	4
新　疆	10	11	12

将31个省（区、市）按照区域归属分为东部、中部和西部三大区域，其中东部地区11个省（市），中部地区8个省，西部地区12个省（区、市），具体划分标准如表5所示。

表5　东、中、西部区域划分及包含省（区、市）

区域	包含省(区、市)
东部地区	北京市、天津市、河北省、辽宁省、上海市、江苏省、浙江省、福建省、山东省、广东省、海南省
中部地区	山西省、吉林省、黑龙江省、安徽省、江西省、河南省、湖北省、湖南省
西部地区	内蒙古自治区、广西壮族自治区、重庆市、四川省、贵州省、云南省、西藏自治区、陕西省、甘肃省、青海省、宁夏回族自治区、新疆维吾尔自治区

表6展示了2017～2019年三大区域中医医疗服务平均得分和平均排名。西部地区3年的中医医疗服务指数的平均得分和排名均优于东部和中部，可以认为西部地区整体的中医医疗服务能力优于东部、中部地区。从3年的变化趋势看，三大区域的平均得分均有所提高，但在平均排名上变化略有差异，东部地区的排名逐年下降，而中部和西部地区的排名有所上升。

表6　2017～2019年分区域中医医疗服务平均得分及排名

区域	2017年平均得分	平均排名	2018年平均得分	平均排名	2019年平均得分	平均排名
东部地区	65.08	14.91	66.13	15.82	68.17	17.00
中部地区	63.08	19.25	64.57	18.63	67.60	17.75
西部地区	66.14	14.83	68.27	14.42	70.55	13.92

全国共19个省份先后提出了建设“中医药强省”的目标，为了探究建设“中医药强省”政策的提出对各省份的中医医疗服务指数得分的影响，按照是否提出建设“中医药强省”政策对31个省份进行划分，具体情况如表7所示。

表 7　是否提出建设“中医药强省”目标划分标准

是否提出建设“中医药强省”目标	包含省(区、市)
提出建设“中医药强省”目标	天津市、河北省、山西省、吉林省、黑龙江省、江苏省、浙江省、安徽省、江西省、山东省、河南省、湖北省、湖南省、广东省、广西壮族自治区、四川省、云南省、陕西省、青海省
未提出建设“中医药强省”目标	北京市、内蒙古自治区、辽宁省、上海市、福建省、海南省、重庆市、贵州省、西藏自治区、甘肃省、宁夏回族自治区、新疆维吾尔自治区

从结果上看，未提出建设“中医药强省”目标的省（区、市）的中医医疗服务能力平均得分和排名均优于提出建设“中医药强省”目标的省（区、市）。从 3 年变化趋势看，两者的得分均有上升，医疗服务能力有所提高，但两者间平均得分与排名的差距在逐渐增大（见表 8）。

表 8　2017～2019 年是否提出建设“中医药强省”目标省（区、市）医疗服务能力平均得分及排名

类别	2017 年平均得分	平均排名	2018 年平均得分	平均排名	2019 年平均得分	平均排名
提出建设“中医药强省”目标省(区、市)	64. 19	17. 35	65. 84	16. 88	67. 84	17. 89
未提出建设“中医药强省”目标省(区、市)	65. 92	14. 36	67. 44	14. 93	70. 70	13. 00

三　中医医疗资源评价

医疗卫生资源是指人类在进行卫生保健活动中所消耗或占用的社会资源，中医医疗资源是指在中医学理论的指导下，进行卫生保健活动所消耗或占用的社会资源。[2] 中医医疗资源的数量不足和配置不到位会制约当地中医

医疗卫生事业的整体发展，进而会影响百姓的健康水平。在国家及政府的重视、引导下，我国的中医医疗事业正处于高速发展阶段，但由于我国人口基数大，中医医疗资源略显不足，对中医医疗资源配置状况进行评价有利于推动中医医疗卫生事业进一步发展。

中医医疗资源评价指标包括每百万人口中医类医院数、每千人口中医类医疗机构卫生技术人员数、每千人口中医类医院床位数、每千人口中医执业（助理）医师数、中医类医院医护比和中医类医院中药师占药师比，共6个三级指标（见表9）。其中，每百万人口中医类医院数和每千人口中医类医院床位数两个指标反映中医类医疗机构建设与当地人口的配置情况；每千人口中医类医疗机构卫生技术人员数与每千人口中医执业（助理）医师数两个指标反映了中医类卫生技术人员与当地人口的配置情况；中医类医院医护比和中医类医院中药师占药师比两个指标反映中医类医院卫生技术人员的人员结构关系。

表9　中医医疗资源评价指标及权重

指标名	正负向指标	权重
每百万人口中医类医院数	正向指标	0.176
每千人口中医类医疗机构卫生技术人员数	正向指标	0.179
每千人口中医类医院床位数	正向指标	0.169
每千人口中医执业(助理)医师数	正向指标	0.186
中医类医院医护比	正向指标	0.138
中医类医院中药师占药师比	正向指标	0.152

本文采集了2017～2019年全国31个省（区、市）中医医疗资源的相关数据，对数据进行标准化处理，结合权重计算出各省份中医医疗资源指数，并按照从高到低的顺序对各省（区、市）进行排序。

（一）中医医疗资源整体情况

2017～2019年3年间全国各类中医医疗卫生资源较之前有不同程度的增加：首先是中医医疗机构建设取得一定的成果，2019年中医类医疗机构总数为65767个，其中中医类医院为5232家，较上年增加了293家，年均增长率为7.04%，占全国医院的比例为15.23%；中医类医院床位数为109万张，年均增长7.12%，占全国医院床位数的15.90%。中医类人力资源也有一定程度的增长，2019年中医类医疗机构卫生技术人员总数为121万人，中医类执业（助理）医师数为62万人，较上年增加了5万人，年均增速8.88%。人均中医医疗卫生资源配置也较往年有所增加，每百万人口中医类医院数为3.73家，年均增速6.45%；每千人口中医类医院床位数为0.78张，年均增速6.53%；每千人口中医执业（助理）医师数为0.45人，年均增速8.28%。

在31个省（区、市）的中医医疗资源指数评价上，2019年排名前5的省（区、市）分别为北京市（91.29分）、内蒙古自治区（86.36分）、甘肃省（79.43分）、重庆市（79.39分）和青海省（77.92分），排名靠后的5个省（市）分别为江西省（59.07分）、安徽省（59.04分）、广东省（57.83分）、海南省（57.28分）、上海市（56.97分）。排名最前与最后省（区、市）得分差距较大，但西部地区省（区、市）得分相对较高（见表10）。

表10　2019年各省（区、市）中医医疗资源指数得分及排名

省(区、市)	得分	排名	省(区、市)	得分	排名
北　京	91.29	1	湖　北	65.08	21
天　津	66.30	19	湖　南	71.57	9
河　北	62.95	24	广　东	57.83	29
山　西	69.31	13	广　西	63.51	23
内蒙古	86.36	2	海　南	57.28	30
辽　宁	67.83	16	重　庆	79.39	4
吉　林	69.50	12	四　川	71.61	8
黑龙江	67.42	17	贵　州	65.88	20
上　海	56.97	31	云　南	64.54	22
江　苏	62.79	25	西　藏	71.78	7
浙　江	70.20	11	陕　西	75.20	6
安　徽	59.04	28	甘　肃	79.43	3
福　建	60.25	26	青　海	77.92	5
江　西	59.07	27	宁　夏	68.48	15
山　东	66.37	18	新　疆	70.71	10
河　南	69.08	14			

从各省（区、市）3 年间排名变化来看，北京市在 3 年间排名稳居第一，部分省（区、市）的排名有较大波动，天津市、河北省、西藏自治区和新疆维吾尔自治区的排名有明显下降，而河南省、湖南省、重庆市、陕西省和宁夏回族自治区排名有大幅上升（见表 11）。

表 11　2017 ~ 2019 年各省（区、市）中医医疗资源排名变化

省(区、市)	2017 年排名	2018 年排名	2019 年排名
北　京	1	1	1
天　津	7	7	19
河　北	18	16	24
山　西	12	13	13
内蒙古	3	2	2
辽　宁	14	17	16
吉　林	13	12	12
黑龙江	16	15	17
上　海	28	28	31
江　苏	22	22	25
浙　江	8	9	11
安　徽	30	30	28
福　建	25	25	26
江　西	27	27	27
山　东	20	20	18
河　南	17	18	14
湖　北	21	21	21
湖　南	15	14	9
广　东	29	29	29
广　西	24	24	23
海　南	31	31	30
重　庆	9	8	4
四　川	10	11	8
贵　州	23	23	20
云　南	26	26	22
西　藏	2	4	7
陕　西	11	10	6
甘　肃	6	5	3
青　海	4	3	5
宁　夏	19	19	15
新　疆	5	6	10

按照东、中、西部的地理区域划分比较三大区域的中医医疗资源平均得分和排名情况，可以发现西部地区3年间的平均得分和排名均优于东部和中部地区，可以认为西部地区的中医医疗资源配置情况更优（见表12）。

按照各省份是否提出建设“中医药强省”目标进行对比分析，如表13所示。可以看出，未提出建设“中医药强省”目标的省（区、市）3年的平均得分和平均排名均优于提出建设“中医药强省”目标的省（区、市），这表明未提出建设“中医药强省”目标的省（区、市）中医医疗资源配置情况要优于提出建设“中医药强省”目标的省（区、市）。

表12　2017～2019年分区域中医医疗资源平均得分及排名

区域	2017年平均得分	平均排名	2018年平均得分	平均排名	2019年平均得分	平均排名
东部地区	56.47	18.45	57.87	18.64	65.46	20.91
中部地区	53.44	18.88	55.73	18.75	66.26	17.63
西部地区	62.25	11.83	64.00	11.75	72.90	10.42

表13　2017～2019年是否提出建设“中医药强省”目标省（区、市）中医医疗资源平均得分及排名

类别	2017年平均得分	平均排名	2018年平均得分	平均排名	2019年平均得分	平均排名
提出建设“中医药强省”目标省（区、市）	55.05	17.47	57.33	17.41	66.80	17.42
未提出建设“中医药强省”目标省（区、市）	61.41	14.21	62.55	14.29	71.30	13.75

（二）中医类医疗机构建设情况

中医类医疗机构建设主要包括中医类医院数和中医类医院床位数两个方面。2019年全国中医类医院数量较往年有所增加，整体呈现逐年增加趋势，2019年全国共有5232家，3年共增加了666家，年均增长率为7.04%，占全国医院数量的比例从 14.70% 上升至 15.23%。从区域数量来看，东部地区和西部地区的中医类医院数量较多，三大区域中医类医院数量均呈现逐年增加的态势。

从各省（区、市）中医类医院数量看，2019 年中医类医院数量最多的 5 个省分别为河南省、山东省、四川省、河北省和山西省，全国共有 10 个省（区、市）中医类医院数量超过 200 家，各省（区）间差异较大。北京市共有中医类医院 206 家，而常住人口数量最多的广东省仅有 184 家，较 2017 年增加了 5 家，中医类医院数量略显不足（见表 14）。

表 14　2017～2019 年各省（区、市）中医类医院数量及年均增长率

单位：家，%

地区	2017 年	2018 年	2019 年	年均增长率
全　国	4566	4939	5232	7.04
东　部	1655	1774	1869	6.27
中　部	1364	1483	1580	7.63
西　部	1547	1682	1783	7.36
北　京	205	201	206	0.24
天　津	54	58	58	3.64
河　北	258	284	290	6.02
山　西	239	242	253	2.89
内蒙古	202	228	230	6.71
辽　宁	167	202	211	12.40
吉　林	99	121	127	13.26
黑龙江	167	177	185	5.25
上　海	28	29	31	5.22
江　苏	153	175	191	11.73
浙　江	196	204	217	5.22
安　徽	131	137	153	8.07
福　建	91	92	94	1.63
江　西	115	117	121	2.58
山　东	300	323	357	9.09
河　南	293	327	363	11.31
湖　北	144	148	152	2.74
湖　南	176	214	226	13.32

续表

地区	2017 年	2018 年	2019 年	年均增长率
广　东	179	184	184	1.39
广　西	117	119	128	4.60
海　南	24	22	30	11.80
重　庆	124	163	187	22.80
四　川	283	300	317	5.84
贵　州	124	126	128	1.60
云　南	170	169	185	4.32
西　藏	30	39	40	15.47
陕　西	170	177	184	4.04
甘　肃	122	152	172	18.74
青　海	52	55	58	5.61
宁　夏	29	33	33	6.67
新　疆	124	121	121	-1.22

从表 15 可以看出，在每百万人口中医类医院数指标上，2019 年全国平均水平为每百万人口 3.73 家中医类医院，3 年平均增速为 6.45%。分区域比较可发现，西部地区的每百万人口中医类医院数较高，东部地区偏低。2019 年 31 个省（区、市）中西藏自治区的每百万人口中医类医院数最高，达到了 11.40 家，西藏也是全国唯一每百万人口中医类医院数超过 10 家的省份。2019 年排名前 5 省（区、市）分别为西藏自治区、北京市、青海省、内蒙古自治区和山西省，排名靠后的 5 个省市分别为安徽省、江苏省、福建省、广东省和上海市，除安徽省外，均为东部地区省市，其中广东省和上海市的每百万人口中医类医院数仅分别为 1.60 家和 1.28 家，排名最前与最后省（区、市）人均中医类医院数差距较大。

表 15　2017～2019 年各省（区、市）每百万人口中医类医院数及排名

单位：家

地区	2017 年	排名	2018 年	排名	2019 年	排名
全　国	3.29		3.54		3.73	
东　部	2.87		3.05		3.19	

续表

地区	2017年	排名	2018年	排名	2019年	排名
中　部	3.14		3.40		3.62	
西　部	4.10		4.43		4.67	
北　京	9.44	1	9.33	2	9.56	2
天　津	3.47	15	3.72	15	3.71	18
河　北	3.43	18	3.76	14	3.82	14
山　西	6.46	5	6.51	5	6.78	5
内蒙古	7.99	4	9.00	4	9.06	4
辽　宁	3.82	12	4.63	11	4.85	9
吉　林	3.64	13	4.47	13	4.72	13
黑龙江	4.41	9	4.69	10	4.93	8
上　海	1.16	31	1.20	31	1.28	31
江　苏	1.91	29	2.17	28	2.37	28
浙　江	3.46	16	3.56	17	3.71	19
安　徽	2.09	28	2.17	29	2.40	27
福　建	2.33	27	2.33	27	2.37	29
江　西	2.49	24	2.52	23	2.59	24
山　东	3.00	21	3.21	21	3.55	20
河　南	3.07	20	3.40	20	3.77	17
湖　北	2.44	25	2.50	24	2.56	26
湖　南	2.57	23	3.10	22	3.27	22
广　东	1.60	30	1.62	30	1.60	30
广　西	2.40	26	2.42	25	2.58	25
海　南	2.59	22	2.36	26	3.17	23
重　庆	4.03	11	5.25	7	5.99	7
四　川	3.41	19	3.60	16	3.79	16
贵　州	3.46	17	3.50	18	3.53	21
云　南	3.54	14	3.50	19	3.81	15
西　藏	8.90	2	11.34	1	11.40	1
陕　西	4.43	8	4.58	12	4.75	12
甘　肃	4.65	7	5.76	6	6.50	6
青　海	8.70	3	9.12	3	9.54	3
宁　夏	4.25	10	4.80	9	4.75	11
新　疆	5.07	6	4.87	8	4.80	10

在中医类医院床位数方面，2019 年全国约有床位数 109 万张，较 2017 年增加了约 14 万张，年均增长率为 7.12%。从地区分布上看，东部地区的床位数较多，中部地区和西部地区的床位数相当。具体到 31 个省（区、市）上，2019 年中医类医院床位数排名前 5 的省份分别为河南省、四川省、山东省、湖南省和广东省。不同省（区、市）的床位数有明显差异，但各省（区、市）床位数在 3 年间均有不同程度的增加，多数省（区、市）保持较高的增速，如内蒙古自治区、河南省、甘肃省、重庆市、西藏自治区（见表 16）。

表 16　2017～2019 年各省（区、市）中医类医院床位数及年均增长率

单位：张，%

地区	2017 年	2018 年	2019 年	年均增长率
全　国	951356	1021548	1091630	7.12
东　部	360940	381434	402570	5.61
中　部	295735	320438	340804	7.35
西　部	294681	319676	348256	8.71
北　京	24746	24867	25519	1.55
天　津	9296	9645	9783	2.59
河　北	46573	51351	54567	8.24
山　西	19881	21044	23327	8.32
内蒙古	26013	29953	31572	10.17
辽　宁	29739	32103	32931	5.23
吉　林	17625	19782	20957	9.04
黑龙江	26306	28486	30417	7.53
上　海	10095	10790	11007	4.42
江　苏	52466	54907	59050	6.09
浙　江	44448	47924	50671	6.77
安　徽	34950	37568	41214	8.59
福　建	21442	22117	22696	2.88
江　西	29448	31389	33289	6.32
山　东	64803	66994	72096	5.48
河　南	66015	74080	80709	10.57
湖　北	45500	47696	48033	2.75
湖　南	56010	60393	62858	5.94
广　东	53009	56377	59124	5.61
广　西	30576	33418	35861	8.30

续表

地区	2017年	2018年	2019年	年均增长率
海　南	4323	4359	5126	8.89
重　庆	27140	31880	35491	14.35
四　川	66128	70312	76514	7.57
贵　州	24331	25431	27973	7.22
云　南	30062	31847	35849	9.20
西　藏	1916	2327	2568	15.77
陕　西	30815	33895	35199	6.88
甘　肃	25683	28906	31885	11.42
青　海	6137	6168	6265	1.04
宁　夏	5019	4966	5688	6.46
新　疆	20861	20573	23391	5.89

从表17可看出，全国每千人口中医类医院床位数也呈现逐年增加的趋势，2019年全国每千人口中医类医院床位数为0.78张，年均增长率为6.53%；三大区域里，西部地区的每千人口中医类医院床位数较高，为0.91张，东部地区较为落后，但三大区域均呈现逐年增长的态势。

表17　2017~2019年各省（区、市）每千人口中医类医院床位数及排名

单位：张

地区	2017年	排名	2018年	排名	2019年	排名
全　国	0.69		0.73		0.78	
东　部	0.63		0.66		0.69	
中　部	0.68		0.74		0.78	
西　部	0.78		0.84		0.91	
北　京	1.14	1	1.15	2	1.18	3
天　津	0.60	24	0.62	25	0.63	26
河　北	0.62	23	0.68	19	0.72	22
山　西	0.54	28	0.57	27	0.63	27
内蒙古	1.03	2	1.18	1	1.24	1
辽　宁	0.68	15	0.74	14	0.76	17
吉　林	0.65	18	0.73	15	0.78	15

续表

地区	2017 年	排名	2018 年	排名	2019 年	排名
黑龙江	0.69	13	0.76	13	0.81	13
上　海	0.42	31	0.45	31	0.45	31
江　苏	0.65	17	0.68	18	0.73	19
浙　江	0.79	10	0.84	9	0.87	10
安　徽	0.56	26	0.59	26	0.65	25
福　建	0.55	27	0.56	28	0.57	28
江　西	0.64	20	0.68	22	0.71	24
山　东	0.65	19	0.67	23	0.72	23
河　南	0.69	14	0.77	12	0.84	11
湖　北	0.77	11	0.81	11	0.81	14
湖　南	0.82	7	0.88	7	0.91	8
广　东	0.48	29	0.50	29	0.51	30
广　西	0.63	21	0.68	20	0.72	21
海　南	0.47	30	0.47	30	0.54	29
重　庆	0.88	5	1.03	4	1.14	4
四　川	0.80	9	0.84	8	0.91	7
贵　州	0.68	16	0.71	17	0.77	16
云　南	0.63	21	0.66	24	0.74	18
西　藏	0.57	25	0.68	21	0.73	20
陕　西	0.80	8	0.88	6	0.91	9
甘　肃	0.98	4	1.10	3	1.20	2
青　海	1.03	3	1.02	5	1.03	5
宁　夏	0.74	12	0.72	16	0.82	12
新　疆	0.85	6	0.83	10	0.93	6

在每千人口中医类医院床位数指标排名上，2019 年排名前 5 的省（区、市）分别为内蒙古自治区、甘肃省、北京市、重庆市和青海省，排名靠后的 5 个省（市）分别为山西省、福建省、海南省、广东省和上海市，共有 15 个省（区、市）每千人口中医类医院床位数超过全国平均水平。排名最前的与最后的每千人口中医类医院床位数差异较大，3 年间各省（区、市）排名变化较小，但各省（区、市）的每千人口中医类医院床位数在 3 年中均不同程度地增加。

（三）中医药人力资源状况

中医药人力资源是中医医疗卫生资源中较为核心、重要的部分，中医药人力资源的评价指标包括中医类医疗机构卫生技术人员数、中医执业（助理）医师数、中药师占药师比、中医类医院医护比等方面。

1. 中医类医疗机构卫生技术人员状况

2017～2019 年，全国中医类医疗机构卫生技术人员数呈逐年增长的态势，2019 年中医类医疗机构卫生技术人员数约为 121 万人，较 2017 年增加约 17 万人，年均增长率为 7.91%。东、中、西部的中医类医疗机构卫生技术人员数也呈现出同样的增长趋势，东部地区的卫生技术人员数较多，约为 51 万，约占全国总数的 42%。全国 31 个省（区、市）的中医类医疗机构卫生技术人员数也有不同程度的增加，但不同省（区、市）间差异较大。2019 年中医类医疗机构卫生技术人员数排名前 5 的省份分别为山东省、广东省、四川省、河南省和浙江省，排名靠后的 5 个省（区、市）分别为天津市、海南省、宁夏回族自治区、青海省、西藏自治区，其中山东省中医类医疗机构共有卫生技术人员 86717 人，而西藏自治区仅有 2461 人，差距悬殊（见表 18）。

表 18　2017～2019 年各省（区、市）中医类医疗机构卫生技术人员数及年均增长率

单位：人，%

地区	2017 年	2018 年	2019 年	年均增长率
全　国	1040035	1124652	1211098	7.91
东　部	445738	481505	513156	7.30
中　部	295956	316825	339522	7.11
西　部	298341	326322	358420	9.61
北　京	38383	40334	42586	5.33
天　津	13220	13967	14476	4.64
河　北	49204	55388	58398	8.94
山　西	23215	24446	26218	6.27
内蒙古	29829	32548	34380	7.36
辽　宁	27813	30062	31339	6.15
吉　林	21151	23583	24629	7.91
黑龙江	26275	26802	28271	3.73

续表

地区	2017 年	2018 年	2019 年	年均增长率
上　海	15381	16345	16982	5. 08
江　苏	61503	66190	71634	7. 92
浙　江	61775	65468	71881	7. 87
安　徽	33468	36413	39541	8. 69
福　建	27187	28915	30211	5. 41
江　西	28655	30348	32620	6. 69
山　东	73842	81211	86717	8. 37
河　南	66535	72673	78543	8. 65
湖　北	43144	45482	45537	2. 74
湖　南	53513	57078	64163	9. 50
广　东	71874	77796	82531	7. 16
广　西	38174	40945	44117	7. 50
海　南	5556	5829	6401	7. 34
重　庆	27024	31608	34453	12. 91
四　川	67527	72178	78588	7. 88
贵　州	22894	25460	28131	10. 85
云　南	28566	31077	35938	12. 16
西　藏	1620	2123	2461	23. 25
陕　西	36224	39479	41865	7. 50
甘　肃	18558	20925	25783	17. 87
青　海	4464	5328	5957	15. 52
宁　夏	5135	5745	6261	10. 42
新　疆	18326	18906	20486	5. 73

从表 19 来看，全国每千人口中医类医疗机构卫生技术人员数在 3 年间也有所增加，从 2017 年的 0. 75 人增加到 2019 年的 0. 86 人，年均增长率 7. 31%。在东、中、西三大区域每千人口中医类医疗机构卫生技术人员数也有所增加，其中西部地区最高，中部地区略低于全国平均水平。

每千人口中医类医疗机构卫生技术人员数的比较中，各省（区、市）3 年间的排名变化较小，整体较稳定。各省（区、市）2019 年每千人口中医类医疗机构卫生技术人员数较往年均有不同程度的提高，2019 年排名前 5 的省（区、市）分别为北京市、内蒙古自治区、浙江省、重庆市和陕西省，其中，排名第1的北京市达到1.98人，与排名第二的内蒙古自治区的1.35人拉开了明显的距离。2019年中医类医疗机构卫生技术人员数最多的山东省、广东省和四川省在这一指标上分别为0.86人、0.72人和0.94人。除北京市外，其他省（区、市）间差异不大。

表19 2017～2019年各省（区、市）每千人口中医类医疗机构卫生技术人员数及排名

单位：人

地区	2017年	排名	2018年	排名	2019年	排名
全　国	0.75		0.81		0.86	
东　部	0.77		0.83		0.88	
中　部	0.68		0.73		0.78	
西　部	0.79		0.86		0.94	
北　京	1.77	1	1.87	1	1.98	1
天　津	0.85	6	0.90	6	0.93	10
河　北	0.65	21	0.73	20	0.77	19
山　西	0.63	26	0.66	26	0.70	26
内蒙古	1.18	2	1.28	2	1.35	2
辽　宁	0.64	24	0.69	23	0.72	24
吉　林	0.78	10	0.87	8	0.92	11
黑龙江	0.69	20	0.71	21	0.75	22
上　海	0.64	25	0.67	25	0.70	28
江　苏	0.77	11	0.82	13	0.89	14
浙　江	1.09	3	1.14	3	1.23	3
安　徽	0.54	30	0.58	31	0.62	31
福　建	0.70	19	0.73	19	0.76	21
江　西	0.62	27	0.65	27	0.70	29
山　东	0.74	15	0.81	14	0.86	15
河　南	0.70	18	0.76	18	0.81	16
湖　北	0.73	16	0.77	16	0.77	20
湖　南	0.78	9	0.83	12	0.93	9
广　东	0.64	22	0.69	24	0.72	25
广　西	0.78	8	0.83	11	0.89	13
海　南	0.60	28	0.62	29	0.68	30
重　庆	0.88	5	1.02	5	1.10	4

续表

地区	2017 年	排名	2018 年	排名	2019 年	排名
四　川	0. 81	7	0. 87	9	0. 94	8
贵　州	0. 64	23	0. 71	22	0. 78	18
云　南	0. 60	29	0. 64	28	0. 74	23
西　藏	0. 48	31	0. 62	30	0. 70	27
陕　西	0. 94	4	1. 02	4	1. 08	5
甘　肃	0. 71	17	0. 79	15	0. 97	7
青　海	0. 75	14	0. 88	7	0. 98	6
宁　夏	0. 75	12	0. 84	10	0. 90	12
新　疆	0. 75	13	0. 76	17	0. 81	17

2. 中医执业（助理）医师状况

2019 年全国约有中医执业（助理）医师 62 万人，较 2017 年增加了约 9 万人，年均增长率为 8. 88%。三大区域中，东部地区的中医执业（助理）医师数明显高于中部和西部地区，约为 27 万人，年均增长速度也达到 9. 69%。

2019 年中医执业（助理）医师数排名前 5 的省份分别为四川省（5. 62 万人）、山东省（4. 73 万人）、广东省（4. 67 万人）、河南省（4. 09 万人）和河北省（3. 65 万人）。不同省（区、市）间中医执业（助理）医师数量差距较大，但各省（区、市）在 3 年间均有不同程度的增长，且多数省（区、市）能保持一个较高的增速（见表 20）。

表 20　2017 ~ 2019 年各省（区、市）中医执业（助理）医师数及年均增长率

单位：人，%

地区	2017 年	2018 年	2019 年	年均增长率
全　国	527037	575454	624783	8. 88
东　部	226760	250209	272838	9. 69
中　部	140828	152502	162879	7. 54
西　部	159449	172743	189066	8. 89
北　京	18289	19670	21077	7. 35
天　津	8394	8975	9660	7. 28

续表

地区	2017 年	2018 年	2019 年	年均增长率
河　北	29926	34088	36525	10.48
山　西	15639	16587	17730	6.48
内蒙古	14593	15554	16564	6.54
辽　宁	14669	15998	17001	7.66
吉　林	10320	12090	12379	9.52
黑龙江	11311	11803	12686	5.90
上　海	8038	8952	9645	9.54
江　苏	26099	29070	32304	11.25
浙　江	27189	28858	32340	9.06
安　徽	13743	15199	16961	11.09
福　建	14739	16100	17633	9.38
江　西	12201	13066	14487	8.97
山　东	37701	42924	47264	11.97
河　南	35220	37872	40917	7.78
湖　北	17848	18586	19259	3.88
湖　南	24546	27299	28460	7.68
广　东	39557	43240	46665	8.61
广　西	15528	17042	19250	11.34
海　南	2159	2334	2724	12.33
重　庆	14672	16578	18018	10.82
四　川	49277	51816	56168	6.76
贵　州	10777	12086	13980	13.89
云　南	12325	13654	16344	15.16
西　藏	1580	2168	2158	16.87
陕　西	14016	14872	15897	6.50
甘　肃	13149	14267	14458	4.86
青　海	2754	3077	3376	10.72
宁　夏	2496	2771	2932	8.38
新　疆	8282	8858	9921	9.45

从表 21 来看，全国每千人口中医执业（助理）医师数从 2017 年的 0.38 人增长至 2019 年的 0.45 人，年均增长幅度达 8.28%。东部、中部和西部地区每千人口中医执业（助理）医师数也呈现出逐年增加的趋势，其

中仅中部地区低于全国平均水平。

2019 年各省（区、市）每千人口中医执业（助理）医师数较往年均有所提高，排名前 5 的省（区、市）分别为北京市、四川省、内蒙古自治区、天津市和西藏自治区。其中北京市每千人口中医执业（助理）医师数达 0.98 人，是全国平均水平的两倍以上，远超排名第二的四川省。

表 21　2017～2019 年各省（区、市）每千人口中医执业（助理）医师数及排名

单位：人

地区	2017 年	排名	2018 年	排名	2019 年	排名
全　国	0.38		0.41		0.45	
东　部	0.39		0.43		0.47	
中　部	0.32		0.35		0.37	
西　部	0.42		0.46		0.50	
北　京	0.84	1	0.91	1	0.98	1
天　津	0.54	4	0.58	5	0.62	4
河　北	0.40	11	0.45	10	0.48	10
山　西	0.42	10	0.45	10	0.48	11
内蒙古	0.58	3	0.61	4	0.65	3
辽　宁	0.34	21	0.37	20	0.39	23
吉　林	0.38	12	0.45	10	0.46	13
黑龙江	0.30	27	0.31	26	0.34	26
上　海	0.33	22	0.37	20	0.40	21
江　苏	0.33	23	0.36	22	0.40	20
浙　江	0.48	6	0.50	9	0.55	8
安　徽	0.22	31	0.24	31	0.27	31
福　建	0.38	13	0.41	14	0.44	14
江　西	0.26	28	0.28	28	0.31	29
山　东	0.38	13	0.43	13	0.47	12
河　南	0.37	15	0.39	17	0.42	15
湖　北	0.30	25	0.31	26	0.32	28
湖　南	0.36	18	0.40	15	0.41	17
广　东	0.35	19	0.38	19	0.41	19
广　西	0.32	24	0.35	24	0.39	24
海　南	0.23	30	0.25	30	0.29	30

续表

地区	2017 年	排名	2018 年	排名	2019 年	排名
重　庆	0.48	7	0.53	7	0.58	6
四　川	0.59	2	0.62	3	0.67	2
贵　州	0.30	26	0.34	25	0.39	25
云　南	0.26	29	0.28	28	0.34	27
西　藏	0.47	8	0.63	2	0.61	5
陕　西	0.37	17	0.39	17	0.41	18
甘　肃	0.50	5	0.54	6	0.55	9
青　海	0.46	9	0.51	8	0.56	7
宁　夏	0.37	16	0.40	15	0.42	16
新　疆	0.34	20	0.36	22	0.39	22

3. 中医类医院医护比和中药师占药师比状况

2017～2019 年全国不同地区中医类医院中药师数量变化如表 22 所示，2019 年全国中医类医院中药师为 37172 人，较 2017 年增加了 2326 人，其中约 2/5 的中药师在东部地区。2019 年全国 31 个省（区、市）中，广东省、河南省和山东省中医类医院的中药师数量排名全国前三位，除个别省份外，绝大部分省（区、市）的中药师数量在 3 年间有所增加。

表 22　2017～2019 年各省（区、市）中医类医院中药师数及年均增长率

单位：人，%

地区	2017 年	2018 年	2019 年	年均增长率
全　国	34846	36338	37172	3.28
东　部	15143	15642	16248	3.58
中　部	10682	11186	11068	1.79
西　部	9021	9510	9856	4.53
北　京	1880	1877	1978	2.57
天　津	573	596	641	5.77
河　北	1184	1268	1238	2.25
山　西	876	894	907	1.75
内蒙古	1219	1264	1354	5.39
辽　宁	1280	1219	1354	2.85
吉　林	682	801	835	10.65

续表

地区	2017 年	2018 年	2019 年	年均增长率
黑龙江	1145	1216	1123	-0.97
上　海	682	714	708	1.89
江　苏	1898	2009	2107	5.36
浙　江	1910	1991	2032	3.14
安　徽	1058	1090	1078	0.94
福　建	835	814	864	1.72
江　西	912	941	899	-0.72
山　东	2311	2471	2535	4.73
河　南	2486	2585	2595	2.17
湖　北	1588	1665	1642	1.69
湖　南	1935	1994	1989	1.39
广　东	2443	2542	2631	3.78
广　西	1031	1076	1066	1.68
海　南	147	141	160	4.33
重　庆	674	727	769	6.82
四　川	1717	1763	1769	1.50
贵　州	521	558	576	5.15
云　南	759	777	835	4.89
西　藏	81	101	129	26.20
陕　西	1159	1232	1285	5.30
甘　肃	562	626	701	11.68
青　海	237	270	276	7.91
宁　夏	184	254	244	15.16
新　疆	877	862	852	-1.44

从表 23 来看，2019 年全国中医类医院中药师占药师比例为 51.42%，3 年间整体比例变动较小。东部、中部和西部的比例相差也不大，中部地区中医类医院中药师占药师比例较高。2019 年全国 31 个省（区、市）中，西藏自治区的中医类医院中药师占药师比例最高，达到 89.58%，这可能与西藏地区以藏医为主有关。绝大部分省（区、市）中医类医院中药师占药师比例在 45% ~65% 之间，共有 17 个省（区、市）的比例高于全国平均水平。绝大多数省（区、市）3 年间排名变化较小，而云南省的中医类医院中药师占药师比例有明显下降，排名从 2017 年的第 19 降至 2019 年的第 26。

表 23　2017～2019 年各省（区、市）中医类医院中药师占药师比例及排名

单位：%

地区	2017 年	排名	2018 年	排名	2019 年	排名
全　国	52.25		52.23		51.42	
东　部	51.41		51.27		51.03	
中　部	54.56		54.88		53.76	
西　部	51.08		50.90		49.62	
北　京	65.39	2	64.02	2	64.56	2
天　津	59.56	8	59.78	8	60.76	6
河　北	46.47	25	47.44	23	45.25	24
山　西	63.29	4	63.18	3	62.25	5
内蒙古	62.64	5	62.24	5	62.98	4
辽　宁	63.71	3	62.04	7	64.26	3
吉　林	55.09	15	58.68	11	59.35	8
黑龙江	58.78	10	62.55	4	59.29	9
上　海	59.56	9	59.50	10	59.95	7
江　苏	47.43	22	47.61	22	47.49	20
浙　江	45.88	27	46.15	27	45.45	23
安　徽	51.38	18	49.70	19	47.28	21
福　建	45.98	26	44.51	28	45.09	25
江　西	41.87	28	42.24	29	39.34	29
山　东	52.79	17	54.08	17	52.59	16
河　南	55.75	13	55.29	14	55.43	14
湖　北	54.82	16	55.13	16	55.47	13
湖　南	56.63	11	56.31	12	54.93	15
广　东	47.33	23	47.06	25	46.93	22
广　西	40.90	29	40.48	30	39.03	30
海　南	37.12	31	34.64	31	36.04	31
重　庆	48.56	20	47.61	21	47.70	19
四　川	46.52	24	46.39	26	44.32	28
贵　州	47.54	21	47.61	20	44.62	27
云　南	48.90	19	47.12	24	44.94	26
西　藏	83.51	1	88.60	1	89.58	1
陕　西	56.26	12	55.60	13	55.53	12
甘　肃	55.10	14	55.20	15	52.24	17
青　海	62.20	6	62.07	6	57.38	11
宁　夏	40.17	30	50.60	18	49.00	18
新　疆	60.52	7	59.61	9	58.76	10

在中医类医院医护比指标上，2019 年全国中医类医院医护比为 1.36，较往年有所上升。在三大区域中，中部和西部地区的医护比表现更优。全国 31 个省（区、市）中，2019 年中医类医院医护比排名前 5 的省（区、市）分别为陕西省、湖南省、重庆市、广西壮族自治区和贵州省，除个别省（区）外，大部分省（区、市）中医类医院医护比较之前都有不同程度的提升（见表 24）。

表 24　2017～2019 年各省（区、市）中医类医院医护比及排名

地区	2017 年	排名	2018 年	排名	2019 年	排名
全　国	1.23		1.24		1.36	
东　部	1.16		1.16		1.23	
中　部	1.23		1.25		1.43	
西　部	1.33		1.34		1.48	
北　京	0.99	26	0.98	26	1.02	29
天　津	0.86	29	0.85	30	0.89	30
河　北	0.94	27	0.94	28	1.09	27
山　西	1.07	21	1.07	23	1.22	22
内蒙古	1.07	22	1.11	21	1.22	21
辽　宁	1.05	24	1.08	22	1.15	25
吉　林	1.05	25	1.07	25	1.18	24
黑龙江	1.05	23	1.07	24	1.21	23
上　海	1.22	16	1.18	19	1.14	26
江　苏	1.23	15	1.25	15	1.30	18
浙　江	1.22	17	1.24	16	1.27	20
安　徽	1.39	6	1.43	7	1.49	8
福　建	1.35	10	1.32	11	1.35	15
江　西	1.30	13	1.30	12	1.39	13
山　东	1.17	19	1.21	18	1.30	17
河　南	1.18	18	1.23	17	1.44	10
湖　北	1.35	9	1.35	9	1.44	11
湖　南	1.31	12	1.29	14	1.66	2
广　东	1.33	11	1.32	10	1.39	14
广　西	1.51	2	1.53	2	1.62	4
海　南	1.39	7	1.46	5	1.51	7
重　庆	1.48	3	1.49	3	1.62	3
四　川	1.36	8	1.37	8	1.44	12

续表

地区	2017 年	排名	2018 年	排名	2019 年	排名
贵　州	1. 47	5	1. 49	4	1. 60	5
云　南	1. 47	4	1. 44	6	1. 57	6
西　藏	0. 33	31	0. 33	31	0. 46	31
陕　西	1. 59	1	1. 62	1	1. 74	1
甘　肃	0. 92	28	0. 95	27	1. 46	9
青　海	0. 84	30	0. 87	29	1. 05	28
宁　夏	1. 24	14	1. 29	13	1. 35	16
新　疆	1. 13	20	1. 15	20	1. 30	19

（四）小结

从各项指标的变化情况可以看出，2017～2019 年 3 年间全国中医医疗资源总量呈现逐年增加的趋势，中医类医院增加了 666 家，中医类医院床位数增加了约 14 万张，中医执业（助理）医师数、中医类医院卫生技术人员数、中药师数都有不同程度的增加。2017～2019 年人均占有中医医疗卫生资源量也有所提高，全国每百万人口中医类医院数由 3. 29 家增加到 3. 73 家，每千人口中医类医院床位数由 0. 69 张增加到 0. 78 张，每千人口中医执业（助理）医师数从 0. 38 人增加到 0. 45 人，2019 年每千人口中医类医疗机构卫生技术人员数达到 0. 86 人。中医类医院人员结构有所改善，全国中医类医院医护比为 1. 36，中药师占药师比例为 51. 42%，这有利于中医医疗事业的发展。

在资源分布上，我国中医医疗资源存在东中西部分布不均，区域间差异较大的问题。我国东部地区的中医医疗资源拥有量较多，中部、西部地区较少，东部地区中医类医院数、床位数、卫生技术人员数、中医执业（助理）医师数、中药师数量指标均明显领先。但由于人口分布差异，西部地区的人均资源拥有量优于东部地区，差异主要体现在每百万人口中医类医院数和每千人口中医类医院床位数上。

从不同省（区、市）中医医疗资源指数排名和得分情况看，北京市、内蒙古自治区、甘肃省、重庆市和青海省2019年的中医医疗资源配置更为合理。其中北京市表现最为突出，人均中医医疗资源占有量高，是全国中医医疗资源中心，不仅在中医医疗卫生机构建设上名列前茅，对于中医医疗人才也有很强的吸引力，具体表现为每千人口中医类医疗机构卫生技术人员数和每千人口中医执业（助理）医师数两项指标位列第一，且遥遥领先，中医类医院中药师占药师比例也较高。这可能与北京市是国家首都、政治中心、文化中心、经济发达地区有关。

广东省、山东省和河南省的常住人口最多，2019年常住人口分别为11521万人、10070万人和9640万人，各类中医医疗卫生资源拥有量也位居前列，但在人均中医医疗资源占有量上表现不理想，中医医疗资源排名及各三级指标的排名相对靠后。山东省和河南省的整体排名分别为第18名和第14名，广东省的排名为第29名，相较其他两省落后明显。比较3个省的各项指标，可以发现广东省主要在中医类医院数和中医类医院床位数上明显不足。2019年广东省中医类医院仅184家，而山东省为357家，河南省为363家；2019年广东省中医类医院床位数为5.91万张，山东省为7.21万张，河南省为8.07万张。在中医药人力资源上，广东省虽有落后，但整体差距较小，这说明广东省在中医医疗资源上还有较大的提升空间，未来可考虑适当增加这方面的投入，增设中医医疗机构、培养人才、吸引人才，缩小与其他省份的差距。

四　中医医疗服务效率评价

中医医疗服务效率评价主要通过6个指标来完成，分别为：人均就诊中医类医疗机构次数、每万人中医类医院出院人次数、中医类医院病床使用率、医师人均每日担负诊疗人次、医师人均每日担负住院床日和中医类医院平均住院天数。其中，中医类医院平均住院天数为负向指标，其余指标均为正向指标。采集2017~2019年的全国31个省（区、市）的数据，对数据进行标准化处理后结合权重计算出中医医疗服务效率指数（见表25）。

表 25　中医医疗服务效率评价指标及权重

指标名	性质	权重
人均就诊中医类医疗机构次数	正向指标	0. 184
每万人中医类医院出院人次数	正向指标	0. 170
中医类医院病床使用率	正向指标	0. 163
医师人均每日担负诊疗人次	正向指标	0. 167
医师人均每日担负住院日	正向指标	0. 153
中医类医院平均住院天数	负向指标	0. 163

（一）中医医疗服务效率总体评价情况

2019 年全国中医医疗服务效率各方面指标均有不同程度的提升。首先是中医医疗服务覆盖范围继续扩大，2019 年全国中医类医疗机构总诊疗人次为 115652 万，较 2018 年增加了 8505 万，年均增长率为 6. 54%；中医类出院人次为 3275 万，较 2018 年增加了 234 万，年均增长率为 7. 83%；每年人均就诊中医类医疗机构 0. 83 次，年均增长率 6. 43%；每万人中医类医院出院人次为 233. 22，年均增长率 7. 23%。全国中医类医师负担有所下降，2019 年中医类医师人均每日担负诊疗人次为 7. 49，人均每日担负住院床位数为 2. 36 张。2019 年中医类医院病床使用率达到 82. 37%。平均住院天数逐年减少，2019 年中医类医院平均住院天数为 9. 40 天，年均增长率为 -1. 39%。

在分省（区、市）中医医疗服务效率指数评价上，2019 年排名前 5 的省（市）分别为上海市（得分 80. 98）、甘肃省（得分 80. 18）、四川省（得分 79. 88）、重庆市（得分 79. 84）、浙江省（得分 78. 59）；排名靠后的 5 个省（区）分别为黑龙江省（得分 59. 62）、吉林省（得分 58. 99）、山西省（得分 56. 07）、辽宁省（得分 55. 44）、西藏自治区（得分 49. 98）。排名靠前与排名末尾省份得分有差距，但相邻排名的省（区、市）得分差距较小（见表 26）。

表 26　2019 年各省（区、市）中医医疗服务效率指数得分及排名

省(区、市)	得分	排名	省(区、市)	得分	排名
北　京	72.21	13	湖　北	74.10	8
天　津	65.98	21	湖　南	70.76	17
河　北	64.91	23	广　东	71.80	15
山　西	56.07	29	广　西	72.43	12
内蒙古	64.03	24	海　南	60.21	26
辽　宁	55.44	30	重　庆	79.84	4
吉　林	58.99	28	四　川	79.88	3
黑龙江	59.62	27	贵　州	73.46	10
上　海	80.98	1	云　南	73.89	9
江　苏	74.58	7	西　藏	49.98	31
浙　江	78.59	5	陕　西	72.68	11
安　徽	70.45	18	甘　肃	80.18	2
福　建	68.64	20	青　海	63.48	25
江　西	68.79	19	宁　夏	71.99	14
山　东	65.11	22	新　疆	75.86	6
河　南	71.08	16			

观察各省（区、市）2017～2019 年中医医疗服务效率排名变化情况，可以发现各省（区、市）3 年间排名较为稳定，无大幅变动。其中，上海市 3 年均稳居榜首，表现优异，甘肃、四川、重庆、浙江 4 省（市）也稳居前 5 位（见表 27）。

表 27　2017～2019 年各省（区、市）中医医疗服务效率排名变化

省(区、市)	2017 年排名	2018 年排名	2019 年排名
北　京	13	16	13
天　津	21	23	21
河　北	23	24	23
山　西	31	30	29
内蒙古	25	21	24
辽　宁	26	28	30
吉　林	29	29	28
黑龙江	28	27	27

续表

省(区、市)	2017 年排名	2018 年排名	2019 年排名
上　海	1	1	1
江　苏	10	11	7
浙　江	5	5	5
安　徽	15	15	18
福　建	20	20	20
江　西	18	19	19
山　东	22	22	22
河　南	19	17	16
湖　北	7	9	8
湖　南	17	18	17
广　东	14	14	15
广　西	16	13	12
海　南	27	26	26
重　庆	3	4	4
四　川	2	3	3
贵　州	11	6	10
云　南	8	7	9
西　藏	30	31	31
陕　西	9	10	11
甘　肃	4	2	2
青　海	24	25	25
宁　夏	12	12	14
新　疆	6	8	6

按照东部、中部和西部进行区域划分后比较 3 个地区的中医医疗服务效率平均得分和排名变化情况，可以发现西部地区的中医医疗服务效率平均排名远高于东部和中部地区，平均得分也高于这两个地区，且在 3 年间均表现出同样的趋势，可以认为西部地区整体中医医疗服务效率要优于东部和中部地区（见表 28）。

表 28　2017～2019 年分区域中医医疗服务效率平均得分及排名

区域	2017 年平均得分	平均排名	2018 年平均得分	平均排名	2019 年平均得分	平均排名
东部地区	69.59	16.55	70.01	17.27	68.95	16.64
中部地区	65.94	20.50	67.07	20.50	66.23	20.25
西部地区	72.08	12.50	73.31	11.83	71.47	12.58

将 31 个省（区、市）按照是否提出建设“中医药强省”目标进行划分，观察 2017～2019 年平均得分和平均排名的变化情况。未提出建设“中医药强省”目标的省（区、市）中医医疗服务效率指数平均得分均在 70 分左右，平均排名约第 15 名；提出建设“中医药强省”目标的省份平均得分在 69 分左右，平均排名约第 16 名。在得分和排名上，未提出建设“中医药强省”目标的省份均略优于已经提出建设“中医药强省”目标的省份，但两者间差距不明显（见表 29）。

表 29　2017～2019 年是否提出建设“中医药强省”目标省（区、市）中医医疗服务效率平均得分及排名

类别	2017 年平均得分	平均排名	2018 年平均得分	平均排名	2019 年平均得分	平均排名
提出建设“中医药强省”目标省（区、市）	69.25	16.53	70.19	16.76	69.12	16.58
未提出建设“中医药强省”目标省（区、市）	70.05	15.36	70.94	15.07	69.40	15.08

（二）中医类医疗机构诊疗情况

31 个省（区、市）的中医诊疗情况主要通过中医类医疗机构总诊疗人次、人均就诊中医类医疗机构次数、中医类医院出院人次、每万人中医类医院出院人次数 4 个数据进行分析。

在中医总诊疗量上，全国中医类医疗机构总诊疗人次呈逐年增长的趋势，2017～2019 年诊疗量增加了 13771 万人次，年均增长幅度为 6.54%。

三大区域中，东部地区的中医总诊疗人次最多，2019 年东部地区中医类医疗机构总诊疗人次为 62440 万，占全国中医总诊疗量的 54%，年均增长率达 6.11%，而西部地区年均增长率最高，达 7.67%。

表 30　2017～2019 年各省（区、市）中医类医疗机构总诊疗人次及年均增长率

单位：万人次，%

地区	2017 年	2018 年	2019 年	年均增长率
全　国	101881	107152	115652	6.54
东　部	55454	57785	62440	6.11
中　部	20176	21264	22776	6.25
西　部	26251	28103	30436	7.67
北　京	5780	5967	6152	3.18
天　津	2267	2223	2303	0.78
河　北	3764	4184	4625	10.84
山　西	1580	1630	1676	2.99
内蒙古	1962	2064	2144	4.54
辽　宁	1833	1847	1890	1.52
吉　林	1342	1429	1466	4.55
黑龙江	1487	1398	1440	-1.60
上　海	4560	4648	4757	2.14
江　苏	7343	7541	8134	5.25
浙　江	9377	10042	10808	7.36
安　徽	2433	2687	3083	12.57
福　建	3173	3330	3522	5.36
江　西	2034	2096	2426	9.19
山　东	5608	6078	6607	8.54
河　南	5126	5577	6060	8.72
湖　北	3458	3562	3630	2.46
湖　南	2716	2885	2995	5.00
广　东	11357	11504	13191	7.77
广　西	3056	3139	3319	4.21
海　南	392	421	451	7.24
重　庆	2500	2699	3073	10.88
四　川	7805	8537	9383	9.65
贵　州	1467	1701	1876	13.07
云　南	2743	2909	3228	8.47
西　藏	249	254	231	-3.84
陕　西	2293	2442	2674	7.99
甘　肃	2073	2229	2238	3.91
青　海	345	385	396	7.06
宁　夏	555	585	599	3.81
新　疆	1203	1159	1275	2.92

具体到31个省（区、市）的对比上，2019年除个别省份外，绝大多数省（区、市）中医类医疗机构总诊疗人次较前两年有不同程度的增加。2019年中医诊疗量最高的5个省分别为广东省（13191万人次）、浙江省（10808万人次）、四川省（9383万人次）、江苏省（8134万人次）、山东省（6607万人次）。同时这5个省均保持着较高的增长率，其中广东省也是中医总诊疗量增长最多的省，3年间中医诊疗量增加了1834万人次（见表30）。

观察各省（区、市）中医类医疗机构总诊疗人次占比情况（见图1），可以发现，排名前10的省（市）中医总诊疗量约占全国中医诊疗量的2/3，排名前5省（市）的诊疗量占42%左右。其中广东、浙江两省的中医类医疗机构总诊疗人次均超过1亿，二者诊疗量合计占比超过20%，这表明广东、浙江两省的中医药事业覆盖人群广，群众基础好。不同省（区、市）间诊疗量差异偏大，大部分省（区、市）的中医医疗服务覆盖面还存在很大的提升空间。

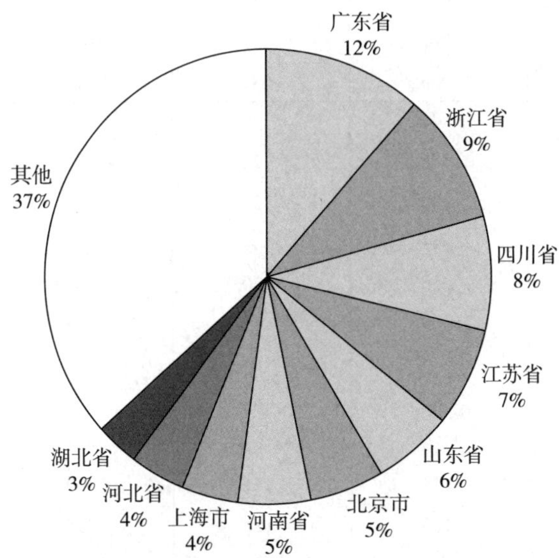

图1　2019年各省（区、市）中医类医疗机构总诊疗人次占比情况

在中医总诊疗量增加的同时，全国中医类医院出院人次亦逐年上升，2019 年全国中医类医院出院人次为 3275 万人次，较 2018 年增加了 234 万人次，年均增长率 7.83%。东部、中部和西部三个地区的中医类医院出院人次在 3 年间差距逐渐缩小，到 2019 年三大地区间的差距已经不太明显。2019 年全国 31 个省（区、市）中，四川省中医类医院出院人次最多，达到 246 万人次，排名前 5 的其余 4 个省分别为河南省（240 万人次）、山东省（213 万人次）、湖南省（204 万人次）和广东省（201 万人次）。除个别省份外，绝大部分省（区、市）的中医类医院出院人次较之前有所增加，且保持较高的增速，但不同省份间差距偏大（见表 31）。

表 31　2017～2019 年各省（区、市）中医类医院出院人次及年均增长率

单位：万人次，%

地区	2017 年	2018 年	2019 年	年均增长率
全　国	2814	3041	3275	7.83
东　部	1047	1119	1188	6.41
中　部	862	933	1013	8.29
西　部	905	989	1074	9.00
北　京	44	47	50	6.25
天　津	22	22	23	3.81
河　北	140	152	155	5.25
山　西	41	46	51	11.93
内蒙古	59	70	66	6.31
辽　宁	69	71	63	-4.83
吉　林	40	44	48	9.20
黑龙江	62	63	71	7.10
上　海	38	42	44	7.78
江　苏	174	181	199	6.96
浙　江	126	138	155	10.69
安　徽	119	124	136	6.56
福　建	61	66	71	7.73

续表

地区	2017 年	2018 年	2019 年	年均增长率
江　西	93	99	108	7. 54
山　东	193	204	213	4. 89
河　南	188	218	240	12. 96
湖　北	143	149	155	4. 10
湖　南	176	190	204	7. 44
广　东	168	183	201	9. 23
广　西	102	112	126	11. 06
海　南	12	13	14	6. 10
重　庆	87	95	105	10. 08
四　川	213	221	246	7. 49
贵　州	84	94	101	9. 40
云　南	95	106	117	11. 19
西　藏	3	4	4	14. 27
陕　西	96	106	109	6. 46
甘　肃	75	87	96	13. 19
青　海	13	13	13	1. 59
宁　夏	14	15	17	8. 99
新　疆	64	66	74	7. 85

在人均就诊中医类医疗机构次数方面，2017～2019 年全国人均就诊中医类医疗机构次数逐年上升，从每人就诊 0. 73 次上升至 0. 83 次，平均增速为 6. 43%，这说明越来越多的百姓愿意使用中医诊疗。在东、中、西部三大区域的比较中，东部地区的人均就诊中医类医疗机构次数远高于全国平均水平，表明享受中医医疗服务的人群主要集中在东部。

全国 31 个省（区、市）3 年间人均就诊中医类医疗机构次数的排名变化较为稳定，绝大部分省（区、市）人均就诊中医类医疗机构次数有所提高。2019 年排名前 5 的省（市）分别为北京市、上海市、浙江省、天津市和广东省，其中北京市 2019 年人均就诊 2. 86 次，遥遥领先。2019 年全国共有 12 个省（区、市）人均就诊量高于全国平均水平，且排名前 12 与排名后19的省（区、市）在数据上存在明显的断层，排名第12的内蒙古自治区人均就诊中医类医疗机构0.85次，而第13位的陕西省人均就诊中医类医疗机构0.69次，相差达0.16次（见表32）。

表32 2017～2019年各省（区、市）人均就诊中医类医疗机构次数及排名

单位：次

地区	2017年	排名	2018年	排名	2019年	排名
全　国	0.73		0.77		0.83	
东　部	0.96		0.99		1.07	
中　部	0.46		0.49		0.52	
西　部	0.70		0.74		0.80	
北　京	2.66	1	2.77	1	2.86	1
天　津	1.46	4	1.42	4	1.48	4
河　北	0.50	21	0.55	21	0.61	21
山　西	0.43	25	0.44	27	0.45	28
内蒙古	0.78	12	0.81	12	0.85	12
辽　宁	0.42	27	0.42	29	0.43	30
吉　林	0.49	22	0.53	22	0.54	22
黑龙江	0.39	30	0.37	31	0.38	31
上　海	1.89	2	1.92	2	1.96	2
江　苏	0.91	7	0.94	7	1.01	7
浙　江	1.66	3	1.75	3	1.88	3
安　徽	0.39	31	0.42	28	0.49	26
福　建	0.81	10	0.85	11	0.89	9
江　西	0.44	24	0.45	25	0.52	23
山　东	0.56	19	0.60	17	0.66	17
河　南	0.54	20	0.58	20	0.63	19
湖　北	0.59	16	0.60	19	0.61	20
湖　南	0.40	29	0.42	30	0.43	29
广　东	1.02	5	1.01	6	1.16	5
广　西	0.63	14	0.64	15	0.67	14
海　南	0.42	26	0.45	26	0.48	27
重　庆	0.81	9	0.87	8	0.99	8
四　川	0.94	6	1.02	5	1.12	6
贵　州	0.41	28	0.47	23	0.52	24
云　南	0.57	18	0.60	18	0.67	16

续表

地区	2017 年	排名	2018 年	排名	2019 年	排名
西　藏	0.74	13	0.74	13	0.67	15
陕　西	0.60	15	0.63	16	0.69	13
甘　肃	0.79	11	0.85	10	0.85	11
青　海	0.58	17	0.64	14	0.66	18
宁　夏	0.81	8	0.85	9	0.87	10
新　疆	0.49	23	0.47	24	0.51	25

从表 33 来看，全国每万人中医类医院出院人次数亦呈现上升趋势，2019 年全国每万人中医类医院出院人次数为 233.22，年均增长率 7.23%。而细分东、中、西部三大区域，西部地区每万人中医类医院出院人次数远高于东部和中部地区，东部地区 2019 年每万人中医类医院出院人次数仅 202.85，这一结果与东部地区人均就诊中医类医疗机构次数多相悖。

具体到 31 个省（区、市）3 年间数值变化及排名上，绝大多数省（区、市）每万人中医类医院出院人次数有一定程度的增加，且排名没有大幅度变动。2019 年排名前 5 的省（区、市）分别为甘肃省、重庆市、湖南省、四川省和新疆维吾尔自治区，其中甘肃省和重庆市 3 年间稳居前 2 名。内蒙古自治区在 2018 年排名有大幅提升，从第 9 名跃居第 3 名，在 2019 年又回落至第 10 名，说明内蒙古自治区在这方面还有较大的提升空间。

表 33　2017 ~2019 年各省（区、市）每万人中医类医院出院人次数及排名

单位：人次

地区	2017 年	排名	2018 年	排名	2019 年	排名
全　国	202.84		217.76		233.22	
东　部	181.57		192.40		202.85	
中　部	198.78		214.26		231.60	
西　部	240.07		260.60		281.61	
北　京	203.36	15	215.97	16	231.38	16
天　津	139.47	28	143.78	28	149.83	27
河　北	186.25	21	201.03	20	204.35	21

续表

地区	2017 年	排名	2018 年	排名	2019 年	排名
山　西	109.74	30	124.37	30	136.49	30
内蒙古	232.44	9	276.12	3	261.55	10
辽　宁	158.60	23	162.56	25	144.23	28
吉　林	147.63	27	161.83	26	177.74	25
黑龙江	163.91	22	168.27	23	189.91	22
上　海	158.36	24	171.29	22	183.21	23
江　苏	217.03	12	225.05	13	247.01	13
浙　江	223.12	10	240.44	10	264.34	8
安　徽	190.79	20	196.57	21	212.88	19
福　建	155.90	25	166.89	24	178.10	24
江　西	201.13	16	213.68	17	230.42	17
山　东	193.08	19	203.16	19	211.06	20
河　南	196.80	18	227.14	11	248.99	12
湖　北	242.53	7	251.19	9	261.73	9
湖　南	257.20	4	275.37	4	294.41	3
广　东	150.48	26	161.40	27	174.05	26
广　西	209.60	13	226.45	12	254.63	11
海　南	130.15	29	135.44	29	143.58	29
重　庆	282.75	2	307.03	2	337.25	2
四　川	256.55	5	265.06	7	293.82	4
贵　州	234.97	8	261.39	8	277.88	7
云　南	197.57	17	220.17	14	241.39	14
西　藏	96.32	31	109.30	31	120.77	31
陕　西	250.93	6	273.14	5	281.38	6
甘　肃	284.44	1	331.36	1	361.56	1
青　海	217.06	11	208.96	18	220.34	18
宁　夏	205.25	14	219.91	15	239.23	15
新　疆	260.50	3	267.11	6	293.62	5

按照各省（区、市）是否提出建设“中医药强省”目标进行划分，对这两类省（区、市）中医诊疗情况进行分析，在诊疗量对比上，提出建设“中医药强省”目标的省（区、市）在总诊疗量和出院人次上远高于未提出的省（区、市），2019 年 19 个提出建设“中医药强省”目标的省（区、

市）总诊疗量为87444万人次，出院人次2570万，而没有提出建设“中医药强省”目标的省（区、市）总诊疗量为28208万人次，出院人次705万。从人均诊疗量和出院人次3年对比可以看出，提出建设“中医药强省”目标的省（区、市）在人均就诊中医类医疗机构次数及每万人中医类医院出院人次数上均有所落后，且在人均就诊中医类医疗机构次数上差距较大。这表明提出建设“中医药强省”目标的省（区、市）还需进一步扩大中医医疗服务的覆盖面，让中医惠及更多老百姓（见表34）。

表34　是否提出建设“中医药强省”目标省（区、市）人均就诊中医类医疗机构次数和每万人中医类医院出院人次对比

类别	人均就诊中医类医疗机构次数			每万人中医类医院出院人次		
	2017年	2018年	2019年	2017年	2018年	2019年
提出建设“中医药强省”目标省(区、市)	0.69	0.72	0.79	201.48	215.24	231.42
未提出建设“中医药强省”目标省(区、市)	0.87	0.90	0.96	206.79	225.08	240.00

（三）中医类医院医师诊疗效率情况

中医类医院医师诊疗效率主要通过医师人均每日担负诊疗人次和医师人均每日担负住院床日两个指标进行评价。首先是医师人均每日担负诊疗人次指标，2017～2019年全国医师人均每日担负诊疗人次表现为总体减少的趋势。造成这一状况的主要原因是3年间中医执业（助理）医师的年均增速（8.88%）高于中医类医疗机构总诊疗量的年均增速（6.54%），这有利于减轻医师负担，提高中医医疗服务质量。2019年东部、中部和西部三大区域的医师诊疗效率变化趋势与全国趋势基本一致，东部地区的诊疗效率最高，而中部地区的诊疗效率较2017年有所增长，西部地区有所下降。

具体到31个省（区、市）中，2019年医师人均每日担负诊疗人次排名前5的省（市）分别为上海市、浙江省、北京市、广东省和天津市，其中最高的上海市（17.82 人次）与排名第二的浙江省（12.17 人次）拉开了较大的距离。各省（区、市）排名变化幅度小。全国共有 11 个省（区、市）的中医诊疗效率高于全国平均水平，大多数省（区、市）的医师人均每日担负诊疗人次在 3 年间有所减少，部分排名靠后的省（区、市）中医诊疗效率有所提高，如河北省、山西省（见表 35）。

表 35　2017～2019 年各省（区、市）医师人均每日担负诊疗人次及排名

单位：人次

地区	2017 年	排名	2018 年	排名	2019 年	排名
全　国	7.60		7.44		7.49	
东　部	9.32		8.99		9.04	
中　部	5.71		5.65		5.73	
西　部	6.97		6.85		6.87	
北　京	12.98	2	12.15	3	11.99	3
天　津	10.53	5	10.17	5	10.45	5
河　北	5.28	25	5.19	22	5.88	19
山　西	4.84	30	4.90	27	4.96	27
内蒙古	4.92	29	4.88	28	4.92	28
辽　宁	5.24	26	4.93	26	5.02	26
吉　林	5.39	23	5.19	22	5.31	22
黑龙江	5.06	28	4.68	30	4.43	29
上　海	19.16	1	18.45	1	17.82	1
江　苏	9.82	6	9.77	6	10.09	6
浙　江	12.39	3	12.46	2	12.17	2
安　徽	6.64	16	6.63	16	6.83	15
福　建	9.68	7	9.22	8	9.26	7
江　西	5.86	20	5.63	21	5.60	21
山　东	5.31	24	5.08	25	5.12	25
河　南	6.44	18	6.62	17	6.80	16
湖　北	6.95	13	6.75	14	6.87	14
湖　南	4.16	31	4.12	31	4.05	31
广　东	11.3	4	10.90	4	10.61	4
广　西	7.23	12	7.04	13	6.91	13
海　南	6.85	14	7.24	12	7.32	12
重　庆	7.88	10	7.37	11	7.75	11
四　川	7.58	11	7.56	10	7.87	9
贵　州	5.77	21	6.01	20	5.72	20
云　南	8.99	9	8.49	9	7.86	10
西　藏	6.72	15	4.70	29	4.13	30
陕　西	6.31	19	6.04	18	6.06	18

续表

地区	2017 年	排名	2018 年	排名	2019 年	排名
甘　肃	6.53	17	6.75	14	6.53	17
青　海	5.58	22	6.02	19	5.22	24
宁　夏	9.07	8	9.26	7	8.43	8
新　疆	5.13	27	5.09	24	5.29	23

2017～2019 年全国医师人均每日担负住院床日也有所下降，但整体变化幅度较小。三大区域中，西部地区的医师人均每日担负住院床位数最高，而东部地区较低。2019 年排名前 5 的省（区、市）分别为新疆维吾尔自治区、四川省、重庆市、湖北省和甘肃省，排名靠前的省（区、市）主要为西部地区的，共有 14 个省（区、市）的医师人均每日担负住院床日高于全国平均水平。部分医师人均每日担负诊疗人次排名靠前的省份在这一指标上的排名相对靠后，如上海市为第 25 名，浙江省为第 23 名，北京市为第 30 名（见表 36）。

表 36　2017～2019 年各省（区、市）医师人均每日担负住院床日及排名

单位：张

地区	2017 年	排名	2018 年	排名	2019 年	排名
全　国	2.38		2.38		2.36	
东　部	2.01		1.99		1.95	
中　部	2.45		2.53		2.56	
西　部	2.89		2.83		2.79	
北　京	1.43	31	1.39	30	1.40	30
天　津	1.54	30	1.56	29	1.56	29
河　北	2.03	21	2.06	20	2.02	21
山　西	1.76	26	1.87	25	1.91	24
内蒙古	1.75	27	1.84	26	1.71	28
辽　宁	2.29	15	2.20	17	2.04	18
吉　林	1.7	28	1.75	28	1.78	26
黑龙江	2.15	17	2.28	15	2.37	14
上　海	2.00	23	1.90	24	1.81	25
江　苏	2.11	19	2.11	18	2.13	16
浙　江	1.97	24	2.02	23	1.92	23
安　徽	2.89	9	2.89	8	2.78	8

续表

地区	2017 年	排名	2018 年	排名	2019 年	排名
福　建	2. 01	22	2. 03	22	2. 04	18
江　西	2. 58	11	2. 67	10	2. 61	12
山　东	2. 12	18	2. 05	21	2. 00	22
河　南	2. 5	12	2. 67	10	2. 69	11
湖　北	2. 93	7	2. 96	7	3. 02	4
湖　南	2. 6	10	2. 62	12	2. 71	10
广　东	2. 11	19	2. 09	19	2. 03	20
广　西	2. 33	14	2. 38	14	2. 44	13
海　南	1. 79	25	1. 84	26	1. 77	27
重　庆	3. 11	5	2. 97	6	3. 07	3
四　川	3. 21	2	3. 07	4	3. 09	2
贵　州	3. 15	3	3. 15	3	2. 82	7
云　南	3. 13	4	3. 16	2	2. 90	6
西　藏	1. 56	29	1. 27	31	1. 29	31
陕　西	2. 92	8	2. 84	9	2. 73	9
甘　肃	3. 06	6	3. 01	5	2. 99	5
青　海	2. 21	16	2. 22	16	2. 05	17
宁　夏	2. 48	13	2. 45	13	2. 32	15
新　疆	3. 26	1	3. 25	1	3. 42	1

（四）中医类医院服务效率

中医类医院服务效率评价主要通过中医类医院病床使用率和中医类医院平均住院天数两个指标进行。首先是病床使用率，2019 年全国中医类医院病床使用率为 82. 37%，较前两年略有下降，但整体处于较高水平。东部、中部和西部三大区域间病床使用率相差不大，西部地区略高于东部和中部地区（见表 37）。2019 年中医类医院病床使用率排名前 5 的省（区、市）分别为上海市、四川省、新疆维吾尔自治区、湖北省和广西壮族自治区，排名最前的上海市病床使用率达 97. 06%，共有 14 个省（区、市）的病床使用率高于全国平均水平（82. 37%）。不同省（区、市）间整体差距不大，绝大多数省（区、市）中医类医院病床使用率在 80% ~90% 之间（见图 2）。

2017～2019 年除少数省份中医类医院病床使用率排名出现变化外，绝大多数省份的排名相对稳定，变化较大的为陕西省、重庆市、安徽省、辽宁省、福建省。贵州省、安徽省、陕西省、辽宁省排名在 3 年中有明显下降，重庆市的排名在 2018 年有明显下降，在 2019 年排名稳定，福建省排名 3 年间上升较快，从第 21 名上升至第 16 名（见表 38）；贵州省从 2017 年第 14 名上升至2018 年第3 名，2019 年又降至第 12 名，总体排名上升，原因在于 2018 年病床使用率上升 5.03%。

表 37　2017～2019 年分区域中医类医院病床使用率

单位：%

区域	2017 年	2018 年	2019 年
全国	83.97	83.76	82.37
东部	82.98	82.61	80.90
中部	83.68	83.60	82.98
西部	85.34	85.07	83.25

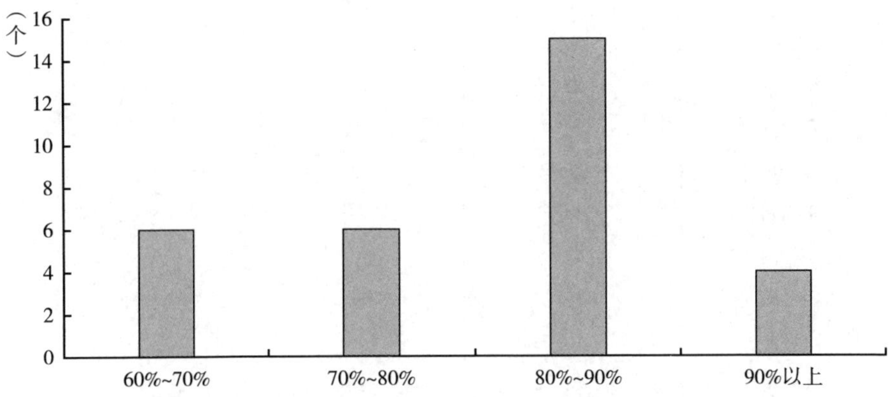

图 2　2019 年不同的中医类医院病床使用率的省份数量

表 38　2017～2019 年各省（区、市）中医类医院病床使用率排名变化

省(区、市)	2017 年排名	2018 年排名	2019 年排名
北　京	24	23	23
天　津	22	22	22
河　北	19	19	20
山　西	29	24	26
内蒙古	30	29	30

续表

省(区、市)	2017 年排名	2018 年排名	2019 年排名
辽　宁	23	27	31
吉　林	26	25	24
黑龙江	25	28	25
上　海	1	1	1
江　苏	6	7	6
浙　江	7	9	7
安　徽	3	6	11
福　建	21	20	16
江　西	15	14	13
山　东	16	17	17
河　南	11	10	8
湖　北	4	5	4
湖　南	9	12	9
广　东	13	13	10
广　西	8	11	5
海　南	27	26	27
重　庆	12	21	21
四　川	2	2	2
贵　州	14	3	12
云　南	17	8	14
西　藏	28	30	29
陕　西	10	15	19
甘　肃	18	18	15
青　海	31	31	28
宁　夏	20	16	18
新　疆	5	4	3

2019 年全国中医类医院平均住院天数较往年有明显下降，为 9.40 天，说明国内整体中医类医院住院医疗水平逐年提高。三大区域间仅中部地区的平均住院天数略高于 9.40 天，但较前两年也有所下降（见表 39）。

表 39　2017～2019 年分区域中医类医院平均住院天数及年均增长率

单位：天，%

区域	2017 年	2018 年	2019 年	年均增长率
全国	9.67	9.61	9.40	-1.39
东部	9.72	9.68	9.39	-1.70
中部	9.78	9.80	9.64	-0.76
西部	9.51	9.34	9.20	-1.64

2019 年全国共有 18 个省（区、市）的中医类医院平均住院天数低于全国平均水平，该指标排名前 5 的省（市）分别为贵州省（8.21 天）、甘肃省（8.41 天）、上海市（8.43 天）、海南省（8.52 天）和安徽省（8.63 天）；天津市、北京市和西藏自治区 2019 年的整体排名靠后，天津市的平均住院天数为 10.79 天，北京市为 12.66 天，西藏自治区为 12.73 天。除西藏、北京外，其他省际平均住院天数的差距不大，且绝大多数省（区、市）3 年间平均住院天数有不同程度的减少，这表明不同地区的中医类医院住院医疗水平均有所提高。

表 40　2017～2019 年各省（区、市）中医类医院平均住院天数得分及排名

单位：分

省(区、市)	2017 年	排名	2018 年	排名	2019 年	排名
北　京	61.95	31	56.78	31	65.00	30
天　津	82.21	28	82.52	27	79.67	29
河　北	96.41	3	94.76	10	91.86	14
山　西	80.54	29	82.20	28	81.43	26
内蒙古	88.72	21	93.20	17	91.15	18
辽　宁	82.73	27	82.03	29	80.54	28
吉　林	84.47	26	83.68	26	82.67	25
黑龙江	85.75	24	84.91	25	80.60	27
上　海	94.15	10	96.68	4	98.26	3
江　苏	94.13	11	94.54	14	93.92	9
浙　江	85.56	25	87.57	22	87.66	21
安　徽	95.49	6	95.56	7	96.63	5
福　建	93.56	14	94.68	11	93.87	10
江　西	93.07	15	93.88	15	91.45	17
山　东	92.93	16	93.67	16	91.81	16
河　南	86.57	22	87.11	23	85.39	23

续表

省(区、市)	2017 年	排名	2018 年	排名	2019 年	排名
湖　北	89.74	20	89.64	21	87.20	22
湖　南	95.09	9	94.65	12	93.39	13
广　东	93.57	13	95.12	8	95.12	7
广　西	95.59	5	96.27	5	95.45	6
海　南	98.03	2	98.22	3	97.56	4
重　庆	94.06	12	94.59	13	93.51	12
四　川	86.10	23	86.92	24	85.19	24
贵　州	100.00	1	100.00	1	100.00	1
云　南	95.29	7	95.89	6	95.06	8
西　藏	66.04	30	75.52	30	64.47	31
陕　西	91.70	18	91.82	20	91.82	15
甘　肃	95.28	8	99.31	2	98.42	2
青　海	95.85	4	92.32	18	90.28	19
宁　夏	92.08	17	94.84	9	93.53	11
新　疆	90.82	19	92.15	19	88.16	20

（五）小结

2019 年全国中医医疗服务效率有所提升，多项指标较 2017 年有所提升：中医医疗服务覆盖范围继续扩大，中医医疗机构总诊疗量有大幅增加，且年均增长率在 5% 以上；人均就诊中医类医疗机构次数、每万人中医类医院出院人次较往年也有所上升。中医类医师诊疗负担有所下降，2019 年中医类医师人均每日负担诊疗人次为 7.49，中医类医师人均每日负担住院床位数为 2.36 张。病床使用率维持在较高的水平，中医类医院平均住院天数从 2017 年的 9.67 天下降至 2019 年的 9.40 天。

在东、中、西部三大区域的比较上，西部地区的整体中医医疗服务效率更高，在平均排名和平均得分上均为西部 > 东部 > 中部，但区域间的差距有所缩小。中部地区平均住院天数略高于东部和西部地区。病床使用率西部略高于东部和中部，每万人中医类医院出院人次数则远高于东部和中部地区。

在诊疗量上，东部地区的中医总诊疗量远高于中部和西部，2019 年东部地区中医类医疗机构总诊疗人次占全国的 54%，人均就诊中医类医疗机构次数也是东部地区遥遥领先，使用中医医疗服务的人群主要集中在东部地区。但在出院人次指标上，东、中、西三大区域相差不大。

对各省（区、市）的中医诊疗量进行比较，可以发现各省（区、市）中医总诊疗量有很大差异。2019 年中医类医疗机构总诊疗人次最多的广东省为 13191 万人次，而最少的西藏自治区仅 231 万人次，中医类医疗机构总诊疗人次排名前 5 省（区、市）的诊疗量之和占全国的 42% 左右，排名前 10 省（区、市）的诊疗量之和约占 63%，而排名前 5 省（区、市）的常住人口占全国总人口的 31%，排名前 10 省（区、市）的常住人口占全国总人口的 51%，诊疗量占比远高于人口占比。在人均就诊中医类医疗机构次数方面，2019 年全国共有 12 个省（区、市）人均就诊量高于全国平均水平，且前 12 名与后 19 名省（区、市）在数据上存在明显的断层，排名第 12 的内蒙古自治区人均就诊中医类医疗机构 0. 85 次，而第 13 名的陕西省为 0. 69 次，较内蒙古相差达 0. 16 次。这说明不同省（区、市）间的中医诊疗量有很大的差异，大部分省（区、市）的中医医疗服务利用情况不太理想，需要进一步扩大中医医疗服务的覆盖面。

受中医诊疗量的影响，三大区域中医类医院医师诊疗服务效率也存在较大的差异，而中医类医院服务效率的差异较小。2019 年中医类医院病床使用率最高的为上海市（97. 06%），共有 14 个省（区、市）的病床使用率高于全国平均水平（82. 37%），绝大多数省（区、市）中医类医院病床使用率在 80% ~ 90% 之间。中医类医院平均住院天数最低的为贵州省（8. 21 天），其次为甘肃省（8. 41 天）和上海市（8. 43 天），全国中医类医院平均住院天数为 9. 40 天，共有 18 个省（区、市）低于全国平均水平。

从中医医疗服务效率指数整体上看，各省（区、市）的中医医疗服务效率有一定的差距。2019 年中医医疗服务效率指数排名前 5 的省（市）分别为上海市、甘肃省、四川省、重庆市和浙江省。这 5 个省（市）在 3 年间也稳定在前 5 位，体现出的优势各有不同。上海市的优势体现在人均就诊量多、医师诊疗量高、病床使用率高和平均住院天数少，但中医类医院出院人次数相对较少。浙江省与上海市的情况类似，但平均住院天数略高。甘肃省、四川省和重庆市人均就诊量也处于较高的水平，且其人均中医类医院出院人次数也高，中医住院方面优势更明显。对于其他省（区、市）而言，在提升中医医疗服务能力的时候应根据自身特点，因地制宜地发展中医药事业，走特色发展道路。

五　中医医疗费用评价

医疗费用问题是社会关注的重点问题，也是我国医药卫生体制改革关注的重点问题。医疗费用过高会加重人民群众的看病负担，费用过低则难以体现医生的价值。对不同地区中医医疗费用情况进行分析评价，有助于对医疗费用进行精细化管控，避免医疗费用的不合理增长，对促进中医药行业的发展也有重要意义。

中医医疗费用评价采用门诊病人负担占可支配收入比例、住院病人负担占可支配收入比例、出院者日均费用占可支配收入比例 3 个指标，均为负向指标，即指标数值越大，说明该省份在这一指标相应的排名和得分就越落后和越低。本文采集了 2017 ~ 2019 年全国 31 个省（区、市）中医医疗费用数据，对数据进行标准化处理后计算中医医疗费用指数。

表 41　中医医疗费用评价指标及权重

指标名	正负向指标	权重
门诊病人负担占可支配收入比例	负向指标	0. 348
住院病人负担占可支配收入比例	负向指标	0. 348
出院者日均费用占可支配收入比例	负向指标	0. 305

（一）全国中医医疗费用评价情况

从表 42 来看，2019 年中医医疗费用指数排名前 5 的省（区、市）分别为浙江省（得分 98.78）、上海市（得分 96.21）、宁夏回族自治区（得分 93.42）、内蒙古自治区（得分 93.13）和云南省（得分 85.04），排名前 5 的省份得分差距较小。排名后 5 的省（区）分别为西藏自治区（得分 65.35）、海南省（得分 63.89）、新疆维吾尔自治区（得分 62.97）、山西省（得分 62.94）和广西壮族自治区（得分 58.22）。大多数省（区、市）的得分主要集中在 70 ~ 90 分之间，表明不同地区中医医疗费用情况差异不大。

表 42　2019 年各省（区、市）中医医疗费用指数得分及排名

省(区、市)	得分	排名	省(区、市)	得分	排名
北　京	81.21	10	湖　北	82.69	9
天　津	70.52	23	湖　南	76.06	15
河　北	75.83	16	广　东	71.33	21
山　西	62.94	30	广　西	58.22	31
内蒙古	93.13	4	海　南	63.89	28
辽　宁	78.53	11	重　庆	75.33	17
吉　林	70.18	24	四　川	70.59	22
黑龙江	69.69	25	贵　州	68.13	26
上　海	96.21	2	云　南	85.04	5
江　苏	83.75	8	西　藏	65.35	27
浙　江	98.78	1	陕　西	76.13	14
安　徽	84.11	6	甘　肃	75.09	18
福　建	84.01	7	青　海	77.60	12
江　西	73.09	20	宁　夏	93.42	3
山　东	76.68	13	新　疆	62.97	29
河　南	74.25	19			

比较 2017 ~ 2019 年间各省（区、市）中医医疗费用指数的排名变化情况，除少数省份排名有变化外，绝大多数省（区、市）的排名没有大幅改变。其中，安徽省、云南省和青海省的排名提升幅度较大，安徽省从 2017 年的第 11 名升到 2019 年的第 6 名，云南省从 2017 年的第 10 名升至 2019 年的第 5 名，青海省的提升幅度最大，从 2017 年的第 20 名跃升至 2019 年的第 12 名（见表 43）。

表 43　2017～2019 年各省（区、市）中医医疗费用排名变化

省(区、市)	2017 年排名	2018 年排名	2019 年排名
北　京	8	8	10
天　津	23	23	23
河　北	17	18	16
山　西	27	27	30
内蒙古	3	3	4
辽　宁	9	11	11
吉　林	21	22	24
黑龙江	25	24	25
上　海	1	1	2
江　苏	7	5	8
浙　江	2	2	1
安　徽	11	10	6
福　建	5	6	7
江　西	16	19	20
山　东	15	13	13
河　南	13	17	19
湖　北	6	7	9
湖　南	18	16	15
广　东	19	21	21
广　西	29	31	31
海　南	28	28	28
重　庆	22	20	17
四　川	26	25	22
贵　州	31	26	26
云　南	10	9	5
西　藏	24	29	27
陕　西	12	15	14
甘　肃	14	12	18
青　海	20	14	12
宁　夏	4	4	3
新　疆	30	30	29

（二）中医门诊病人诊疗费用负担情况

2017～2019 年全国人均中医门诊费用有小幅上涨，2019 年全国人均中医门诊费用为258.27 元，年均增长率为5.67%。其中药费为139.17 元，年均增长率为4.43%；检查费为36.35 元，年均增长率为4.73%；治疗费为29.34 元，年均增长率为8.68%（见图3）。在人均门诊费用上涨的同时费用结构也有所改善，2017 年药费占门诊费用的比例为55.18%，2019 年下降为53.89%；检查费占比从2017 年的14.33%下降为2019 年的14.07%；治疗费占比从2017 年的10.74%上升为2019 年的11.36%。

从总体上看，中医门诊费用有所上涨，但实际上涨幅度未超过6%，低于国内生产总值（GDP）、国民总收入及人均可支配收入的增长速度，表明中医门诊费用的增长合理、可控，且费用结构有所改善，有利于中医医疗事业的发展。

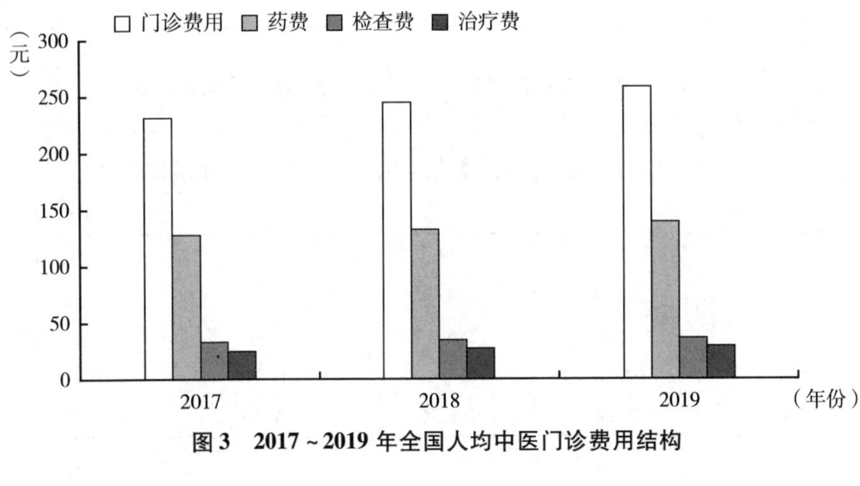

图3　2017～2019 年全国人均中医门诊费用结构

对各省（区、市）中医门诊病人次均诊疗费用进行对比分析，2019 年中医门诊费用最高的省市是北京市，次均诊疗费用为516.51 元，其次是上海市（357.59 元）、天津市（344.52 元）、辽宁省（305.42 元）、黑龙江省（290.64 元）；门诊费用最低的5 个省（区、市）分别是云南省、甘肃省、宁夏回族自治区、青海省和西藏自治区，其中云南的次均诊疗费用仅为

156.92 元，共有 10 个省（区、市）中医门诊病人次均诊疗费用高于全国平均水平。

将 2017～2019 年 3 年间全国 31 个省（区、市）的中医门诊病人次均诊疗费用制成散点图并观察其分布情况。如图 4 所示，可以看到，除个别省份外，绝大多数省份 2019 年的中医门诊费用集中分布在 200～350 元区间内，且多数省份中医门诊费用较 2017 年、2018 年有所提高。

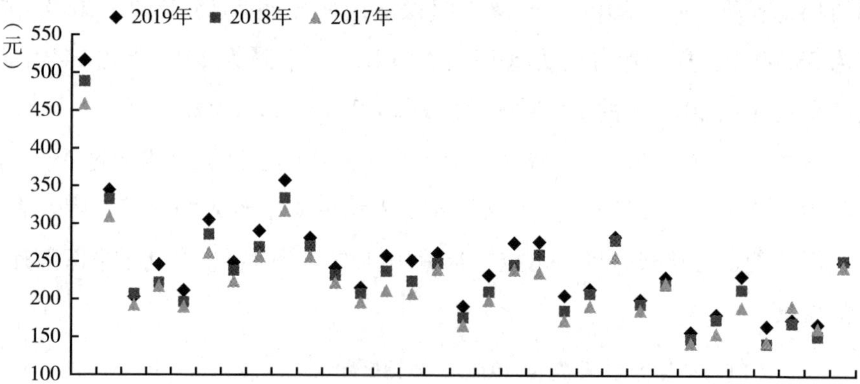

图 4　2017～2019 年各省（区、市）中医门诊病人次均诊疗费用

表 44　2017～2019 年分区域次均中医门诊费用及年均增长率

单位：元，%

区域	2017 年	2018 年	2019 年	年均增长率
全国	231.29	244.64	258.27	5.67
东部	269.09	286.33	292.02	4.17
中部	202.86	214.38	233.20	7.22
西部	187.02	196.22	209.99	5.96

对三大区域进行比较，2019 年东部地区的次均中医门诊费用最高，为 292.02 元，年均增长率为 4.17%；中部地区的次均中医门诊费用为 233.20 元，年均增长率 7.22%；西部地区为 209.99 元，年均增长率 5.96%（见表 44）。

在将各区域的人均可支配收入情况纳入考虑用于评价中医门诊费用负担情况时，可以发现东部地区的中医门诊费用负担最低，而中部地区较高。

2017～2019 年 3 年间全国中医门诊病人负担占可支配收入的比例呈现逐渐降低的趋势，东、中、西部三大区域的中医门诊费用负担亦呈现同样的变化趋势，但在变化幅度上略有不同。

2019 年“门诊病人负担占可支配收入比例”指标排名前 5 的省（区、市）分别为浙江省、上海市、江苏省、宁夏回族自治区、内蒙古自治区，排名靠后的 5 个省（区、市）分别为吉林省、山西省、新疆维吾尔自治区、贵州省和黑龙江省。31 个省（区、市）中浙江省和上海市在 3 年间排名稳居前两位，排名变化较大的省（区）有河北省、福建省、湖北省和广西壮族自治区、青海省，其中河北省、青海省的排名大幅上升，其余 3 个省（区）的排名下降。对比不同省（区、市）门诊病人负担占可支配收入比例，绝大多数省（区、市）2019 年中医门诊病人负担占可支配收入比例有所下降，排名靠前省（区、市）与排名靠后省（区、市）的差距较大，部分省（区、市）排名虽有所下降，但在数据上并没有很大变动。北京市、上海市和天津市的中医门诊人均费用在全国范围内属于较高水平，但其门诊病人负担占可支配收入比例并不高，在 31 个省（区、市）中处于中游甚至下游水平（见表 45）。

表 45　2017～2019 年各省（区、市）门诊病人负担占可支配收入比例及排名

单位：%

地区	2017 年	排名	2018 年	排名	2019 年	排名
全　国	0.89		0.87		0.84	
东　部	0.82		0.80		0.75	
中　部	0.93		0.91		0.90	
西　部	0.93		0.90		0.88	
北　京	0.80	9	0.78	9	0.76	9
天　津	0.84	12	0.84	14	0.81	14
河　北	0.90	18	0.89	20	0.79	11
山　西	1.06	27	1.01	26	1.03	28
内蒙古	0.72	5	0.69	4	0.70	5
辽　宁	0.94	21	0.96	23	0.96	23
吉　林	1.04	26	1.05	27	1.01	27
黑龙江	1.20	29	1.19	30	1.20	31
上　海	0.54	2	0.52	2	0.51	2
江　苏	0.73	6	0.71	5	0.68	3

续表

地区	2017 年	排名	2018 年	排名	2019 年	排名
浙　江	0.53	1	0.51	1	0.49	1
安　徽	0.90	16	0.87	19	0.82	15
福　建	0.70	3	0.73	7	0.72	8
江　西	0.94	22	0.94	21	0.96	24
山　东	0.89	15	0.85	16	0.83	18
河　南	0.82	10	0.80	10	0.80	12
湖　北	0.83	11	0.82	13	0.82	16
湖　南	1.03	25	0.98	24	0.99	26
广　东	0.71	4	0.73	6	0.71	6
广　西	0.86	14	0.86	17	0.88	20
海　南	0.84	13	0.85	15	0.81	13
重　庆	1.06	28	1.06	28	0.99	25
四　川	0.90	19	0.86	18	0.82	17
贵　州	1.33	31	1.19	31	1.13	30
云　南	0.77	7	0.74	8	0.71	7
西　藏	1.00	23	1.00	25	0.92	21
陕　西	0.92	20	0.95	22	0.93	22
甘　肃	0.90	17	0.81	11	0.86	19
青　海	1.01	24	0.81	12	0.77	10
宁　夏	0.78	8	0.68	3	0.69	4
新　疆	1.22	30	1.18	29	1.07	29

（三）中医住院病人诊疗费用负担情况

2019 年全国人均中医住院费用为 8193.73 元，较前两年有所增加，年均增长率为 4.78%。三大区域的人均中医住院费用情况与中医门诊费用情况相似，均为东部地区最高，为 10451.35 元，年均增长率 4.81%，略高于全国；西部地区最低，为 6815.26 元，年均增长率 4.33%。

2017～2019 年全国住院费用结构中，药费有所减少，而检查费、治疗费和手术费用有不同程度的增加。其中，药费占比从 2017 年的 32.44% 降到 2019 年的 28.81%；检查费用年均增长 8.79%，占比从 8.33% 增加至 8.98%；治疗费用年均增长 8.33%，占比从 18.18% 增加至 19.43%；手术费用年均增长 6.14%，占比从 5.66% 增至 5.81%。

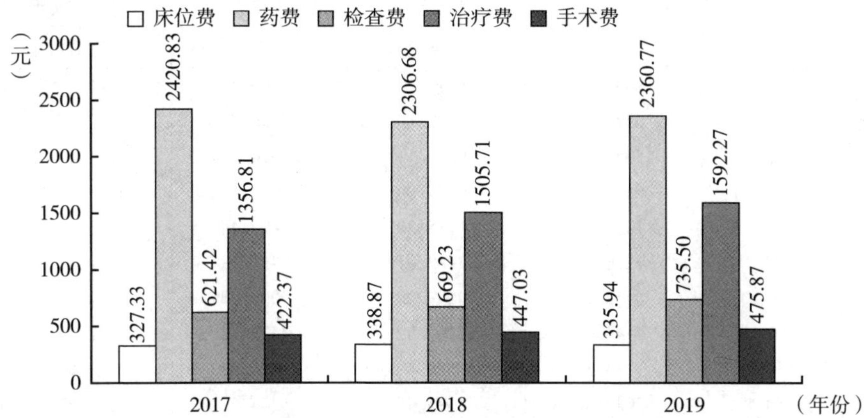

图 5　2017～2019 年全国人均中医住院费用构成

表 46　2017～2019 年各省（区、市）人均中医住院费用及年均增长率

单位：元，%

地区	2017 年	2018 年	2019 年	年均增长率
全　国	7463. 34	7797. 50	8193. 73	4. 78
东　部	9514. 47	9890. 46	10451. 35	4. 81
中　部	6299. 86	6745. 63	7028. 25	5. 62
西　部	6261. 06	6466. 00	6815. 26	4. 33
北　京	18094. 58	19381. 75	20015. 58	5. 17
天　津	13199. 94	13749. 36	14181. 09	3. 65
河　北	6319. 30	6780. 33	7264. 59	7. 22
山　西	7147. 65	7804. 88	8310. 45	7. 83
内蒙古	5819. 43	6026. 27	6253. 9	3. 67
辽　宁	7515. 93	7680. 39	8268. 9	4. 89
吉　林	6613. 10	7049. 48	7447. 62	6. 12
黑龙江	6358. 33	6506. 34	6699. 89	2. 65
上　海	12977. 00	13161. 63	14137. 33	4. 38
江　苏	9764. 01	10126. 31	10637. 77	4. 38
浙　江	10263. 01	10187. 65	10306. 98	0. 21
安　徽	5822. 43	5928. 30	6039. 66	1. 85
福　建	7863. 35	8538. 72	8851. 96	6. 10
江　西	6383. 64	6879. 15	7218. 36	6. 34

续表

地区	2017 年	2018 年	2019 年	年均增长率
山　东	8032.87	8177.79	8709.45	4.13
河　南	6377.77	7022.19	7346.71	7.33
湖　北	5950.12	6586.11	7026.82	8.67
湖　南	6492.31	6770.00	6907.41	3.15
广　东	11061.78	11737.39	12400.48	5.88
广　西	7296.53	7883.01	8487.79	7.85
海　南	8142.93	8439.02	9064.83	5.51
重　庆	7149.04	7187.82	7436.73	1.99
四　川	7330.34	7589.49	7995.82	4.44
贵　州	5047.46	5075.95	5244.6	1.93
云　南	5228.88	5335.47	5342.74	1.08
西　藏	5590.46	6639.97	7322.99	14.45
陕　西	5710.73	6051.45	6372.4	5.63
甘　肃	4549.03	4762.05	5146.92	6.37
青　海	5417.63	6191.76	6402.95	8.71
宁　夏	4592.03	4680.14	4832.98	2.59
新　疆	6768.18	6903.50	7425.21	4.74

观察31个省（区、市）的人均中医住院费用情况（见表46），2019年人均中医住院费用较高的5个省（市）分别为：北京市、天津市、上海市、广东省和江苏省，其中，北京市人均中医住院费用达20015.58元，年均增长5.17%；住院费用最低的5个省（区、市）分别为：宁夏回族自治区、甘肃省、贵州省、云南省和安徽省，其中，宁夏回族自治区的人均中医住院费用仅4832.98元，年均增长2.59%。不同省份的人均中医住院费用差距较大，共有12个省份的人均中医住院费用高于全国平均水平。

将中医住院费用与人均可支配收入相结合评价不同地区的中医住院人均费用负担情况。从整体上看，中医住院费用负担比例有所减少，2017年全国中医住院费用负担占可支配收入的比例为28.73%，2019年降至26.66%，东部、中部和西部三大区域的住院费用负担比例也有不同程度的下降，且三大区域中，东部地区的负担比例较小，西部地区负担比例较大，三大区域间负担比例差距较小（见表47）。

表 47　2017～2019 年各省（区、市）中医住院费用负担占可支配收入比例及排名

单位：%

地区	2017 年	排名	2018 年	排名	2019 年	排名
全　国	28. 73		27. 62		26. 66	
东　部	28. 86		27. 64		26. 89	
中　部	28. 96		28. 53		27. 26	
西　部	31. 17		29. 54		28. 47	
北　京	31. 62	22	31. 08	22	29. 54	21
天　津	35. 65	28	34. 80	28	33. 44	27
河　北	29. 41	16	28. 92	19	28. 31	19
山　西	35. 00	26	35. 49	29	34. 88	29
内蒙古	22. 20	2	21. 24	3	20. 47	3
辽　宁	27. 00	8	25. 86	7	25. 99	14
吉　林	30. 95	21	30. 92	21	30. 32	22
黑龙江	29. 98	19	28. 63	18	27. 62	18
上　海	22. 00	1	20. 51	1	20. 36	2
江　苏	27. 88	10	26. 58	10	25. 70	10
浙　江	24. 41	4	22. 22	4	20. 66	4
安　徽	26. 63	7	24. 72	5	22. 86	5
福　建	26. 17	6	26. 16	8	24. 85	8
江　西	28. 98	15	28. 57	17	27. 49	16
山　东	29. 83	18	28. 00	16	27. 56	17
河　南	31. 62	23	31. 97	23	30. 74	23
湖　北	25. 05	5	25. 51	6	24. 81	7
湖　南	28. 10	11	26. 82	11	24. 95	9
广　东	33. 52	24	32. 78	25	31. 78	24
广　西	36. 66	31	36. 69	30	36. 38	30
海　南	36. 11	29	34. 33	27	33. 98	28
重　庆	29. 60	17	27. 24	14	25. 71	12
四　川	35. 62	27	33. 79	26	32. 37	26
贵　州	30. 22	20	27. 54	15	25. 71	11
云　南	28. 50	13	26. 57	9	24. 19	6
西　藏	36. 17	30	38. 41	31	37. 55	31
陕　西	27. 67	9	26. 86	12	25. 83	13
甘　肃	28. 41	12	27. 23	13	26. 89	15

续表

地区	2017 年	排名	2018 年	排名	2019 年	排名
青　海	28.51	14	29.83	20	28.31	20
宁　夏	22.33	3	20.89	2	19.80	1
新　疆	33.88	25	32.11	24	32.14	25

在31个省（区、市）的比较中，2019年“住院病人负担占可支配收入比例”指标排名前5省（区、市）分别为宁夏回族自治区、上海市、内蒙古自治区、浙江省和安徽省，排名靠后的5个省（区、市）分别为天津市、海南省、山西省、广西壮族自治区和西藏自治区。不同省（区、市）中医住院人均费用负担有较大差距，排名第1的宁夏回族自治区住院病人负担占可支配收入比例为19.80%，而西藏自治区的占比达到37.55%。部分省（区、市）的中医住院费用负担较重，2019年共有17个省（区、市）住院病人负担占可支配收入比例高于全国平均水平，其中，有10个省（区、市）占比高于30%。

在排名变化上，共有5个省份的排名变动较大。其中辽宁省和青海省的排名虽然有明显下降，但两个省住院病人负担占可支配收入比例在3年间亦有所下降，辽宁省从27.00%下降至25.99%，青海省从28.51%下降至28.31%。重庆市、贵州省和云南省的排名均有大幅上升，分别上升了5位、9位和7位（见表47）。

（四）中医出院者日均费用情况

中医出院者日均费用也呈现逐年增长的情况，2019年全国出院者日均费用为866.36元，年均增长率为6.11%。2019年出院者日均费用最高的上海市，达1696.17元，其余4个费用较高的省（市）分别为北京市、广东省、天津市、江苏省。出院者日均费用较低的5个省（区）分别为宁夏回族自治区、西藏自治区、黑龙江省、云南省和甘肃省。共有10个省（区、市）的出院者人日均费用高于全国平均水平（见表48）。

表 48　2017～2019 年各省（区、市）出院者日均费用及年均增长率

单位：元，%

地区	2017 年	2018 年	2019 年	年均增长率
全　国	769.49	808.53	866.36	6.11
北　京	1317.14	1314.99	1593.91	10.01
天　津	1198.73	1256.8	1322.14	5.02
河　北	714.97	750.88	799.65	5.76
山　西	636.45	685.7	738.11	7.69
内蒙古	598.35	629.11	646.01	3.91
辽　宁	663.57	664.37	758.76	6.93
吉　林	606.63	626.89	683.47	6.14
黑龙江	597.87	592.57	591.96	-0.50
上　海	1407.44	1486.79	1696.17	9.78
江　苏	1039.56	1085.13	1166.08	5.91
浙　江	988.98	1014	1083.94	4.69
安　徽	638.14	645.31	683.51	3.49
福　建	853.48	923.98	966.06	6.39
江　西	681.61	739.03	770.02	6.29
山　东	855.43	875.72	936.39	4.63
河　南	601.47	669.48	718.67	9.31
湖　北	600.7	667.25	717.24	9.27
湖　南	703.09	726.37	752.4	3.45
广　东	1197.44	1295.59	1414.41	8.68
广　西	813.23	886.18	968.84	9.15
海　南	931.19	966.62	1061.58	6.77
重　庆	745.23	759.47	794.84	3.27
四　川	702.43	735.7	790.78	6.10
贵　州	601.48	612.57	641.29	3.26
云　南	571.95	587.61	598.02	2.25
西　藏	407.21	554.16	564.85	17.78
陕　西	599.58	642.88	697.85	7.88
甘　肃	492.13	553.29	599.71	10.39
青　海	591.83	627.87	667.02	6.16
宁　夏	489.16	514.17	535.74	4.65
新　疆	693.03	721.47	760.33	4.74

2017～2019 年全国出院者日均费用占可支配收入比例也呈现下降趋势，与中医人均住院费用负担变化趋势相一致。2019 年“出院者日均费用占可

支配收入比例”指标排名前5的省（区、市）分别为内蒙古自治区、浙江省、宁夏回族自治区、北京市和辽宁省，排名靠后的5个省（区）分别为广西壮族自治区、海南省、广东省、新疆维吾尔自治区和四川省。整体排名情况与中医住院费用负担排名情况有所不同，不同省份间日均费用负担差距较小（见表49）。

表49　2017～2019年各省（区、市）出院者日均费用占可支配收入比例及排名

单位：%

地区	2017年	排名	2018年	排名	2019年	排名
全　国	2.96		2.86		2.82	
北　京	2.30	2	2.11	1	2.35	4
天　津	3.24	24	3.18	23	3.12	24
河　北	3.33	25	3.20	24	3.12	23
山　西	3.12	21	3.12	21	3.10	22
内蒙古	2.28	1	2.22	3	2.11	1
辽　宁	2.38	5	2.24	4	2.38	5
吉　林	2.84	10	2.75	10	2.78	14
黑龙江	2.82	9	2.61	8	2.44	6
上　海	2.39	6	2.32	6	2.44	7
江　苏	2.97	14	2.85	12	2.82	15
浙　江	2.35	3	2.21	2	2.17	2
安　徽	2.92	13	2.69	9	2.59	9
福　建	2.84	11	2.83	11	2.71	11
江　西	3.09	19	3.07	20	2.93	18
山　东	3.18	23	3.00	17	2.96	20
河　南	2.98	15	3.05	19	3.01	21
湖　北	2.53	7	2.58	7	2.53	8
湖　南	3.04	16	2.88	14	2.72	12
广　东	3.63	29	3.62	29	3.63	29
广　西	4.09	30	4.12	31	4.15	31
海　南	4.13	31	3.93	30	3.98	30
重　庆	3.09	18	2.88	15	2.75	13
四　川	3.41	26	3.28	26	3.20	27
贵　州	3.60	28	3.32	27	3.14	26
云　南	3.12	22	2.93	16	2.71	10
西　藏	2.63	8	3.21	25	2.90	17

续表

地区	2017 年	排名	2018 年	排名	2019 年	排名
陕　西	2. 91	12	2. 85	13	2. 83	16
甘　肃	3. 07	17	3. 16	22	3. 13	25
青　海	3. 11	20	3. 02	18	2. 95	19
宁　夏	2. 38	4	2. 30	5	2. 19	3
新　疆	3. 47	27	3. 36	28	3. 29	28

（五）小结

2017～2019 年，全国中医门诊费用、中医住院费用及出院者日均费用均有所上涨，中医门诊费用的年均增长率为 5. 67%，中医住院费用年均增长率为 4. 78%，其间国内生产总值（GDP）、国民总收入及人均可支配收入的增长速度均在 6% 以上，中医医疗费用的增长速度小于国民经济的增长速度。全国中医医疗费用结构也有所变化，药费占比下降，治疗费、手术费等能体现医务人员劳动价值的费用占比上升。而在费用负担方面，全国门诊病人负担占可支配收入比例、住院病人负担占可支配收入比例及出院者日均费用占可支配收入比例 3 项指标整体均呈现下降的趋势，这表明全国中医医疗费用的增长处于合理、可控的范围内，患者的费用负担有所下降且中医医疗费用结构有所改善，有利于中医医疗事业的发展。

在区域比较中，中医门诊、住院费用均表现为东部 > 中部 > 西部，但由于区域间经济发展状况不同，东部地区的人均可支配收入更高，致使东部地区中医门诊、住院费用占可支配收入的比例小。2019 年东部、中部和西部患者中医门诊费用负担占比分别为 0. 75%、0. 90%、0. 88%，中医住院费用负担占比分别为 26. 89%、27. 26%、28. 47%，与全国人均中医门诊、住院费用负担占比相近，三者间差异不大。

不同省（区、市）间的中医门诊费用、中医住院费用差距偏大，且各省（区、市）经济状况不同，百姓中医医疗费用负担水平也不同。广西壮族自治区、山西省、新疆维吾尔自治区的整体中医医疗费用负担较小，其中中医门诊费用负担较小的省区有云南省、甘肃省、宁夏回族自治区，中医住院费用负担较小的省区有宁夏回族自治区、甘肃省、贵州省。虽然苏浙沪地区的中医医疗费用明显较高，但其经济发展水平和居民收入水平高，患者整体中医费用负担占比较小。无论是中医整体医疗费用负担还是中医门诊、住院费用负担，各省（区、市）间的患者费用负担差异不大，且绝大部分省（区、市）的患者费用负担呈现减少的趋势，说明中医医疗费用变化与经济发展状况相适应。

六　中医康复医学发展评价

康复医疗服务是医疗服务环节的重要组成部分之一，其目的是促进个体健康回归社会，避免患者疾病的加重或减轻伤残的程度，以及通过康复技术提高患者的生命质量，减轻家庭和社会的负担。中医康复医学与现代康复医学的目的相一致，不同之处在于中医康复医学是在中医学的辨证论治和整体观念的指导下，采用中医康复的理念和方法开展康复治疗工作，不仅着重于患者的整体康复，还强调辨证康复观。[3]此外，中医康复疗法具有可操作性强、对设备要求较低、效果明显等优点，在社区、基层推广有较大的优势。

国家重视中医康复医学的发展，在《中医药发展战略规划纲要（2016～2030年）》中明确提出，要加强中医医院康复科室建设，支持康复医院设置中医药科室，加强中医康复专业技术人员的配备。因此，研究不同地区中医康复医学的建设和配置状况，评价中医康复医学的服务能力和服务水平，有助于国家宏观调控，促进中医康复医学的发展。

中医康复医学发展评价指标包含4个指标，分别为：设有康复医学科的中医类医院比例、每万人中医类医院康复医学科床位数、每万人中医类医院康复医学科门诊人次数、每万人中医类医院康复医学科出院人次数（见表50）。本研究采集了2017～2019年全国31个（区、市）中医康复医疗行业的相关数据，对数据进行标准化处理后计算中医康复医学发展指数。

表 50　中医康复医学发展评价指标及权重

指标名	正负向指标	权重
设有康复医学科的中医类医院比例	正向指标	0.288
每万人中医类医院康复医学科床位数	正向指标	0.241
每万人中医类医院康复医学科门诊人次数	正向指标	0.246
每万人中医类医院康复医学科出院人次数	正向指标	0.225

（一）中医康复医学总体评价情况

2019 年我国中医康复医学发展状况良好，在中医康复医学科室建设和诊疗量上均取得较大发展。2019 年全国 31 个省（区、市）设有康复医学科的中医类医院为 2062 家，相较于 2017 年增加了 501 家，年均增长率为 14.93%；全国中医类医院康复医学科床位为 58911 张，相较于 2017 年增加了 17020 张，年均增长率为 18.59%；中医类医院康复医学科门诊人次数为 1177.45 万，年均增长率为 10.17%；中医类医院康复医学科出院人次数为 117.85 万，年均增长率为 17.88%。

在评价排名上，2019 年中医康复医学发展指数排名第一的省（区、市）是重庆市（得分 93.00），其后依次是宁夏回族自治区（得分 84.17）、四川省（得分 80.07）、福建省（得分 75.70）、内蒙古自治区（得分 75.21）；排名靠后的 5 个省（区、市）分别为云南省（得分 45.07）、天津市（得分 36.54）、海南省（得分 36.05）、青海省（得分 33.77）和西藏自治区（得分 23.90）。排名最前与排名最后的省（区、市）之间得分有一定差距，多数省（区、市）的得分主要集中在 50 ~ 80 分之间，表明我国中医康复医学存在地区间发展不均衡的问题（见表 51）。

表 51　2019 年各省（区、市）中医康复医学发展指数得分及排名

省(区、市)	得分	排名	省(区、市)	得分	排名
北　京	58.72	16	湖　北	68.73	12
天　津	36.54	28	湖　南	55.96	23
河　北	57.65	18	广　东	70.71	9

续表

省(区、市)	得分	排名	省(区、市)	得分	排名
山　西	55.71	24	广　西	52.72	25
内蒙古	75.21	5	海　南	36.05	29
辽　宁	59.10	15	重　庆	93.00	1
吉　林	69.62	11	四　川	80.07	3
黑龙江	63.20	14	贵　州	57.36	19
上　海	56.42	22	云　南	45.07	27
江　苏	57.10	20	西　藏	23.90	31
浙　江	73.01	7	陕　西	51.31	26
安　徽	58.24	17	甘　肃	72.88	8
福　建	75.70	4	青　海	33.77	30
江　西	66.10	13	宁　夏	84.17	2
山　东	56.60	21	新　疆	69.69	10
河　南	73.83	6			

比较各省（区、市）在2017～2019年中医康复医学发展指数上的排名情况，大多数省（区、市）3年间排名变动幅度不大，重庆市、四川省和内蒙古自治区3个省（区、市）在3年间均名列前茅。排名变化幅度较大的省（市）有北京市、河南省、山东省、湖北省和湖南省，前两者在3年间排名进步较明显，后三者排名有所落后（见表52）。

表52　2017～2019年各省（区、市）中医康复医学发展指数排名变化

省(区、市)	2017年排名	2018年排名	2019年排名
北　京	26	17	16
天　津	27	29	28
河　北	17	19	18
山　西	20	23	24
内蒙古	3	3	5
辽　宁	13	14	15
吉　林	12	10	11
黑龙江	18	20	14
上　海	22	21	22
江　苏	21	26	20

续表

省(区、市)	2017 年排名	2018 年排名	2019 年排名
浙　江	9	5	7
安　徽	19	22	17
福　建	7	6	4
江　西	14	13	13
山　东	16	16	21
河　南	11	8	6
湖　北	4	9	12
湖　南	15	15	23
广　东	5	7	9
广　西	25	25	25
海　南	30	31	29
重　庆	1	1	1
四　川	2	2	3
贵　州	24	18	19
云　南	29	28	27
西　藏	31	30	31
陕　西	23	24	26
甘　肃	10	11	8
青　海	28	27	30
宁　夏	6	4	2
新　疆	8	12	10

在东、中、西部三个区域的平均排名上，中部地区与西部地区的排名相近，东部地区的排名略微落后，2017～2019 年 3 年间均表现出同样的趋势，表明不同区域间中医康复医学发展存在差异，中部地区和西部地区的中医康复医学发展状况略优于东部地区（见表 53）。

从是否提出建设“中医药强省”目标的角度进行分析，未提出建设“中医药强省”目标的省（区、市）的平均得分与平均排名要优于提出建设“中医药强省”目标的省（区、市），两者的差距在 2019 年有略微增大的趋势（见表 54）。

表 53　2017～2019 年分区域中医康复医学发展平均排名

区域	2017 年平均排名	2018 年平均排名	2019 年平均排名
东部地区	17.55	17.36	17.18
中部地区	14.13	15.00	15.00
西部地区	15.83	15.42	15.58

表 54　2017～2019 年是否提出建设“中医药强省”目标省（区、市）平均得分及排名

类别	2017 年平均得分	平均排名	2018 年平均得分	平均排名	2019 年平均得分	平均排名
提出建设“中医药强省”目标	55.96	15.47	60.50	16.12	59.26	17.58
未提出建设“中医药强省”目标	54.92	16.64	60.61	15.86	63.52	13.50

（二）中医康复医学科室建设情况

不同省份中医康复医学科室建设情况通过 4 项数据进行分析，分别为设有康复医学科的中医类医院数、中医类医院康复医学科床位数、设有康复医学科的中医类医院比例和每万人中医类医院康复医学科床位数。前两个数据反映了各省（区、市）的中医康复医学资源总量，后两个数据反映了各省（区、市）中医康复医学整体配置情况。

2019 年全国设有康复医学科的中医类医院为 2062 家，较上年增加了 227 家，3 年间年均增长率为 14.93%，其中东部和中部地区均增加了 67 家，西部地区增加了 93 家，且西部地区的年均增长率最高，为 18.74%。2019 年设有康复医学科的中医类医院数量排名前 5 的省市分别为河南省、四川省、山东省、重庆市和河北省。相较于上年，2019 年增设数量最多的是重庆市，增加了 21 家，年均增长率达 35.60%；其次是河南省，设有康复医学科的中医类医院数增加了 19 家，年均增长率达 15.24%（见表 55）。

表 55　2017～2019 年各省（区、市）设有康复医学科的中医类医院数及年均增长率

单位：家，%

地区	2017 年	2018 年	2019 年	年均增长率
全　国	1561	1835	2062	14.93
东　部	576	662	729	12.50
中　部	497	578	645	13.92
西　部	488	595	688	18.74
北　京	36	42	50	17.85
天　津	9	11	11	10.55
河　北	74	96	104	18.55
山　西	64	70	76	8.97
内蒙古	78	93	100	13.23
辽　宁	48	62	67	18.15
吉　林	44	54	61	17.74
黑龙江	57	69	76	15.47
上　海	13	17	19	20.89
江　苏	55	62	79	19.85
浙　江	79	90	97	10.81
安　徽	42	50	60	19.52
福　建	48	50	56	8.01
江　西	46	55	59	13.25
山　东	116	129	136	8.28
河　南	125	147	166	15.24
湖　北	64	64	69	3.83
湖　南	55	69	78	19.09
广　东	95	100	103	4.13
广　西	34	41	43	12.46
海　南	3	3	7	52.75
重　庆	62	93	114	35.60
四　川	115	136	150	14.21
贵　州	32	36	42	14.56
云　南	25	32	48	38.56
西　藏	1	3	3	73.21
陕　西	48	53	57	8.97
甘　肃	36	45	60	29.10
青　海	5	8	7	18.32
宁　夏	9	12	17	37.44
新　疆	43	43	47	4.55

2019 年全国设有康复医学科的中医类医院比例为 39.41%，较 2017 年、2018 年有所提高，总体呈现上升的趋势。在三大区域中，中部地区的比例最高且高于全国平均水平，3 年间东部、中部、西部三个区域的比例均呈现上升趋势，区域间差距逐渐缩小。在 31 个省（区、市）排名方面，2019 年排名第一的依旧为上海市，其设有康复医学科的中医类医院比例为 61.29%，较 2018 年的 58.62% 有所提高。除上海市外，2019 年排名前五的其他 4 个省（区、市）分别为重庆市、福建省、广东省和宁夏回族自治区。其中重庆市的表现出色，设有康复医学科的中医类医院数量多且比例高。2019 年河南省该指标数据为 45.73%，所占比例有所增加但排名略微下降，四川省也存在同样的情况，2019 年占比为 47.32%，排名第 8，但两省份的排名靠前，整体表现良好（见表 56）。

表 56　2017～2019 年各省（区、市）设有康复医学科的中医类医院比例及排名

单位：%

地区	2017 年	排名	2018 年	排名	2019 年	排名
全　国	34.19		37.15		39.41	
东　部	34.80		37.32		39.00	
中　部	36.44		38.98		40.82	
西　部	31.54		35.37		38.59	
北　京	17.56	26	20.90	26	24.27	27
天　津	16.67	27	18.97	27	18.97	29
河　北	28.68	22	33.80	19	35.86	18
山　西	26.78	24	28.93	24	30.04	25
内蒙古	38.61	12	40.79	11	43.48	12
辽　宁	28.74	21	30.69	21	31.75	23
吉　林	44.44	5	44.63	8	48.03	7
黑龙江	34.13	15	38.98	13	41.08	14
上　海	46.43	4	58.62	1	61.29	1
江　苏	35.95	13	35.43	17	41.36	13
浙　江	40.31	9	44.12	9	44.70	11
安　徽	32.06	16	36.50	14	39.22	15

续表

地区	2017 年	排名	2018 年	排名	2019 年	排名
福　建	52.75	2	54.35	3	59.57	3
江　西	40.00	10	47.01	5	48.76	6
山　东	38.67	11	39.94	12	38.10	17
河　南	42.66	7	44.95	7	45.73	9
湖　北	44.44	5	43.24	10	45.39	10
湖　南	31.25	17	32.24	20	34.51	20
广　东	53.07	1	54.35	3	55.98	4
广　西	29.06	20	34.45	18	33.59	21
海　南	12.50	29	13.64	30	23.33	28
重　庆	50.00	3	57.06	2	60.96	2
四　川	40.64	8	45.33	6	47.32	8
贵　州	25.81	25	28.57	25	32.81	22
云　南	14.71	28	18.93	28	25.95	26
西　藏	3.33	31	7.69	31	7.50	31
陕　西	28.24	23	29.94	22	30.98	24
甘　肃	29.51	19	29.61	23	34.88	19
青　海	9.62	30	14.55	29	12.07	30
宁　夏	31.03	18	36.36	15	51.52	5
新　疆	34.68	14	35.54	16	38.84	16

“设有康复医学科的中医类医院床位数”指标总体呈增长趋势，2019 年全国中医类医院康复医学科床位总数为 58911 张，年均增长率 18.59%。东部地区床位数最多，为 21118 张，年均增长 16.10%；西部地区的年均增长率最高，达到了 20.29%（见表 57）。2019 年中医类医院康复医学科床位数排名前 5 的省分别为四川省、河南省、山东省、广东省和浙江省，共有 6 个省（区、市）中医类医院康复医学科床位数超过 3000 张（见图 6），2 个省份床位数超过 4000 张，分别为四川省 5899 张和河南省 4950 张。2019 年除天津市、青海省、西藏自治区无新增或减少床位数外，其余 28 个省（区、市）中医类医院康复医学科床位数均呈现增长趋势（见表 58）。

表 57　2017～2019 年分区域设有康复医学科的中医类医院床位数及年均增长率

单位：张，%

地区	2017 年	2018 年	2019 年	年均增长率
全　国	41891	50404	58911	18.59
东　部	15668	18791	21118	16.10
中　部	12832	15195	18416	19.80
西　部	13391	16418	19377	20.29

表 58　2019 年各省（区、市）中医类医院康复医学科床位数变化及年均增长率

省(区、市)	较上年变化量(张)	年均增长率(%)	省(区、市)	较上年变化量(张)	年均增长率(%)
北　京	77	52.27	湖　北	48	4.43
天　津	0	-3.89	湖　南	368	13.45
河　北	364	27.12	广　东	245	7.12
山　西	451	28.62	广　西	89	19.97
内蒙古	269	24.03	海　南	41	16.81
辽　宁	51	5.88	重　庆	315	24.69
吉　林	256	21.65	四　川	728	15.21
黑龙江	509	28.72	贵　州	175	22.74
上　海	49	19.02	云　南	403	43.19
江　苏	545	26.43	西　藏	-17	22.47
浙　江	200	19.73	陕　西	54	14.39
安　徽	375	28.30	甘　肃	537	31.19
福　建	268	17.96	青　海	-1	12.49
江　西	213	20.70	宁　夏	94	21.92
山　东	487	13.84	新　疆	313	7.24
河　南	1001	23.24			

从表 59 来看，2017～2019 年，全国每万人中医类医院康复医学科床位数呈上升趋势，由每万人 0.30 张增加至每万人 0.42 张，年均增长率为 17.93%。按照东、中、西部三大区域进行统计，西部地区的每万人床位数最高，中部地区居中，东部地区最低，且三大区域间的每万人床位数有一定差距，这与不同区域内人口数量有关，东部地区人口密集，西部地区人口较稀疏，相对而言人均资源较丰富。在省际分布上，2019 年排名前 5 的省（区、市）分别为重庆市、内蒙古自治区、四川省、甘肃省和辽宁省。其

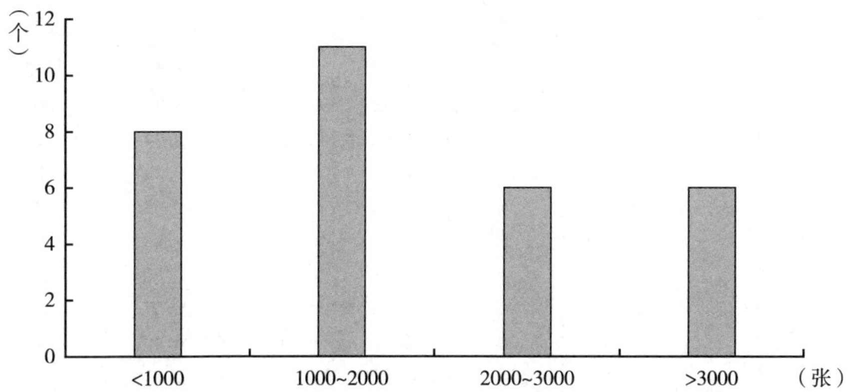

图 6　2019 年不同数量的中医类医院康复医学科床位数的省（区、市）数

中，重庆市、内蒙古自治区、四川省和辽宁省在 3 年内排名稳定在前 5 名；排名前 5 位的省（区、市）的数据相较上年也有一定程度的提高，甘肃省的提升幅度较大，床位数从 2017 年每万人 0.36 张增至 2019 年的每万人 0.62 张，排名从 2017 年的第 10 跃升至 2019 年第 4，这归功于年均 31.19% 的床位数增长率。

2019 年中医类医院康复医学科床位数排名前 5 的省份中，只有四川省、河南省和浙江省在每万人床位数排名上靠前，广东省（排名 21）和山东省（排名 16）则位于中游地带。造成广东、山东两省排名偏低的原因有两个：一是两省人口基数大，广东和山东是全国 2 个人口过亿的大省，广东省 2019 年人口数约为浙江省的 2 倍，人口数量大导致资源相对不足；二是较低的床位数增长率，广东省的中医类医院康复医学科床位数的年均增长率仅为 7.12%，山东省为 13.84%，其余 3 个省份的年均增长率为 15% 以上。

表 59　2017～2019 年各省（区、市）每万人中医类医院康复医学科床位数及排名

单位：张

地区	2017 年	排名	2018 年	排名	2019 年	排名
全　国	0.30		0.36		0.42	
东　部	0.27		0.32		0.36	
中　部	0.30		0.35		0.42	
西　部	0.36		0.43		0.51	

续表

地区	2017 年	排名	2018 年	排名	2019 年	排名
北 京	0.14	26	0.28	19	0.32	20
天 津	0.08	30	0.07	31	0.07	31
河 北	0.18	25	0.24	24	0.29	23
山 西	0.27	17	0.33	14	0.45	13
内蒙古	0.56	2	0.75	2	0.85	2
辽 宁	0.53	4	0.58	4	0.60	5
吉 林	0.38	7	0.48	6	0.57	7
黑龙江	0.29	14	0.35	13	0.48	11
上 海	0.09	29	0.11	30	0.13	29
江 苏	0.20	20	0.25	21	0.32	19
浙 江	0.43	6	0.57	5	0.60	6
安 徽	0.18	24	0.24	26	0.29	22
福 建	0.33	12	0.39	11	0.46	12
江 西	0.24	18	0.30	17	0.35	17
山 东	0.28	15	0.31	16	0.36	16
河 南	0.34	11	0.41	10	0.51	10
湖 北	0.37	9	0.39	12	0.40	14
湖 南	0.29	13	0.32	15	0.37	15
广 东	0.28	16	0.29	18	0.31	21
广 西	0.19	23	0.25	22	0.27	24
海 南	0.13	27	0.13	29	0.17	28
重 庆	0.65	1	0.91	1	1.00	1
四 川	0.54	3	0.62	3	0.70	3
贵 州	0.22	19	0.28	20	0.32	18
云 南	0.12	28	0.16	27	0.24	26
西 藏	0.06	31	0.14	28	0.09	30
陕 西	0.20	21	0.24	23	0.25	25
甘 肃	0.36	10	0.42	8	0.62	4
青 海	0.19	22	0.24	25	0.24	27
宁 夏	0.38	8	0.42	7	0.55	8
新 疆	0.48	5	0.41	9	0.53	9

按照是否提出建设“中医药强省”目标的对31个省（区、市）进行划分。设有康复医学科的中医类医院比例指标方面，提出建设“中医药强省”目标的省（区、市）设有康复医学科的中医类医院比例为39.48%，未提出建设“中医药强省”目标的省（区、市）比例为39.24%，两者差距不明

显。在每万人中医类医院康复医学科床位数上，提出建设“中医药强省”目标的省（区、市）的数值略低于未提出建设“中医药强省”目标的省（区、市），说明未提出建设“中医药强省”目标的省（区、市）在中医康复医学科室建设上略优于提出建设“中医药强省”目标的省（区、市）（见表60）。

表60　是否提出建设“中医药强省”目标省（区、市）比较

单位：%，张

类别	设有康复医学科的中医类医院比例	每万人中医类医院康复医学科床位数
提出建设“中医药强省”目标的省（区、市）	39.48	0.39
未提出建设“中医药强省”目标的省（区、市）	39.24	0.53

（三）中医类医院康复医学科诊疗量情况

中医类医院康复医学科的诊疗量情况通过中医类医院康复医学科门诊人次数、每万人中医类医院康复医学科门诊人次数、中医类医院康复医学科出院人次数、每万人中医类医院康复医学科出院人次数4个指标进行研究。

全国中医类医院康复医学科门诊人次数和出院人次数总体呈现上升趋势。2019年全国中医类医院康复医学科门诊人次数为1177.45万，2017～2019年年均增长率为10.17%。三大区域中，东部地区的门诊量最高，约为545.73万人次，年均增长率为9.61%；中部地区门诊量为343.30万人次，年均增长率11.59%；西部地区门诊量为288.42万人次，年均增长率9.56%。2019年门诊量最高的5个省（市）分别为广东省、河南省、四川省、北京市和河北省。

2019年全国中医类医院康复医学科出院人次数为117.86万，年均增长率17.88%。与门诊人次数相反，2019年西部地区的出院人次数最高，为44.71万人次，年均增长率21.14%；中部地区为37.96万人次，年均增长率18.78%；东部地区为35.19万人次，年均增长率13.23%。2019年出院人次数最高的5个省（市）分别为四川省、河南省、广东省、重庆市和湖北省（见表61）。

表61　2017～2019年各省（区、市）中医类医院康复医学科诊疗量

单位：万人次

地区	中医类医院康复医学科门诊人次数			中医类医院康复医学科出院人次数		
	2017年	2018年	2019年	2017年	2018年	2019年
全　国	970.19	1037.31	1177.45	84.81	102.42	117.85
东　部	454.23	456.72	545.73	27.45	32.12	35.19
中　部	275.68	301.54	343.31	26.90	32.23	37.96
西　部	240.28	279.04	288.41	30.47	38.06	44.71
北　京	74.73	81.34	84.93	0.27	0.62	0.76
天　津	7.35	8.14	10.26	0.33	0.33	0.35
河　北	83.23	64.90	84.17	2.26	3.06	3.02
山　西	22.09	24.54	26.77	1.55	1.79	1.86
内蒙古	28.87	29.85	27.10	1.96	2.62	2.32
辽　宁	20.64	18.69	21.51	4.45	4.28	3.31
吉　林	15.61	20.85	19.83	1.41	1.92	2.23
黑龙江	20.17	16.79	23.31	1.16	1.45	2.90
上　海	8.03	9.13	9.38	0.51	0.56	0.67
江　苏	27.80	29.59	43.28	2.65	3.35	4.41
浙　江	43.52	51.15	63.39	3.31	4.51	5.87
安　徽	31.23	34.11	43.02	3.23	3.31	4.26
福　建	34.44	33.64	43.84	2.16	2.46	2.96
江　西	26.31	30.53	35.06	2.38	3.24	3.88
山　东	46.89	53.53	58.93	4.18	5.07	5.21
河　南	71.47	85.54	114.92	6.05	8.54	10.72
湖　北	53.28	51.63	52.77	5.96	5.93	6.31
湖　南	35.52	37.56	27.62	5.17	6.07	5.80
广　东	105.99	104.95	124.30	7.15	7.68	8.39
广　西	18.44	21.53	25.84	2.14	2.47	3.05
海　南	1.61	1.67	1.74	0.18	0.20	0.24
重　庆	31.63	32.33	33.15	4.28	5.69	6.66
四　川	73.83	80.95	92.67	10.16	12.06	13.38
贵　州	12.30	21.95	18.78	2.34	3.12	3.84
云　南	7.29	10.91	13.77	1.12	1.92	2.86
西　藏	1.03	2.49	0.85	0.03	0.04	0.03
陕　西	18.17	21.30	19.33	1.66	2.29	2.51
甘　肃	25.46	29.53	26.90	2.81	3.29	4.54

续表

地区	中医类医院康复医学科门诊人次数			中医类医院康复医学科出院人次数		
	2017 年	2018 年	2019 年	2017 年	2018 年	2019 年
青　海	0.96	1.39	0.78	0.21	0.25	0.27
宁　夏	9.80	11.10	12.78	0.76	0.97	1.02
新　疆	12.51	15.71	16.47	2.98	3.32	4.23

在“每万人中医类医院康复医学科门诊人次数”指标方面，2019 年全国每万人中医类医院康复医学科门诊人次数为 83.87，相较 2017 年、2018 年有一定程度提高，年均增长率为 9.55%，整体呈上升趋势。三大区域里，东部地区的每万人中医类医院康复医学科门诊人次数最高，且与中部、西部地区之间的差距在逐渐拉大。2019 年 31 个省（区、市）中排名前 5 的分别为北京市、宁夏回族自治区、河南省、河北省和四川省。中医类医院康复医学科门诊量最高的广东省在此项指标上排名第 8，指标值为 107.89。31 个省（区、市）中共有 12 个省（区、市）每万人中医类医院康复医学科门诊人次数高于全国平均水平。排名变化上，黑龙江省、江苏省、安徽省、福建省 4 个省 2019 年排名有明显提高，内蒙古自治区、湖南省、重庆市和贵州省、陕西省、甘肃省则在排名上大幅下降（见表 62）。

表 62　2017～2019 年各省（区、市）每万人中医类医院康复医学科门诊人次数及排名

地区	2017 年门诊人次	排名	2018 年门诊人次	排名	2019 年门诊人次	排名
全　国	69.88		74.28		83.87	
东　部	78.68		78.60		93.26	
中　部	63.51		69.18		78.58	
西　部	63.74		73.52		75.54	
北　京	344.2	1	377.6	1	394.29	1
天　津	47.2	22	52.2	23	65.71	17
河　北	110.7	4	85.9	11	110.86	4
山　西	59.7	13	66.0	15	71.80	15
内蒙古	114.1	3	117.8	3	106.70	9
辽　宁	47.2	21	42.9	26	49.42	25

续表

地区	2017 年门诊人次	排名	2018 年门诊人次	排名	2019 年门诊人次	排名
吉　林	57.4	14	77.1	13	73.70	14
黑龙江	53.2	16	44.5	24	62.13	19
上　海	33.2	27	37.7	27	38.64	27
江　苏	34.6	25	36.7	28	53.63	21
浙　江	76.9	11	89.2	8	108.35	7
安　徽	49.9	19	53.9	21	67.58	16
福　建	88.1	10	85.4	12	110.36	6
江　西	56.9	15	65.7	16	75.14	13
山　东	46.9	23	53.3	22	58.52	20
河　南	74.8	12	89.1	9	119.22	3
湖　北	90.3	8	87.3	10	89.03	12
湖　南	51.8	17	54.4	20	39.93	26
广　东	94.9	7	92.5	7	107.89	8
广　西	37.8	24	43.7	25	52.09	22
海　南	17.4	29	17.9	31	18.43	30
重　庆	102.9	5	104.2	5	106.10	10
四　川	88.9	9	97.1	6	110.65	5
贵　州	34.4	26	61.0	18	51.83	23
云　南	15.2	31	22.6	30	28.35	28
西　藏	30.6	28	72.3	14	24.16	29
陕　西	47.4	20	55.1	19	49.87	24
甘　肃	96.9	6	112.0	4	101.62	11
青　海	16.1	30	23.1	29	12.87	31
宁　夏	143.6	2	161.4	2	183.89	2
新　疆	51.2	18	63.2	17	65.27	18

“每万人中医类医院康复医学科出院人次数”指标也呈现上升趋势，2019 年全国该指标值为 8.40，年均增长率为 17.23%。在地区分布上，西部地区的每万人中医类医院康复医学科出院人次数最高，这与西部地区较高的中医类医院康复医学科出院人次数情况相一致。2019 年共有 10 个省（区、市）的每万人中医类医院康复医学科出院人次数高于全国平均水平，2019 年排名前 5 的省（区、市）分别为重庆市、甘肃省、新疆维吾尔自治区、四川省和宁夏回族自治区（见表 63）。

表 63　2017～2019 年各省（区、市）每万人中医类医院康复医学科出院人次数及排名

地区	2017 年出院人次数	排名	2018 年出院人次数	排名	2019 年出院人次数	排名
全　国	6.11		7.33		8.40	
东　部	4.75		5.53		6.01	
中　部	6.20		7.40		8.69	
西　部	8.08		10.03		11.71	
北　京	1.23	30	2.90	27	3.52	27
天　津	2.12	28	2.11	30	2.24	30
河　北	3.01	25	4.06	24	3.98	26
山　西	4.18	20	4.81	21	4.99	24
内蒙古	7.74	8	10.34	6	9.12	10
辽　宁	10.18	6	9.82	8	7.60	15
吉　林	5.20	15	7.09	13	8.27	13
黑龙江	3.05	24	3.85	26	7.73	14
上　海	2.13	27	2.29	28	2.78	28
江　苏	3.30	23	4.16	23	5.46	22
浙　江	5.84	13	7.85	12	10.04	9
安　徽	5.17	16	5.23	18	6.69	18
福　建	5.52	14	6.24	16	7.44	16
江　西	5.14	17	6.97	14	8.32	12
山　东	4.17	21	5.05	19	5.18	23
河　南	6.33	12	8.89	9	11.12	6
湖　北	10.10	7	10.02	7	10.65	7
湖　南	7.54	9	8.80	10	8.39	11
广　东	6.41	11	6.77	15	7.28	17
广　西	4.38	18	5.01	20	6.14	20
海　南	1.90	29	2.12	29	2.53	29
重　庆	13.93	1	18.36	1	21.31	1
四　川	12.24	2	14.46	2	15.98	4
贵　州	6.54	10	8.68	11	10.60	8
云　南	2.34	26	3.98	25	5.90	21
西　藏	0.91	31	1.07	31	0.99	31
陕　西	4.33	19	5.94	17	6.49	19
甘　肃	10.70	5	12.47	5	17.14	2

续表

地区	2017 年出院人次数	排名	2018 年出院人次数	排名	2019 年出院人次数	排名
青　海	3. 58	22	4. 21	22	4. 41	25
宁　夏	11. 15	4	14. 11	3	14. 65	5
新　疆	12. 19	3	13. 36	4	16. 75	3

（四）小结

观察 2017～2019 年各指标数据情况可以发现，2019 年全国中医康复医学发展状况良好，并取得一定成就。中医康复医学科室建设成果显著，设有康复医学科的中医类医院数、中医类医院康复医学科床位数大幅增长，年均增长幅度在 14% 以上，2019 年设有康复医学科的中医类医院占比为 39. 41%，每万人中医类医院康复医学科床位数达 0. 42 张。中医康复医学科诊疗量也呈现逐年增加的态势，中医康复医学科门诊人次数、出院人次数年均增长幅度在 10% 以上，广东、河南、四川 3 个省份中医康复医学科门诊量及出院人次数均位列全国前三。

在区域分布上，不同地区中医康复医学发展存在差异。东部地区的中医康复医学资源拥有量最多，门诊量也高于中部和西部，而西部地区的出院人次数高于东部和中部地区。在资源配置上，设有康复医学科的中医类医院比例区域间差距不大，中部地区最高；而每万人中医类医院康复医学科床位数的差距较明显，西部地区最高，东部地区较低。诊疗量方面，每万人中医类医院康复医学科门诊人次数最高的是东部地区，而每万人中医类医院康复医学科出院人次数最高的是西部地区。在总体评分上，西部地区和中部地区的评分相近，且优于东部地区。

在分地区分析评价中，2019 年重庆市、宁夏回族自治区和四川省的中医康复发展指数得分最高，不同省（区、市）的得分有所差距，这表明我国中医康复医学发展不均衡。设有康复医学科的中医类医院数量和康复医学科床位数较多的省有河南省、四川省和山东省，设有康复医学科的中医类医院比例高的则为上海市、重庆市和福建省，每万人中医类医院康复医学科床位数较多的有重庆市、内蒙古自治区和四川省。整体而言，河南省和川渝地区（四川省和重庆市）的中医康复医学发展状况较其他省份更佳，中医康复医学资源拥有量多，诊疗量大，覆盖人群范围广，中医康复医学资源利用率较高。

七　讨论与小结

2017～2019 年，我国中医医疗服务取得了一定程度的发展。中医类医院增加了 666 家，中医类医院床位数增加了 14 万张，中医执业（助理）医师数、中医类医疗机构卫生技术人员数、中药师数都有不同程度的增加，中医医疗资源总量呈现逐年增长的态势。人均占有中医医疗卫生资源也有所提高，全国每百万人口中医类医院由 3.29 家增加到 3.73 家，每千人口中医类医院床位数由 0.69 张增加到 0.78 张，每千人口中医执业（助理）医师数从 0.38 人增加到 0.45 人，每千人口中医类医疗机构卫生技术人员数从 0.75 人增加到 0.86 人。中医医疗服务覆盖范围继续扩大，中医医疗机构总诊疗量、中医类医院出院人次数年均增长率在 5% 以上，医师诊疗负担有所下降，病床使用率维持在较高的水平，中医类医院平均住院天数从 2017 年的 9.67 天下降至 2019 年的 9.40 天，中医医疗服务效率有所提高。中医门诊费用、住院费用有所上涨，但上升幅度小于国民经济增长幅度，中医医疗费用负担占可支配收入比例呈下降趋势，且医疗费用结构有所改善，中医医疗费用整体处于合理、可控的水平。中医康复医学科室建设也取得显著的成果，中医康复医学科诊疗量呈现逐年增加的态势，中医康复医学科门诊人次数、出院人次数年均增长幅度在 10% 以上。综上所述，我国中医医疗服务能力在 3 年间有一定程度的提高，各项指标均有所增长，呈现欣欣向荣的景象。

另外，我国中医医疗服务发展存在资源分布不均匀、区域间发展不均衡、发展不充分的问题。在东、中、西部的中医医疗服务整体评价上，西部地区优于东部和中部地区，区域间差异也有所增大。在中医医疗资源分布上，东部地区中医医疗资源占有量最多，但在人均中医医疗资源分布上则是西部地区表现更佳，两者的差异主要体现在中医类医疗机构建设上。东部地区的中医诊疗量多，西部地区的中医住院比例更高，西部地区的中医医疗效率和中医康复医学发展也均优于东部和中部地区。中医医疗费用方面，东部地区高，但由于东部地区的经济发展状况更好，病人医疗费用负担占可支配收入的比例更低。

在分省（区、市）比较中，重庆市、浙江省和内蒙古自治区是 2019 年中医医疗服务总体评分最高的三个省（区、市），但 3 个省（区、市）在中医医疗服务发展上也存在较为明显的不足。重庆市的医疗费用负担在 31 个省（区、市）中相对略高，浙江省的人均中医医疗资源拥有量稍微落后，内蒙古自治区则是在中医医疗服务效率方面表现欠佳。

在中医医疗资源分布上，北京市、内蒙古自治区、甘肃省的中医医疗资源配置情况更为合理。其中北京市表现最为突出，人均中医医疗资源占有量高，是全国中医医疗资源中心，对中医医疗卫生技术人才也有很强的吸引力。具体表现为每千人口中医类医疗机构卫生技术人员数和每千人口中医执业（助理）医师数两项指标位列第一，且遥遥领先。虽然广东省、山东省和河南省的中医医疗资源拥有量大，在多项资源拥有量上名列前茅，但由于人口基数大，人均资源拥有量相对不足。

在中医医疗服务效率的分省（区、市）排名上，上海市、甘肃省、四川省、重庆市和浙江省表现较优，这 5 个省（区、市）体现出两种不同的优势。上海市的优势体现在人均就诊量多、医师诊疗量高、病床使用率高和平均住院天数少，但中医住院量相对薄弱。浙江省与上海市的情况类似。甘肃省、四川省和重庆市人均就诊量也处于较高的水平，但其中医住院量也高，中医住院方面优势更明显。

在中医医疗费用方面，苏浙沪地区的中医医疗费用偏高，但由于该地区经济发展好，整体费用负担比例反而处于较低的水平。而在中医康复医学发展上，河南省和川渝地区（重庆市和四川省）的表现优异，中医康复医学科诊疗量及中医康复医学科室建设均名列前茅，处于全国领先水平。

由于各地区间中医医疗服务的各项指标发展不均衡，不同区域各有其特色。北京市作为国家首都，中医医疗资源配置对其有所倾斜，人均医疗资源富余，整体医疗服务能力也较高。上海市、浙江省和江苏省人口密集，人均中医医疗资源少，但地区经济发达，中医诊疗量大，诊疗服务效率高，患者的费用负担比例小。甘肃省、重庆市和四川省位于西部内陆地区，中医住院量大，百姓康复医学需求也高，则应重点提升中医住院效率和中医康复医学服务能力。对于其他省（区、市）而言，发展中医医疗服务能力关键在于找准自身定位，根据本区域的特点和人民的中医医疗服务需求制定政策，发挥自身特色，重点提升，以点带面提高中医医疗服务能力。

从提出建设“中医药强省”目标的省份与没有提出建设“中医药强省”目标的省份数据对比来看，未提出建设“中医药强省”目标省（区、市）在中医医疗资源分布、中医医疗服务效率、中医医疗费用和中医康复医学发展等方面均优于提出建设“中医药强省”目标的省（区、市），且两者差距随时间推移有所增大。具体观察各三级指标状况，中医医疗资源的差距主要体现在每百万人口中医类医院数、每千人口中医类医院床位数和每千人口中医类医疗机构卫生技术人员数上，中医医疗服务效率的差距主要体现在人均就诊中医类医疗机构次数上，中医医疗费用的差距主要体现在住院病人负担占可支配收入比例上，而中医康复医学发展的差距则体现在中医康复医学科诊疗量及每万人中医类医院康复医学科床位数上。尽管共有 19 个省（区、市）先后在政策文件上提出要建设“中医药强省”，实际上仅有个别省份为建设“中医药强省”设置量化指标及出台相关配套政策文件。相关省（区、市）在提出建设“中医药强省”目标的同时还应当对建设“中医药强省”目标明细化，并出台指导性文件分阶段划分目标，重视资源投入及政策效果评估，最终增强自身中医药实力。

八　新发现

第一，我国中医医疗服务能力在 3 年间有一定程度的提高，但区域间发展不平衡，西部地区整体发展较好，且三大区域间的差距有所增大，其中中医医疗资源差距增大较明显。

第二，东部地区的中医诊疗量占全国一半以上，说明使用中医医疗服务的人群主要集中在东部地区，但三大区域间中医住院量相差不大。

第三，2017～2019 年中医医疗费用有所提高，但增长速度低于国民经济增速，整体费用负担呈下降趋势，且医疗费用结构有所改善，药费占比下降，治疗费、手术费占比上升。

第四，未提出建设“中医药强省”目标的省（区、市）在中医医疗资源分布、中医医疗服务效率、中医医疗费用和中医康复医学发展等方面均优于提出建设“中医药强省”目标的省（区、市），且两者差距随时间延长有所增大。

参考文献

［1］俞立平、潘云涛、武夷山：《学术期刊综合评价数据标准化方法研究》，《图书情报工作》2009 年第 12 期。
［2］邱鸿钟、袁杰：《现代卫生经济学》，科学出版社，2012。
［3］解雪君、彭微：《中医康复医学的优势和发展》，《中医药管理杂志》2016 年第 4 期。

B.3

中国中医药产业评价报告

张文龙　周智华*

摘　要： 中医药产业发展是中医药传承与创新发展的重要推动力，本研究通过构建我国中医药产业指标体系，进一步推进我国中医药产业省际评价科学化。本报告采用统计分析、数据比较、文献整理等方法，结合专家咨询法，从三次产业入手对我国中医药产业发展现状进行系统分析和省际比较。2021版研究结果显示，中医药产业得分排名前5的省份分别为广东、云南、浙江、四川和河南；西部地区在中药农业排名较前，东部省（市）在中药商业的发展上排名较前；提出建设"中医药强省"目标的省（区、市）在中医药产业的平均排名上要优于未提出的省（区、市）。从以上分析可以看出，我国中医药产业在各省（区、市）具有明显的区域特色，且发展不均衡问题仍然存在，政策支持有利于中医药产业发展。

关键词： 中医药产业　省际比较　区域特色

一　中医药产业在中医药传承创新发展中的意义

（一）中医药产业的概念

中医药是指中华民族传统医药，是包括汉族和少数民族医药在内的我国

* 张文龙，广州中医药大学公共卫生与管理学院经济系主任，副教授，硕士研究生导师，研究方向为产业经济；周智华，广州中医药大学公共卫生与管理学院在读硕士研究生，研究方向为社会医学与卫生事业管理。

各民族医药的统称，包括中医药和民族医药，是中华民族在长期医疗、生活实践中积累总结而形成的体系，具有独特理论根基、独特风格、丰富诊疗经验手段。而中医药产业则是中医药在经济层面的一种表现形式，是与中医药相关的同类经济活动的总和，本报告中中医药产业主要是指中药产业。

产业分类的方法主要有三次产业分类法、国际标准产业分类法、生产结构产业分类法、生产要素分类法、产业周期分类法、战略产业分类法。其中三次产业分类法应用最广，通常采取这种方法把产业划分为第一产业、第二产业、第三产业，划分的主要依据是：第一产业的属性是取自自然，如种植业；第二产业则是加工取自自然的生产物；而第三产业则被认为是创造无形财富的生产部门，主要包括商业、服务业。第一产业为第二、第三产业奠定基础；第二产业是三次产业的核心，对第一产业有带动作用；第一、第二产业为第三产业创造条件，第三产业发展促进第一、第二产业的进步。

（二）中医药产业在中医药传承创新发展中的地位

2019 年 10 月，中共中央、国务院发布《关于促进中医药传承创新发展的意见》，标志着中医药的发展上升到国家战略层面，其中明确指出，促进我国中医药传承与创新发展需要从六个方面入手：健全中医药服务体系、发挥中医药在维护和促进人民健康中的独特作用、大力推动中药质量提升和产业高质量发展、加强中医药人才队伍建设、促进中医药传承与开放创新发展、改革完善中医药管理体制机制。其中推动中药质量提升和产业高质量发展是重要内容。2020 年 12 月 21 日，国家药监局出台《关于促进中药传承创新发展的实施意见》，深入落实中共中央、国务院《关于促进中医药传承创新发展的意见》的决策部署，结合药品监管工作实际，全面落实“四个最严”的要求，从深化改革、传承精华、坚守底线、创新发展四个方面，促进中医药创新发展。该文件指出，在坚持守正创新的基础上，在多方协调联动的顶层设计下，以中药安全监管为质量保障的前提，改革完善中药审评审批机制，健全符合中药特点的审评审批体系，并积极推动中医药走出去，加快中药国际化进程。中医药产业充分连接了医药行业与市场，中医药产业高质量发展能充分释放市场活力，是推进我国中医药传承与创新至关重要的一环。

（三）中医药产业的现状

为系统全面了解我国中医药产业发展现状，检索中国学术期刊全文数据库（CNKI），以标题 TI = “中医药产业” AND（SCI 收录刊 = ‘Y’）OR（EI 收录刊 = ‘Y’）OR（核心期刊 = ‘Y’）OR（CSSCI 期刊 = ‘Y’）OR（CSCD 期刊 = ‘Y’）为检索条件，检索文献 458 篇，对结果进行计量分析和结果分析。

1. 文献计量分析

对文献按照年份进行分类汇总统计。2000 年以前我国关于中医药产业的研究处于零星状态，此后呈上升趋势，相关研究成果于 2013 年达到峰值 35 篇，此后逐年下降，2020 年发文量为 16 篇，不到 2013 年的一半，说明近年来虽然国家对于中医药产业的政策扶持力度明显增强，但是有关“中医药产业”方面的研究并没有明显增加，甚至出现了下降趋势。从文献来源分布来看，发文量排前五的期刊分别是《中国中药杂志》《中草药》《科技进步与对策》《情报杂志》《管理世界》。从发文作者分布来看，发文量最高的作者为来自沈阳药科大学的袁红梅教授团队，主要进行中医药产业知识产权以及专利方面研究。丰志培教授团队发文量为 8 篇，排名第二，研究主要聚焦于中医药产业经济方面。发文机构排名前五的分别是南京中医药大学、沈阳药科大学、成都中医药大学、北京中医药大学、中国中医科学院中药研究所。广州中医药大学发文量排名第六，为 12 篇，表明我国针对中医药产业的相关研究主要还是集中于各大中医药院校。从属学科主要分布于工业经济、有机化工、中药学、无机化工、农业经济等学科。

为追踪了解研究方向和热点，为本研究从理论、方法和技术上提供参考，笔者应用可视化主题网络进行关键词云图分析并进行聚类分析。结果表明，近年来，关于中医药产业的研究，主要聚焦中药资源、中药现代化以及中药材等方面。

2. 关键文献分析

从关键文献（以下载量为主要依据）来看，过往研究主要聚焦在中药质量、“互联网 + 中医药”、中医药产业链、大数据等方面，进一步以主题 = “中医药产业” AND 篇关摘 = “指标体系”，探索通过构建中医药产业指标体系对我国省际中医药发展的竞争力进行评价。搜得相关文献 5 篇，其中有明确指标体系的文献 2 篇，分别为关于中医药产业的安全评价以及产业现代化的评价，当前并没有从三次产业角度构建指标体系进行的研究，亦没有从省际比较出发的中医药产业评价。

本研究拟依据三次产业分类法，结合专家咨询法，构建符合中医药产业发展现状的指标体系，了解当前我国各省（区、市）间中医药产业的发展对比情况，研究中国各省（区、市）间中医药产业竞争力的排名情况，定期系统、科学、完整地发布我国各个省（区、市）中医药产业竞争力的有效信息，为政府引导中医药产业的发展和科学决策提供科学的中医药行业竞争力信息。

二　中医药产业评价指标体系构建

（一）指标选取

随着产业不断发展，中药产品生产工艺水平有了很大提高，基本建立了以药材生产为基础、工业为主体、商业为纽带的现代中医药产业体系。本研究根据三次产业分类法，构建中医药产业评价体系，一级指标为中医药产业，二级指标药产业状况涵盖了中药农业、中药工业、中药商业，结合数据可得性，结合德尔菲专家咨询法对评价指标进行筛选，在上年指标体系基础上，增至 7 个指标，其中第一产业、第二产业、第三产业分别为 2 个、2 个和 3 个。第一产业指标包括“药材播种面积”“中药保护品种数”，第二产业指标包括“中药材产值”“中药相关药品生产企业数”，第三产业指标包括“中成药类销售额占比”“中药材类销售额占比”以及“中药相关药品经营企业数”。各指标的具体内涵如下。

药材播种面积：药材播种面积是指实际播种或移植有药材的土地面积，不论种植在耕地上还是种植在非耕地上，均包括在播种面积中。在播种季节基本结束后，因遭灾而重新改种和补种的农作物面积，也包括在内。

中药保护品种数：国家鼓励研制开发临床有效的中药品种，于 1992 年制定了《中药品种保护条例》，并于 2018 年进行最新修订，对质量稳定、疗效确切的中药品种实行分级保护制度。纳入中药保护品种体系的中药品种越多，说明该地区质量稳定、疗效确切的中药品种越多，本报告中中药保护品种数为截至 2021 年 6 月 1 日于国家药品监督管理局数据网站上统计而得。

中药材产值：以货币形式表现，是指工业企业在一定时期内生产的工业最终产品和提供工业性劳务活动的总价值量。中药材产值是指一个时期内全部产品或某一项产品以货币计算的价值量。产值是企业一定时期内经济活动有效成果的综合反映。中药材产值越高，表示该地区中药材加工后可供药用的中药材越多。

中药相关药品生产企业数：其中药品生产企业是指生产药品的专营企业或者兼营企业。本研究中统计的中药相关药品生产企业数，是指已由各级药监局颁发许可证，截至 2021 年 6 月 1 日，在国家药品监督管理局中可查询的与中药相关的药品生产企业数。

中成药类销售额占比：中成药类销售额占比是指该地区某一时期内中成药类销售额占我国 31 个省（区、市）中成药类销售总额比重。可用来反映该地区中成药类市场流通情况。

中药材类销售额占比：中药材类销售额占比是指该地区某一时期内中药材类销售额占我国 31 个省（区、市）中药材类销售总额比重。可用来反映该地区中药材类市场流通情况。

中药相关药品经营企业数：药品经营企业，是指经营药品的专营企业或者兼营企业，可从事与药品经营有关的活动。本研究中统计的中药相关药品经营企业数，是指截至2021年6月1日，在国家药品监督管理局中可查询的与中药相关的药品经营企业数。

（二）数据来源

中医药产业评价报告数据主要通过整理国家统计局、国家药品监督管理局、商务部以及《农村卫生统计年鉴》获得。指标选取主要参考《国务院关于促进中医药传承创新发展的意见》《中医药发展战略规划纲要（2016—2030年）监测指标表》中的产业发展水平指标并结合数据可获得性确定，主要遵循三大原则：一是坚持客观性和科学性，获取客观、可靠信息，实事求是、科学合理地选取产业评价指标。二是坚持定量、定性相结合，定量优先原则。以客观数据为依据，辅助以定性描述。三是可获得性，指标选取应具有可获取性。

（三）指标权重

经过两轮德尔菲专家咨询，确定了中医药产业板块的权重，进一步确定了中医药产业评价体系中各指标权重，各指标具体权重见表1 。两轮咨询后专家意见趋于一致，筛选出来的指标能够较全面反映中医药产业的整体素质。

表1　2021版中医药产业评价指标及其权重

一级指标	具体指标	权重
中医药产业	药材播种面积	0. 150
	中药保护品种数	0. 157
	中药材产值	0. 143
	中药相关药品生产企业数	0. 136
	中成药类销售额占比	0. 131
	中药材类销售额占比	0. 153
	中药相关药品经营企业数	0. 130

三　中医药产业评价结果

（一）中医药产业评价省际分析

根据我国现行区域划分标准，本文将31个省（区、市）分为东、中、西部三个区域，其中东部共11个省（市），包括北京市、天津市、河北省、辽宁省、上海市、江苏省、浙江省、福建省、山东省、广东省、海南省；中部共8个省份，包括山西省、吉林省、黑龙江省、安徽省、江西省、河南省、湖北省、湖南省；西部12个省（区、市），包括内蒙古自治区、广西壮族自治区、重庆市、四川省、贵州省、云南省、西藏自治区、陕西省、甘肃省、青海省、宁夏回族自治区、新疆维吾尔自治区。对区域进行排名，从区域发展来看，东部地区的平均排名是14.6，其中广东省居首位，海南省排名最靠后，排名第29。中部地区的平均排名是14.3，其中河南省排名第5，山西省排名第24。西部地区的平均排名为18.4，其中云南省排名第2，西藏自治区排名第31。从排名上看，东、中、西部中医药产业发展极差较大，说明在中医药产业发展上，存在区域发展不平衡问题（见表2）。

表2　2019年我国中医药产业分区域排名情况

区域	均值	最大值	最小值	极差
东部地区	14.6	29	1	28
中部地区	14.3	24	5	19
西部地区	18.4	31	2	29

根据得分测算结果，在中医药产业省际评价中，31个省（区、市）各单项指标发展水平各有不同。2019年总得分排名前五的省分别为广东、云南、浙江、四川和河南。广东省居首位，主要表现为广东省第三产业得分位居第1。值得注意的是，相较于中医药第二、第三产业，广东省中医药第一产业的排名并不靠前，为第11名。总得分排名第2的云南省三次产业间排

名差距也很明显，云南省第一、第二产业得分排名均为前二，但第三产业得分排名则位于第17。总分排名第三的浙江省也存在产业发展不均衡的情况，其中中医药第二产业排名第22，中医药第一、第三产业的排名分别为第4和第3。总分排名前五的省份中，位于东部和西部地区的省份各有两个。若以基准线为底，以10分为间距进行得分分组，可以看到得分在80以上的省份仅有广东省，得分处于70~80分的有18个省（区、市），得分处于60~70分的省（区、市）有12个（见表3）。

表3　2019年我国31个省（区、市）中医药产业评价得分及排名

省(区、市)	区域	第一产业得分	排名	第二产业得分	排名	第三产业得分	排名	总得分	总排名
广　东	东	77.83	11	84.48	3	96.09	1	87.24	1
云　南	西	87.61	2	91.26	1	66.10	17	79.73	2
浙　江	东	84.30	4	66.53	22	82.36	3	78.53	3
四　川	西	77.98	10	82.38	5	75.72	6	78.27	4
河　南	中	77.21	15	83.83	4	73.24	9	77.42	5
山　东	东	81.50	6	73.43	13	75.30	7	76.68	6
河　北	东	77.36	14	78.55	6	72.61	10	75.73	7
湖　北	中	87.52	3	72.65	14	68.26	13	75.40	8
湖　南	中	76.56	16	76.82	9	73.26	8	75.27	9
陕　西	西	89.42	1	70.89	16	67.26	15	75.07	10
江　苏	东	77.57	12	69.01	18	76.26	5	74.64	11
黑龙江	中	75.32	17	86.69	2	65.83	18	74.57	12
北　京	东	64.23	26	67.31	20	86.39	2	74.26	13
重　庆	西	80.55	7	69.48	17	72.51	11	74.13	14
安　徽	中	72.99	20	78.19	8	69.41	12	72.96	15
上　海	东	72.29	21	63.14	28	80.09	4	72.96	16
甘　肃	西	83.64	5	74.48	11	63.87	24	72.91	17
贵　州	西	79.96	9	78.39	7	63.73	25	72.81	18
广　西	西	68.88	24	75.77	10	67.51	14	70.24	19
吉　林	中	72.10	22	74.15	12	64.94	22	69.71	20
江　西	中	74.11	19	71.19	15	65.21	21	69.62	21
天　津	东	80.49	8	62.50	30	65.57	20	69.29	22
新　疆	西	77.42	13	64.58	24	62.63	26	67.72	23

续表

省(区、市)	区域	第一产业得分	排名	第二产业得分	排名	第三产业得分	排名	总得分	总排名
山　西	中	70.53	23	68.29	19	64.63	23	67.46	24
内蒙古	西	74.99	18	65.64	23	62.10	27	67.05	25
福　建	东	65.83	25	67.06	21	65.58	19	66.07	26
辽　宁	东	64.08	27	63.36	26	66.62	16	64.93	27
宁　夏	西	64.08	28	62.98	29	61.61	28	62.75	28
海　南	东	63.13	30	63.17	27	61.56	29	62.49	29
青　海	西	63.21	29	63.91	25	60.59	31	62.32	30
西　藏	西	60.09	31	61.38	31	61.37	30	60.98	31

（二）分指标排名的结果及分析

1. 第一产业

(1) 第一产业发展概述

中药材是中医药产业的源头，也是中医药事业发展的物质基础，中医药第一产业主要是指中药农业，而中药材种植业则是中药农业发展的代表性行业，中药材是中医药全产业链发展的源头，是发展中医药的根本所在。

2009 年《国务院关于扶持和促进中医药事业发展的若干意见》就强调中药材的规范化和标准化，2014 年《特色农产品区域布局规划（2013 ~ 2020 年)》指出要规范中药材栽培和产地加工技术，保证中药材质量。2016 年《中医药发展战略规划纲要（2016—2020 年)》以及《“健康中国 2030”规划纲要》出台，再到 2021 年《关于加快中医药特色发展的若干政策措施》《农业生产“三品一标”提升行动实施方案》，近 10 年从国家层面出台了一系列规范中医药产业的政策，国家对于中医药的重视可见一斑，政策主基调聚焦“标准化、集聚化、品牌化”。此外，“十三五”时期至今，四川、江西、安徽等省纷纷出台产业规划、扶持政策及法律条例，推动中药材标准化规模化种植、提升道地中药材质量以及加强野生中药材资源保护。中药第一产业发展评价指标包括药材播种面积和中药保护品种数两个指标，涵盖了中药农业发展的数量和质量。作为业内公认的“中药生产第一车间”，中药材种植业是中医药事业发展的物质基础，规范、保护和发展中药材种植业，推动中医药产业链各环节深度融合发展，不仅关系区域经济发展，还关系国计民生，药材播种面积越大，说明地区药材种植面积越大。中药保护品种数越多，说明该地区受保护的质量稳定、疗效确切的药材越多。在中医药第一产业发展上，得分测算标准为：选取分省数据相对完整且代表性相对较好的“药材播种面积”以及“中药保护品种数”两个指标，并以两个指标的得分数据为基础，结合两轮专家咨询结果所得权重，计算省（区、市）中医药第一产业综合得分，得分在一定程度上反映各省（区、市）中药农业的发展现状，为各省（区、市）加强中医药产业发展提供参考性依据。

（2）第一产业总排名

从得分和排名数据来看，在中医药第一产业发展的省际比较中，陕西省位居榜首，其药材播种面积排名与中药保护品种数排名均为第5。第一产业综合排名前五的省分别为陕西、云南、湖北、浙江、甘肃。排名后五的省（区）分别为辽宁省、宁夏回族自治区、青海省、海南省、西藏自治区。值得注意的是，31个省（区、市）第一产业的各单项指标发展水平各有不同。浙江省在中药保护品种数上得分排名第1，但药材播种面积排名则位于第19，处于中后水平。类似地，药材播种面积居首位的甘肃省，中药保护品种数排名却在第22。值得注意的是，第一产业综合排名第8的天津市，其中药保护品种数与浙江省同居首位，但药材播种面积排名却接近末位（见表4）。

表4　2019年我国31个省（区、市）中医药第一产业发展评价得分及排名

省(区、市)	区域	药材播种面积得分	排名	中药保护品种数得分	排名	第一产业得分	第一产业排名
陕　西	西	90.91	5	88.00	5	89.42	1
云　南	西	91.38	4	84.00	7	87.61	2
湖　北	中	95.38	2	80.00	11	87.52	3
浙　江	东	67.89	19	100.00	1	84.30	4

续表

省(区、市)	区域	药材播种面积得分	排名	中药保护品种数得分	排名	第一产业得分	第一产业排名
甘　肃	西	100.00	1	68.00	22	83.64	5
山　东	东	66.34	22	96.00	3	81.50	6
重　庆	西	76.95	9	84.00	7	80.55	7
天　津	东	60.09	30	100.00	1	80.49	8
贵　州	西	92.46	3	68.00	22	79.96	9
四　川	西	80.05	7	76.00	16	77.98	10
广　东	东	67.20	20	88.00	5	77.83	11
江　苏	东	62.49	26	92.00	4	77.57	12
新　疆	西	70.55	15	84.00	7	77.42	13
河　北	东	74.59	10	80.00	11	77.36	14
河　南	中	82.66	6	72.00	18	77.21	15
湖　南	中	72.95	13	80.00	11	76.56	16
黑龙江	中	70.43	16	80.00	11	75.32	17
内蒙古	西	78.12	8	72.00	18	74.99	18
江　西	中	72.14	14	76.00	16	74.11	19
安　徽	中	74.03	11	72.00	18	72.99	20
上　海	东	60.04	31	84.00	7	72.29	21
吉　林	中	63.84	24	80.00	11	72.10	22
山　西	中	69.00	17	72.00	18	70.53	23
广　西	西	73.97	12	64.00	26	68.88	24
福　建	东	63.56	25	68.00	22	65.83	25
北　京	东	60.30	28	68.00	22	64.23	26
辽　宁	东	64.16	23	64.00	26	64.08	27
宁　夏	西	68.34	18	60.00	29	64.08	28
青　海	西	66.57	21	60.00	29	63.21	29
海　南	东	62.21	27	64.00	26	63.13	30
西　藏	西	60.19	29	60.00	29	60.09	31

从东、中、西部区域发展来看，2019 年我国东部地区中医药第一产业平均排名为 16.7，排名最前的为浙江省，排名第 4，排名最靠后的省为海南省，排名第 30，极差为 26，高于中部极差，低于西部极差。我国中部地区中医药第一产业平均排名为 16.9，为三大区域中排名最后者，其中排名最前的为湖北省，排名第 3，排名最后的为山西省，排名第 23。极差最大的西部地区平均排名为 14.8，涵盖了居首位与末位的省份，其中陕西省在第一产业得分排名中居第一。可以看出，不同省份在区域内发展中医不均衡，其中西部地区各省份第一产业发展差距最大（见表 5）。

表 5　2019 年我国中医药第一产业分区域排名情况

区域	均值	最大值	最小值	极差
东部地区	16.7	30	4	26
中部地区	16.9	23	3	20
西部地区	14.8	31	1	30

（3）药材播种面积

我国各省（区、市）药材播种面积平均为 87.2 千公顷，极大值为 271.1 万亩，极小值为 0.3 万亩，地区发展差异明显。据测算，我国各省（区、市）中，有五个省（区、市）药材播种面积达到 200 千公顷以上，分别为甘肃省、湖北省、贵州省、云南省、陕西省，其中西部地区省份有 4 个，占比 80%，甘肃省排名居首位，播种面积为 271.1 千公顷。药材播种面积处于 100 千 ~200 千公顷的省（区、市）有四个，分别为河南省、四川省、内蒙古自治区、重庆市、河北省。共有 22 个省（区、市）药材播种面积低于 100 千公顷，占比超过 70%，且有 4 个省份播种面积不超过 5 千公顷，分别为北京市、西藏自治区、天津市、上海市，其中东部地区占比最高，上海市药材播种面积仅为 0.3 千公顷。总体来看，在药材播种面积上，我国东、中、西部区域间呈现不均衡性，从东北至西南由少增多（见表 6）。

表6　2019 年我国 31 个省（区、市）药材播种面积及指标得分

单位：千公顷

省(区、市)	区域	药材播种面积	得分	排名
甘　肃	西	271.1	100.00	1
湖　北	中	239.8	95.38	2
贵　州	西	220.0	92.46	3
云　南	西	212.7	91.38	4
陕　西	西	209.5	90.91	5
河　南	中	153.6	82.66	6
四　川	西	135.9	80.05	7
内蒙古	西	122.8	78.12	8
重　庆	西	114.9	76.95	9
河　北	东	98.9	74.59	10
安　徽	中	95.1	74.03	11
广　西	西	94.7	73.97	12
湖　南	中	87.8	72.95	13
江　西	中	82.3	72.14	14
新　疆	西	71.5	70.55	15
黑龙江	中	70.7	70.43	16
山　西	中	61.0	69.00	17
宁　夏	西	56.5	68.34	18
浙　江	东	53.5	67.89	19
广　东	东	48.8	67.20	20
青　海	西	44.5	66.57	21
山　东	东	43.0	66.34	22
辽　宁	东	28.2	64.16	23
吉　林	中	26.0	63.84	24
福　建	东	24.1	63.56	25
江　苏	东	16.9	62.49	26
海　南	东	15.0	62.21	27
北　京	东	2.0	60.30	28
西　藏	西	1.3	60.19	29
天　津	东	0.6	60.09	30
上　海	东	0.3	60.04	31

分区域看，我国东部地区药材播种面积均值最低，仅为30.1千公顷，其中最大值为河北省98.9千公顷，最小值为上海市0.3千公顷；中部居中，均值为102千公顷，其中最大值为湖北省，为239.8千公顷，最小值为吉林省，为26千公顷，极差达到213.8千公顷；西部药材播种面积数最高，均值为129.6千公顷，其中最大值为271.1千公顷，为甘肃省种植面积，最小值为1.3千公顷，是西藏自治区当年种植面积；可以看出，我国东部、西部均值差距大，但是极值差距更明显；我国西部地区虽然中药材种植业发达，中药材资源丰富，但是地区内部资源分布不均情况仍然存在（见表7）。

表7　2019年分区域药材播种面积统计描述

单位：千公顷

区域	均值	最大值	最小值	极差
东部地区	30.1	98.9	0.3	98.6
中部地区	102.0	239.8	26.0	213.8
西部地区	129.6	271.1	1.3	269.8

2018年、2019年该指标排名前五的省（区、市）都是甘肃省、湖北省、贵州省、云南省、陕西省，但是排名略有不同，贵州省排名从第五上升至第三，陕西省从第三下降至第五。共有6个省（区、市）2019年药材播种面积排名较2018年上升，分别是黑龙江省、江西省、贵州省、河南省、四川省、江苏省，其中黑龙江省药材播种面积增幅最大，从2018年41.6千公顷上升至2019年70.7千公顷，增幅超过69%。共有7个省（区、市）2019年药材播种面积排名较2018年下降，分别为浙江省、海南省、陕西省、内蒙古自治区、宁夏回族自治区、青海省和山西省，其中山西省药材播种面积下降幅度最大，从2018年药材播种面积为74.7千公顷下降到2019年的61千公顷，下降幅度超过18%，省际排名下降3个名次。多数省（区、市）在排名上并无变动。在排名未变动的18个省（区、市）中，有14个省（区、市）药材播种面积较上年增长，18个省（区、市）平均增长幅度为6.93%，即从趋势上看，各省（区、市）药材播种面积有逐年上升趋势（见表8）。

表 8　2018 年、2019 年我国 31 个省（区、市）药材播种面积、增幅及排名

单位：千公顷，%

省(区、市)	2018 年		2019 年		增幅	排名变化
	面积	排名	面积	排名		
甘　肃	234. 2	1	271. 1	1	15. 76	0
湖　北	192. 0	2	239. 8	2	24. 90	0
贵　州	174. 6	5	220. 0	3	26. 00	+2
云　南	187. 6	4	212. 7	4	13. 38	0
陕　西	188. 2	3	209. 5	5	11. 32	-2
河　南	132. 4	7	153. 6	6	16. 01	+1
四　川	124. 1	8	135. 9	7	9. 51	+1
内蒙古	141. 6	6	122. 8	8	-13. 28	-2
重　庆	113. 7	9	114. 9	9	1. 06	0
河　北	85. 5	10	98. 9	10	15. 67	0
安　徽	85. 2	11	95. 1	11	11. 62	0
广　西	83. 6	12	94. 7	12	13. 28	0
湖　南	80. 8	13	87. 8	13	8. 66	0
江　西	54. 9	17	82. 3	14	49. 91	+3
新　疆	63. 6	15	71. 5	15	12. 42	0
黑龙江	41. 6	21	70. 7	16	69. 95	+5
山　西	74. 7	14	61. 0	17	-18. 34	-3
宁　夏	58. 2	16	56. 5	18	-2. 92	-2
浙　江	50. 3	18	53. 5	19	6. 36	-1
广　东	42. 3	20	48. 8	20	15. 37	0
青　海	44. 1	19	44. 5	21	0. 91	-2
山　东	35. 0	22	43. 0	22	22. 86	0
辽　宁	26. 3	23	28. 2	23	7. 22	0
吉　林	23. 0	24	26. 0	24	13. 04	0
福　建	21. 3	25	24. 1	25	13. 15	0
江　苏	14. 0	27	16. 9	26	20. 71	+1
海　南	14. 5	26	15. 0	27	3. 45	-1
北　京	2. 1	28	2. 0	28	-4. 76	0
西　藏	1. 5	29	1. 3	29	-13. 33	0
天　津	1. 1	30	0. 6	30	-45. 45	0
上　海	0. 3	31	0. 3	31	0. 00	0

（4）中药保护品种数

为了提高中药品种的质量，保护中药生产企业的合法权益，促进中药事业发展，国家于 1992 年制定了《中药品种保护条例》，并于 2018 年进行最新修订，本条例适用于中国境内生产制造的中药品种，包括中成药、天然药物的提取物及其制剂和中药人工制成品。国家鼓励研制开发临床有效的中药品种，对质量稳定、疗效确切的中药品种实行分级保护制度。2019 年 10 月，中共中央、国务院《关于促进中医药传承创新发展的意见》要求，加大保护中药品种力度。纳入中药保护体系的中药品种越多，说明该地区质量稳定、疗效确切的中药品种越多，一定程度上反映该地区中药质量发展水平。

从总体上看，截至 2021 年 6 月 1 日，我国中药保护品种共有 131 种，不同省（区、市）保护品种数从 0 至 10 不等。排名前五的省（市）有天津市、浙江省、山东省、江苏省、广东省，均为东部地区，其中天津市和浙江省的中药保护品种数最多，均为 10 种。排名后五的省（区）有广西壮族自治区、海南省、西藏自治区、青海省、宁夏回族自治区，其中西藏、青海和宁夏三地中药保护品种数为 0（见表 9）。

表 9　2019 年我国 31 个省（区、市）中药保护品种数及指标得分和排名

单位：种

省(区、市)	区域	中药保护品种数	得分	排名
天　津	东	10	100.00	1
浙　江	东	10	100.00	1
山　东	东	9	96.00	3
江　苏	东	8	92.00	4
广　东	东	7	88.00	5
陕　西	西	7	88.00	5
上　海	东	6	84.00	7
重　庆	西	6	84.00	7
云　南	西	6	84.00	7
新　疆	西	6	84.00	7
河　北	东	5	80.00	11

续表

省(区、市)	区域	中药保护品种数	得分	排名
吉　林	中	5	80.00	11
黑龙江	中	5	80.00	11
湖　北	中	5	80.00	11
湖　南	中	5	80.00	11
江　西	中	4	76.00	16
四　川	西	4	76.00	16
山　西	中	3	72.00	18
内蒙古	西	3	72.00	18
安　徽	中	3	72.00	18
河　南	中	3	72.00	18
北　京	东	2	68.00	22
福　建	东	2	68.00	22
贵　州	西	2	68.00	22
甘　肃	西	2	68.00	22
辽　宁	东	1	64.00	26
广　西	西	1	64.00	26
海　南	东	1	64.00	26
西　藏	西	0	60.00	29
青　海	西	0	60.00	29
宁　夏	西	0	60.00	29

分区域看，我国东部地区中药保护品种数均值最高，为5.5，其中最大值为天津市和浙江省，最小值为海南省，极差达到了9；中部居中，均值为4.1，其中最大值为吉林省，最小值为河南省，极差为2；西部12个省（区、市）中药保护品种数均值为3.1，其中最大值为陕西省，有7个中药保护品种；可以看出，我国中部地区中药保护品种数地区间差异最小，而东部和西部地区，极差明显，地区内部间发展差异明显（见表10）。

表10　2019年我国分区域中药保护品种数统计描述

区域	均值	最大值	最小值	极差
东部地区	5.5	10	1	9
中部地区	4.1	5	3	2
西部地区	3.1	7	0	7

2. 第二产业

（1）第二产业发展概述

第二产业是三次产业的核心，对第一产业有带动作用，中医药第二产业主要是指加工与中医药相关的取自自然的生产物，如中药工业。产业产值是以货币形式表现的，是指工业企业在一定时期内生产的工业最终产品和提供工业性劳务活动的总价值量。中药材产值是指一个时期内全部产品或某一项产品以货币计算的价值量，产值是企业一定时期内经济活动有效成果的综合反映。中药材产值越高，表示该地区中药材加工后可供药用的中药材越多。医药企业是指医药行业的企业，可以分为药品生产企业和药品经营企业。按照《药品管理法》第一百零二条的定义，所谓药品生产企业，是指生产药品的专营企业或者兼营企业。本研究中统计的中药相关药品生产企业数，是指已由各级药监局颁发许可证，且在国家药品监督管理局中可查询的与中药相关的药品生产企业数。中医药第二产业发展评价指标包括中药材产值和中药相关药品生产企业数两个指标。在中医药第二产业发展上，得分测算标准为：选取分省数据相对完整且代表性相对较好的“中药材产值”以及“中药相关药品生产企业数”两个指标，并以两个指标的得分数据为基础，结合两轮专家咨询结果所得权重，计算各省（区、市）中医药第二产业综合得分，得分在一定程度上反映各省（区、市）中药工业的发展现状，为各省（区、市）加强中医药产业发展提供参考性依据。

（2）第二产业总排名

从得分和排名数据来看，在中医药第二产业的省际发展中，云南省排名居榜首，其中中药材产值排名第 1，中药相关药品生产企业数排名第 6。第二产业综合排名前五的省分别为云南省、黑龙江省、广东省、河南省、四川省。排名后五的省（区、市）分别为海南省、上海市、宁夏回族自治区、天津市、西藏自治区。整体看来，各省（区、市）两个指标的排名表现存在差异，如中药材产值排名居首的云南省，在中药相关药品生产企业数上不及广东省、四川省、安徽省、吉林省、河北省，排名第 6。而第二产业总排名第 2 的黑龙江省，中药相关药品生产企业数排名第 11。广东省虽然在中药相关药品生产企业数上与其他省（区、市）相比有较为明显的优势，但是在中药材产值上则位列第 11（见表 11）。

表 11　2019 年我国 31 个省（区、市）中医药第二产业发展评价得分及排名

省(区、市)	区域	中药材产值得分	排名	中药相关药品生产企业数得分	排名	第二产业得分	第二产业排名
云　南	西	100.00	1	82.08	6	91.26	1
黑龙江	中	95.04	2	77.92	11	86.69	2
广　东	东	69.70	11	100.00	1	84.48	3
河　南	中	86.63	3	80.89	8	83.83	4
四　川	西	67.41	13	98.10	2	82.38	5
河　北	东	73.84	6	83.50	5	78.55	6
贵　州	西	79.86	4	76.85	15	78.39	7
安　徽	中	65.67	18	91.34	3	78.19	8
湖　南	中	76.67	5	76.97	13	76.82	9
广　西	西	69.98	9	81.84	7	75.77	10
甘　肃	西	72.11	7	76.97	13	74.48	11
吉　林	中	62.87	23	85.99	4	74.15	12
山　东	东	67.00	14	80.18	10	73.43	13
湖　北	中	70.35	8	75.07	16	72.65	14
江　西	中	62.07	24	80.77	9	71.19	15
陕　西	西	69.61	12	72.23	18	70.89	16
重　庆	西	69.92	10	69.02	20	69.48	17
江　苏	东	61.20	27	77.21	12	69.01	18
山　西	中	66.35	15	70.33	19	68.29	19
北　京	东	60.03	29	74.96	17	67.31	20
福　建	东	65.98	16	68.19	22	67.06	21
浙　江	东	65.73	17	67.36	23	66.53	22
内蒙古	西	62.99	22	68.43	21	65.64	23
新　疆	西	64.65	20	64.51	28	64.58	24
青　海	西	65.04	19	62.73	29	63.91	25
辽　宁	东	60.45	28	66.41	24	63.36	26

续表

省(区、市)	区域	中药材产值得分	排名	中药相关药品生产企业数得分	排名	第二产业得分	第二产业排名
海　南	东	61.78	25	64.63	27	63.17	27
上　海	东	60.03	29	66.41	24	63.14	28
宁　夏	西	63.45	21	62.49	30	62.98	29
天　津	东	60.03	29	65.10	26	62.50	30
西　藏	西	61.23	26	61.54	31	61.38	31

从东、中、西部区域发展来看，我国东部地区中医药第二产业平均排名为19.45，排名最前的为广东省，排名第3，排名最靠后的为天津市，排名第30，极差为27，高于中部极差，低于西部极差，但平均排名为三区域最低。我国中部地区中医药第二产业平均排名为10.38，为三区域最高，证明中部地区平均排名在三区域中最靠前。其中中部排名最前的省为黑龙江省，排名第2，排名最后的为山西省，排名第19。与第一产业相似的是，西部地区仍为极差最大的地区，平均排名为16.58，涵盖了排名首位与末尾的省份，其中云南省在第二产业得分排名中居第1。可以看出，不同省（区、市）在区域内发展不均衡，其中西部地区各省（区、市）间第二产业发展差距最大，中部地区各省（区、市）发展相对均衡（见表12）。

表12　2019年我国中医药第二产业分区域排名情况

区域	均值	最大值	最小值	极差
东部地区	19.45	30	3	27
中部地区	10.38	19	2	17
西部地区	16.58	31	1	30

（3）中药材产值

2019年我国各省（区、市）中药材产值平均为99.7亿元，极大值为445.3亿元，极小值为0.3亿元，极大值是极小值的1484倍，地区间发展差异显著。据测算，我国各省（区、市）中药材产值高于400亿元的有云南省，产值处于300亿~400亿元的有黑龙江省，产值处于200亿~300亿元之间的有河南省和贵州省，产值处于100亿~200亿元之间的省（区、市）有8个，产值低于100亿元的省（区、市）有19个，在31个省（区、市）中仍占大多数。排名前五的省分别为云南、黑龙江、河南、贵州、湖南，均为西部和中部区域，排名后五的省（市）分别为江苏省、辽宁省、北京市、天津市、上海市，均为东部省（市），排名后五位省（市）中药材产值总和加起来仅19.3亿元，低于排名第25的海南省单省中药材产值（见表13）。

表13　2019年我国31个省（区、市）中药材产值及得分排名

单位：亿元

省(区、市)	区域	中药材产值	得分	排名
云　南	西	445.3	100.00	1
黑龙江	中	390.1	95.04	2
河　南	中	296.5	86.63	3
贵　州	西	221.1	79.86	4
湖　南	中	185.6	76.67	5
河　北	东	154.1	73.84	6
甘　肃	西	134.8	72.11	7
湖　北	中	115.2	70.35	8
广　西	西	111.1	69.98	9
重　庆	西	110.4	69.92	10
广　东	东	108.0	69.70	11
陕　西	西	107.0	69.61	12
四　川	西	82.5	67.41	13
山　东	东	77.9	67.00	14
山　西	中	70.7	66.35	15
福　建	东	66.6	65.98	16
浙　江	东	63.8	65.73	17
安　徽	中	63.1	65.67	18
青　海	西	56.1	65.04	19
新　疆	西	51.8	64.65	20
宁　夏	西	38.4	63.45	21
内蒙古	西	33.3	62.99	22
吉　林	中	32.0	62.87	23
江　西	中	23.0	62.07	24

续表

省(区、市)	区域	中药材产值	得分	排名
海　南	东	19.8	61.78	25
西　藏	西	13.7	61.23	26
江　苏	东	13.4	61.20	27
辽　宁	东	5.0	60.45	28
北　京	东	0.3	60.03	29
天　津	东	0.3	60.03	29
上　海	东	0.3	60.03	29

分区域看，我国东部地区中药材产值均值为46.3亿元，河北省在东部地区中产值最高，为154.1亿元，广东省排名第二，产值为108.0亿元。最小值为北京市、上海市、天津市，产值均为0.3亿元，东部地区中药材产值均值最低，但极差在三区域中最小。中部八省份中药材产值均值为147.0亿元，为三区域中最高，其中排名最前的为黑龙江省，江西省在中部地区排名末尾。西部地区中药材产值均值低于中部地区，高于东部地区，为117.0亿元，但极差在三区域中最大，达431.6亿元（见表14）。

表14　2019年我国分区域中药材产值统计描述

单位：亿元

区域	均值	最大值	最小值	极差
东部地区	46.3	154.1	0.3	153.8
中部地区	147.0	390.1	23.0	367.1
西部地区	117.0	445.3	13.7	431.6

2018年、2019年该指标排名前五的省均为云南省、黑龙江省、河南省、贵州省、湖南省，但排名略有不同，云南省从2018年至2019年，中药材产值增长56.52%，排名从第三上升至首位。黑龙江省2018~2019年，中药材产值虽上升了22.29%，但排名下降了一位，从首位下降至第二位。河南省两年产值变动情况不大，2019年较2018年略微上升，为2.1%，排名下降一位。贵州省以及湖南省两年产值有不同程度的增长，排名无变动。排名

后五的省（市）在两年中也趋于一致，分别有江苏省、辽宁省、北京市、天津市、上海市。在31个省（区、市）中，有25个省（区、市）2019年中药材产值较2018年有所增长，增长幅度为0.49% ~200%，平均增长幅度为24.6%。有五个省（区、市）产值有所下降，分别为新疆维吾尔自治区、福建省、内蒙古自治区、上海市、西藏自治区，其中新疆和福建两地略有下降，西藏自治区产值下降幅度最大，为54.79%。整体上看，我国31个省（区、市）中药材产值呈现上升趋势（见表15）。

表15　2018年、2019年我国31个省（区、市）中药材产值和增幅及排名

区域	省(区、市)	2018年			2019年			增幅(%)	排名变化
		产值（亿元）	得分	排名	产值（亿元）	得分	排名		
西	云　南	284.5	95.7	3	445.3	100.0	1	56.52	+2
中	黑龙江	319.0	100.0	1	390.1	95.0	2	22.29	-1
中	河　南	290.4	96.4	2	296.5	86.6	3	2.10	-1
西	贵　州	194.7	84.4	4	221.1	79.9	4	13.56	0
中	湖　南	150.9	78.9	5	185.6	76.7	5	23.00	0
东	河　北	115.3	74.5	7	154.1	73.8	6	33.65	+1
西	甘　肃	119.7	75.0	6	134.8	72.1	7	12.61	-1
中	湖　北	72.1	69.0	14	115.2	70.3	8	59.78	+6
西	广　西	91.2	71.4	9	111.1	70.0	9	21.82	0
西	重　庆	86.5	70.8	11	110.4	69.9	10	27.63	1
东	广　东	88.7	71.1	10	108.0	69.7	11	21.76	-1
西	陕　西	91.5	71.5	8	107.0	69.6	12	16.94	-4
西	四　川	82.1	70.3	12	82.5	67.4	13	0.49	-1
东	山　东	73.9	69.3	13	77.9	67.0	14	5.41	-1
中	山　西	65.0	68.2	16	70.7	66.4	15	8.77	1
东	福　建	69.6	68.7	15	66.6	66.0	16	-4.31	-1
东	浙　江	59.9	67.5	17	63.8	65.7	17	6.51	0
中	安　徽	56.6	67.1	18	63.1	65.7	18	11.48	0
西	青　海	54.3	66.8	19	56.1	65.0	19	3.31	0
西	新　疆	53.7	66.7	20	51.8	64.7	20	-3.54	0
西	宁　夏	34.4	64.3	22	38.4	63.4	21	11.63	1
西	内蒙古	38.3	64.8	21	33.3	63.0	22	-13.05	-1

续表

区域	省(区、市)	2018年			2019年			增幅(%)	排名变化
		产值(亿元)	得分	排名	产值(亿元)	得分	排名		
中	吉林	23.4	62.9	24	32.0	62.9	23	36.75	1
中	江西	21.8	62.7	25	23.0	62.1	24	5.50	1
东	海南	18.9	62.4	26	19.8	61.8	25	4.76	1
西	西藏	30.3	63.8	23	13.7	61.2	26	-54.79	-3
东	江苏	13.1	61.6	27	13.4	61.2	27	2.29	0
东	辽宁	4.7	60.6	28	5.0	60.4	28	6.38	0
东	北京	0.1	60.0	30	0.3	60.0	29	200.00	1
东	天津	0.0	60.0	31	0.3	60.0	29	—	2
东	上海	0.4	60.1	29	0.3	60.0	29	-25.00	0

（4）中药相关药品生产企业数

药品相关生产企业可从事与药品生产有关的活动，如中药饮片与中成药的开发研制等。该指标可用于反映中药相关加工产业的发展现状。从总体上看，截至2021年6月1日，我国中药相关药品生产企业共有3960家，不同省份之间生产企业数从13至337家不等。排名前五的省分别为广东省、四川省、安徽省、吉林省、河北省。其中广东省排名居首，相关药品生产企业为337家。相关药品生产企业高于100家的有18个省（区、市），有13个省（区、市）相关企业低于100家，其中排名后五的省（区）分别为海南省、新疆维吾尔自治区、青海省、宁夏回族自治区、西藏自治区，企业数均值约为27家。其中西藏自治区的相关企业数为13家，排在31个省（区、市）末位（见表16）。

表16　2019年我国31个省（区、市）中药相关药品生产企业数及得分与排名

单位：家

省(区、市)	区域	中药相关药品生产企业数	得分	排名
广东	东	337	100.00	1
四川	西	321	98.10	2
安徽	中	264	91.34	3

续表

省(区、市)	区域	中药相关药品生产企业数	得分	排名
吉　林	中	219	85.99	4
河　北	东	198	83.50	5
云　南	西	186	82.08	6
广　西	西	184	81.84	7
河　南	中	176	80.89	8
江　西	中	175	80.77	9
山　东	东	170	80.18	10
黑龙江	中	151	77.92	11
江　苏	东	145	77.21	12
湖　南	中	143	76.97	13
甘　肃	西	143	76.97	13
贵　州	西	142	76.85	15
湖　北	中	127	75.07	16
北　京	东	126	74.96	17
陕　西	西	103	72.23	18
山　西	中	87	70.33	19
重　庆	西	76	69.02	20
内蒙古	西	71	68.43	21
福　建	东	69	68.19	22
浙　江	东	62	67.36	23
辽　宁	东	54	66.41	24
上　海	东	54	66.41	24
天　津	东	43	65.10	26
海　南	东	39	64.63	27
新　疆	西	38	64.51	28
青　海	西	23	62.73	29
宁　夏	西	21	62.49	30
西　藏	西	13	61.54	31

分区域看，我国东部地区中药相关药品生产企业数均值居中，均值为117.9家，其中最大值为广东省337家，最小值为海南省39家，极差为298家；中部均值最高，为167.8家，其中最大值为安徽省264家，最小值为山

西省87家，极差为177家，虽然中部地区均值为三区域最高，但极差在三区域中最小；西部12个省（区、市）中药相关药品生产企业数均值为110.1家，其中极大值为四川省，拥有321家中药相关药品生产企业。可以看出，我国中部地区中药相关药品生产企业数省（区、市）间差异最小，而东部和西部地区，极差均在300左右（见表17）。

表17　2019年我国分区域中药相关药品生产企业数统计描述

单位：家

区域	均值	最大值	最小值	极差
东部地区	117.9	337	39	298
中部地区	167.8	264	87	177
西部地区	110.1	321	13	308

3.第三产业

（1）第三产业发展概述

第三产业主要是指创造无形财富的生产部门，主要包括商业、服务业。中药商业是指流转中药的药农、药商、药厂、药店（包括医院的药房）和统筹中医药管理的相关医疗行政部门之间形成的产销链，是当前我国中医药第三产业的重要组成部分。中医药第三产业发展评价指标包括中成药类销售额占比、中药材类销售额占比以及中药相关药品经营企业数三个指标。在中医药第三产业发展上，得分测算标准为：以三个指标的得分数据为基础，结合两轮专家咨询结果所得权重，计算31个省（区、市）中医药第三产业综合得分，得分在一定程度上反映各省份中药商业的发展现状，为各省（区、市）加强中医药产业发展提供参考性依据。

（2）第三产业总排名

从得分和排名数据来看，2019年在中医药第三产业的省际发展中，第三产业综合排名前五的省（市）分别为广东省、北京市、浙江省、上海市和江苏省，均为东部省（市），说明东部地区市场流通状态较中西部地区更为活跃。广东省位居榜首，其中中成药类销售额占比以及中药相关药品经营企业数得分均为100，居首位；中药材类销售额占比得分排名第3，广东省中医药第三产业总体得分居首位。排名第2的北京市在中成药类销售额占比以及中药材类销售额占比两个指标上的表现均位于前列，但中药相关药品经营企业数得分仅为61.42，排名第27。浙江省发展相对均衡，三个指标得分排名均位于前五，总排名第3。上海市与北京市表现类似，两个销售额占比指标排名较前，中药相关药品经营企业数排名相对靠后，排第29。第三产业综合排名后五的省（区）分别为内蒙古自治区、宁夏回族自治区、海南省、西藏自治区、青海省，其中以西部地区为主，占比80%。整体看来，各省（区、市）两个指标的排名表现存在一定的差距，且在三产得分排名上，存在着较为明显的东西部差异（见表18）。

表18　2019年我国31个省（区、市）中医药第三产业发展评价得分及排名

省(区、市)	区域	中成药类销售额占比得分	排名	中药材类销售额占比得分	排名	中药相关药品经营企业数得分	排名	第三产业得分	第三产业排名
广　东	东	100.00	1	89.45	3	100.00	1	96.09	1
北　京	东	95.16	2	100.00	1	61.42	27	86.39	2
浙　江	东	83.44	5	86.33	4	76.58	3	82.36	3
上　海	东	84.03	4	93.25	2	60.54	29	80.09	4
江　苏	东	86.47	3	72.21	9	70.74	12	76.26	5
四　川	西	75.50	10	72.15	10	80.16	2	75.72	6
山　东	东	77.23	7	75.33	6	73.32	7	75.30	7
湖　南	中	73.10	11	72.23	8	74.64	4	73.26	8
河　南	中	78.40	6	68.53	11	73.61	6	73.24	9
河　北	东	67.27	17	79.26	5	70.10	13	72.61	10
重　庆	西	75.77	8	73.07	7	68.57	14	72.51	11
安　徽	中	75.56	9	61.47	25	72.59	8	69.41	12
湖　北	中	64.80	24	66.32	12	74.04	5	68.26	13
广　西	西	66.28	21	64.86	15	71.88	10	67.51	14
陕　西	西	68.03	16	62.77	17	71.79	11	67.26	15
辽　宁	东	66.83	18	61.81	22	72.12	9	66.62	16
云　南	西	71.38	13	65.75	13	61.18	28	66.10	17
黑龙江	中	69.97	14	61.79	23	66.43	17	65.83	18

续表

省(区、市)	区域	中成药类销售额占比得分	排名	中药材类销售额占比得分	排名	中药相关药品经营企业数得分	排名	第三产业得分	第三产业排名
福 建	东	63.87	26	64.95	14	68.04	15	65.58	19
天 津	东	72.83	12	62.18	21	62.25	25	65.57	20
江 西	中	68.11	15	63.20	16	64.67	20	65.21	21
吉 林	中	66.71	19	62.58	19	65.94	18	64.94	22
山 西	中	65.39	22	61.36	26	67.73	16	64.63	23
甘 肃	西	65.05	23	62.67	18	64.11	22	63.87	24
贵 州	西	66.47	20	62.30	20	62.66	23	63.73	25
新 疆	西	63.34	27	60.34	29	64.65	21	62.63	26
内蒙古	西	60.95	30	60.13	30	65.59	19	62.10	27
宁 夏	西	61.89	28	61.52	24	61.43	26	61.61	28
海 南	东	61.23	29	61.19	27	62.32	24	61.56	29
西 藏	西	64.23	25	60.00	31	60.11	31	61.37	30
青 海	西	60.77	31	60.75	28	60.23	30	60.59	31

从东、中、西部区域发展来看，我国东部地区中医药第三产业平均排名为10.55，排名最前的为广东省，排名最靠后的为海南省，排名第29，极差为28，东部地区在三个区域中均值最低，即平均排名最高，但是极差最大，即区域内发展最不均衡。中部地区平均排名为15.75，较东部地区排名靠后，较西部地区排名靠前，其中中部排名最前的为湖南省，排名最后的为山西省（排名第23）。西部地区平均排名为21.17，排名最前的为四川省，排名第6，排名最后的为青海省，居第31位。可以看出，不同省份在区域内发展不均衡，其中东部地区内部第三产业发展差距最大，中部地区发展相对均衡（见表19）。

表19　2019年我国中医药第三产业分区域排名情况

区域	均值	最大值	最小值	极差
东部地区	10.55	29	1	28
中部地区	15.75	23	8	15
西部地区	21.17	31	6	25

（3）中成药类销售额占比

《2020 药品流通行业运行统计分析报告》显示，全国药品流通市场销售规模稳步扩大，但增速放缓。统计报告显示，全国七大类医药商品销售总额 24149 亿元，扣除不可比因素，同比增长 2.4%，增速同比放慢 6.2 个百分点。从销售额体量来看，2020 年我国 31 个省（区、市）中成药区域销售额平均值约为 110 亿元，总额超过 3413 亿元。中成药销售额超百亿省（市）共有 13 个，分别为广东省、北京市、江苏省、上海市、浙江省、河南省、山东省、重庆市、安徽省、四川省、湖南省、天津市、云南省，较 2017 年新增 3 个。广东省销售总额位居第一，达 3792380 万元，占比 11.11%；北京市为 3333651 万元，占比 9.76%；江苏省、上海市、浙江省分别为 2509577 万元、2278387 万元、2222062 万元。中成药销售额位于 50 亿～100 亿元之间的省（区）共有 9 个，分别为黑龙江省、江西省、陕西省、河北省、辽宁省、吉林省、贵州省、广西壮族自治区、山西省，销售额大于 10 亿元且小于 50 亿元的省（区）有 7 个，分别为甘肃省、湖北省、西藏自治区、福建省、新疆维吾尔自治区、宁夏回族自治区、海南省；内蒙古自治区、青海省中成药销售额低于 10 亿元（见表 20）。

表 20　2020 年各省（区、市）中成药销售额频率分布

类别	频率(个)	百分比(%)	有效百分比(%)	累计百分比(%)
销售额≤100000 万元	2	0.47	0.47	0.47
100000 万～200000 万元	2	0.87	0.87	1.34
200000 万～300000 万元	0	0	0	1.34
300000 万～400000 万元	2	2	2	3.34
400000 万～500000 万元	3	3.91	3.91	7.25
500000 万～600000 万元	2	3.24	3.24	10.49
600000 万～700000 万元	4	7.58	7.58	18.07
700000 万～800000 万元	2	4.48	4.48	22.55
800000 万～900000 万元	0	0	0	22.55
900000 万～1000000 万元	1	2.77	2.77	25.32
销售额在 100 亿元以上	13	74.67	74.67	100
总　计	31	100	100	

从地区来看，2020 年我国中成药类销售额最高的是广东省，占全国销售额比重超过 10%，排名前五的还有北京市、江苏省、上海市、浙江省，均为东部省（市），销售额总量为 14136057 万元，占全国中成药销售额 41.4%。排名处于后 10 位的省（区、市）分别为山西省、甘肃省、湖北省、西藏自治区、福建省、新疆维吾尔自治区、宁夏回族自治区、海南省、内蒙古自治区、青海省，总销售额 2988701 万元，占全国中成药销售市场的 8.74%，进步空间巨大（见表 21）。

表 21　2020 年我国 31 个省（区、市）中成药类销售额及占比得分排名

单位：万元，%

省(区、市)	区域	中成药类销售额	中成药类销售额占比	得分	排名
广　东	东	3792380	11.11	100.00	1
北　京	东	3333651	9.76	95.16	2
江　苏	东	2509577	7.35	86.47	3
上　海	东	2278387	6.67	84.03	4
浙　江	东	2222062	6.51	83.44	5
河　南	中	1744847	5.11	78.40	6
山　东	东	1633748	4.79	77.23	7
重　庆	西	1494698	4.38	75.77	8
安　徽	中	1475492	4.32	75.56	9
四　川	西	1469214	4.30	75.50	10
湖　南	中	1242088	3.64	73.10	11
天　津	东	1216825	3.56	72.83	12
云　南	西	1078862	3.16	71.38	13
黑龙江	中	945409	2.77	69.97	14
江　西	中	769375	2.25	68.11	15
陕　西	西	761715	2.23	68.03	16
河　北	东	689563	2.02	67.27	17
辽　宁	东	647299	1.90	66.83	18
吉　林	中	636026	1.86	66.71	19
贵　州	西	613293	1.80	66.47	20
广　西	西	595765	1.75	66.28	21
山　西	中	511094	1.50	65.39	22
甘　肃	西	479063	1.40	65.05	23

续表

省(区、市)	区域	中成药类销售额	中成药类销售额占比	得分	排名
湖　北	中	455347	1.33	64.80	24
西　藏	西	400680	1.17	64.23	25
福　建	东	367237	1.08	63.87	26
新　疆	西	316199	0.93	63.34	27
宁　夏	西	178846	0.52	61.89	28
海　南	东	116985	0.34	61.23	29
内蒙古	西	90381	0.26	60.95	30
青　海	西	72869	0.21	60.77	31

分区域看，在各地区中成药销售额上，东部地区仍占市场主体，东部地区中成药类销售总额均值约为170.98亿元，最大值为广东省，约379.24亿元，最小值为海南省，约11.70亿元，极差为三个区域最高，超367亿元。中部地区中成药类销售总额均值约为97.25亿元，最大值为河南省，约174.48亿元，最小值为湖北省，约45.53亿元，极差最小。西部地区中成药类销售总额均值约为62.93亿元，最大值为重庆市149.47亿元，最小值为青海省7.29亿元。东部地区中成药市场流通性更强，东部地区更为发达的经济和交通物流体系为中成药市场流通提供了良好的条件以及社会环境。东、中、西部地区间以及地区内部存在发展差距（见表22）。

表22　2020年我国分区域中成药类销售总额统计描述

单位：万元

区域	均值	最大值	最小值	极差
东部地区	1709792	3792380	116985	3675395
中部地区	972460	1744847	455347	1289500
西部地区	629299	1494698	72869	1421829

2017～2020年中药行业销售总额稳中有升，集约化程度继续提高，显现出长期向好的态势。其中2020年较2017年上升的省（区、市）共有18个，销售额平均增幅为37.22%。下降的省（区、市）有12个，销售额平

均降幅为15.38%，分别为江苏省、河北省、浙江省、内蒙古自治区、山西省、云南省、山东省、宁夏回族自治区、重庆市、辽宁省、海南省和湖北省（见表23）。

表23　2017年、2020年我国31个省（区、市）中成药类销售额占比、增幅及排名变化

单位：%

省(区、市)	区域	2017年		2020年		销售额增幅	排名变化
		中成药类销售额占比	排名	中成药类销售额占比	排名		
广　东	东	11.16	1	11.11	1	13.43	0
北　京	东	9.59	2	9.76	2	16.01	0
江　苏	东	8.47	3	7.35	3	-1.16	0
上　海	东	4.41	7	6.67	4	72.49	+3
浙　江	东	7.58	4	6.51	5	-2.22	-1
河　南	中	4.15	8	5.11	6	40.39	+2
山　东	东	6.47	5	4.79	7	-15.73	-2
重　庆	西	6.34	6	4.38	8	-21.26	-2
安　徽	中	2.26	18	4.32	9	118.34	+9
四　川	西	2.82	13	4.30	10	73.89	+3
湖　南	中	3.54	10	3.64	11	17.06	-1
天　津	东	3.13	11	3.56	12	29.72	-1
云　南	西	4.00	9	3.16	13	-10.02	-4
黑龙江	中	2.29	16	2.77	14	37.70	+2
江　西	中	2.11	19	2.25	15	21.43	+4
陕　西	西	2.28	17	2.23	16	11.59	+1
河　北	东	2.34	15	2.02	17	-1.59	-2
辽　宁	东	2.89	12	1.90	18	-25.15	-6
吉　林	中	1.55	23	1.86	19	37.01	+4
贵　州	西	1.76	21	1.80	20	16.19	+1
广　西	西	1.68	22	1.75	21	18.36	+1
山　西	中	1.83	20	1.50	22	-6.55	-2
甘　肃	西	0.97	24	1.40	23	64.12	+1
湖　北	中	2.71	14	1.33	24	-43.89	-10
西　藏	西	0	31	1.17	25	—	+6
福　建	东	0.96	25	1.08	26	27.30	-1

续表

省(区、市)	区域	2017 年		2020 年		销售额增幅	排名变化
		中成药类销售额占比	排名	中成药类销售额占比	排名		
新 疆	西	0. 91	26	0. 93	27	16. 56	-1
宁 夏	西	0. 73	27	0. 52	28	-18. 29	-1
海 南	东	0. 58	28	0. 34	29	-33. 01	-1
内蒙古	西	0. 32	29	0. 26	30	-5. 67	-1
青 海	西	0. 18	30	0. 21	31	38. 41	-1

（4）中药材类销售额占比

从31个省（区、市）来看，2020年我国中药材类销售额最高的是北京市，销售额占比达14.83%，排名前五的还有上海市、广东省、浙江省、河北省。排名前五的省（市）销售额总量为3054968万元，占全国中药材销售总额的54.97%，占据了全国中药材大部分市场，且均为东部省（市）。排名处于后10位的省区分别为辽宁省、黑龙江省、宁夏回族自治区、安徽省、山西省、海南省、青海省、新疆维吾尔自治区、内蒙古自治区和西藏自治区，总销售额为213568万元，占全国中药材销售额的比重为3.84%（见表24）。

表24　2020年我国31个省（区、市）中药材类销售额及占比得分排名

单位：万元，%

省(区、市)	区域	中药材类销售额	中药材类销售额占比	得分	排名
北 京	东	824013	14. 83	100. 00	1
上 海	东	684944	12. 32	93. 25	2
广 东	东	606764	10. 92	89. 45	3
浙 江	东	542389	9. 76	86. 33	4
河 北	东	396858	7. 14	79. 26	5
山 东	东	315887	5. 68	75. 33	6
重 庆	西	269280	4. 85	73. 07	7
湖 南	中	251855	4. 53	72. 23	8
江 苏	东	251545	4. 53	72. 21	9

续表

省(区、市)	区域	中药材类销售额	中药材类销售额占比	得分	排名
四　川	西	250382	4.51	72.15	10
河　南	中	175619	3.16	68.53	11
湖　北	中	130226	2.34	66.32	12
云　南	西	118389	2.13	65.75	13
福　建	东	101984	1.84	64.95	14
广　西	西	100186	1.80	64.86	15
江　西	中	65957	1.19	63.20	16
陕　西	西	56986	1.03	62.77	17
甘　肃	西	55090	0.99	62.67	18
吉　林	中	53087	0.96	62.58	19
贵　州	西	47460	0.85	62.30	20
天　津	东	44943	0.81	62.18	21
辽　宁	东	37297	0.67	61.81	22
黑龙江	中	36945	0.66	61.79	23
宁　夏	西	31380	0.56	61.52	24
安　徽	中	30379	0.55	61.47	25
山　西	中	27925	0.50	61.36	26
海　南	东	24526	0.44	61.19	27
青　海	西	15424	0.28	60.75	28
新　疆	西	6972	0.13	60.34	29
内蒙古	西	2720	0.05	60.13	30
西　藏	西	0	0.00	—	31

分区域看，2020 年我国东部地区销售额总量最大，东部地区销售额占全国比重为 68.94%，东部地区销售额均值为 348286.4 万元，排名最前的为北京市，销售额为 824013 万元，排名最后的为海南省，销售额为 24526 万元。中部地区均值为 96499.1 万元，排名最前的为湖南省，销售额为 251855 万元，排名最后的为山西省，销售额为 27925 万元。西部地区均值为 79522.4 万元，排名最前的为重庆市，销售额为 269280 万元，排名最后的为西藏自治区，销售额为 0（见表 25）。

表 25　2020 年我国分区域中药材类销售总额统计描述

单位：万元

区域	均值	最大值	最小值	极差
东部	348286.4	824013	24526	799487
中部	96499.1	251855	27925	223930
西部	79522.4	269280	0	269280

（5）中药相关药品经营企业数

药品相关经营企业可从事与药品经营有关的活动。从总体上看，截至 2021 年 6 月 1 日，我国中药相关药品经营企业共有 351310 家，不同省份生产企业数从 141 家至 52155 家不等。排名前五的省分别为广东省、四川省、浙江省、湖南省、湖北省。其中广东省居首位，相关药品经营企业数为 52155 家。有 16 个省（区、市）相关生产企业数高于 10000 家，有 15 个省（区、市）相关企业数低于 10000 家，其中排名后五的省（区、市）为北京市、云南省、上海市、青海省和西藏自治区，企业数均值约为 906 家。其中西藏自治区的相关企业为 141 家，排在 31 个省（区、市）末位（见表 26）。

表 26　截至 2021 年 6 月 1 日我国 31 个省（区、市）中药相关药品经营企业数及得分排名

单位：家

省(区、市)	区域	中药相关药品经营企业数	得分	排名
广　东	东	52155	100.00	1
四　川	西	26287	80.16	2
浙　江	东	21623	76.58	3
湖　南	中	19087	74.64	4
湖　北	中	18305	74.04	5
河　南	中	17751	73.61	6
山　东	东	17363	73.32	7
安　徽	中	16413	72.59	8
辽　宁	东	15798	72.12	9
广　西	西	15488	71.88	10
陕　西	西	15379	71.79	11
江　苏	东	14005	70.74	12
河　北	东	13166	70.10	13

续表

省(区、市)	区域	中药相关药品经营企业数	得分	排名
重　庆	西	11177	68.57	14
福　建	东	10485	68.04	15
山　西	中	10083	67.73	16
黑龙江	中	8382	66.43	17
吉　林	中	7748	65.94	18
内蒙古	西	7284	65.59	19
江　西	中	6088	64.67	20
新　疆	西	6057	64.65	21
甘　肃	西	5356	64.11	22
贵　州	西	3462	62.66	23
海　南	东	3028	62.32	24
天　津	东	2939	62.25	25
宁　夏	西	1868	61.43	26
北　京	东	1851	61.42	27
云　南	西	1536	61.18	28
上　海	东	708	60.54	29
青　海	西	297	60.23	30
西　藏	西	141	60.11	31

分区域看，2020 年我国东部地区中药相关药品经营企业数均值为 13920 家，其中最大值为广东省 52155 家，最小值为上海市 708 家，极差为 51447 家，均值和极差在三个区域中都最高；中部地区均值居中，为 12982 家，其中最大值为湖南省 19087 家，最小值为江西省 6088 家，极差为 12999 家；西部 12 个省（区、市）中药相关药品经营企业数均值为 7861 家，其中最大值为四川省，拥有 26287 家中药相关药品经营企业（见表 27）。

表 27　2020 年我国分区域中药相关药品经营企业数统计描述

单位：家

区域	均值	最大值	最小值	极差
东部	13920	52155	708	51447
中部	12982	19087	6088	12999
西部	7861	26287	141	26146

（三）中医药产业评价指标得分省际深度比较

1. 排名前五和排名后五的省（区、市）指标得分比较

排名前 5 的省如表 28 所示，分别为广东、云南、浙江、四川、河南，其中东部省份和西部省份各占两个，中部有一个，其中位于东部地区的有广东省和浙江省，云南省和四川省位于西部地区，河南省位于中部地区。从平均排名来看，排名前 5 省份的药材播种面积的平均排名为 11.2，中药保护品种数的平均排名为 9.4，药材产值的平均排名为 9，中药相关药品生产企业数的平均排名为 8，中成药类销售额占比的平均排名为 7，中药材类销售额占比的平均排名为 8.2，中药相关药品经营企业数的平均排名为 8。可以看出在排名前 5 的省中，中药相关药品生产企业数以及经营企业数和中成药类销售额占比对前五位省份排名领先的贡献度较大。

表 28　排名前 5 省份各指标得分及排名情况

省份	药材播种面积排名	中药保护品种数排名	中药材产值排名	中药相关药品生产企业数排名	中成药类销售额占比排名	中药材类销售额占比排名	中药相关药品经营企业数排名	总得分	总排名
广　东	20	5	11	1	1	3	1	87.24	1
云　南	4	7	1	6	13	13	28	79.73	2
浙　江	19	1	17	23	5	4	3	78.53	3
四　川	7	16	13	2	10	10	2	78.27	4
河　南	6	18	3	8	6	11	6	77.42	5

排名后 5 的省（区）分别为辽宁省、宁夏回族自治区、海南省、青海省和西藏自治区，其中位于东部地区的有两个，分别为辽宁省和海南省，位于西部地区的有三个，分别为宁夏回族自治区、青海省和西藏自治区。从平均排名来看，排名后 5 省（区）的药材播种面积的平均排名为 23.6，中药保护品种数的平均排名为 27.8，中药材产值的平均排名为 23.8，中药相关药

品生产企业数的平均排名为28.2，中成药类销售额占比的平均排名为26.2，中药材类销售额占比的平均排名为26.4，中药相关药品经营企业数的平均排名为24。可以看出在排名后5的省市中，中药保护品种数和中药相关药品生产企业数对排名后5的省（区）评价结果的影响较大（见表29）。

表29　排名后5省（区）各指标得分及排名

省(区、市)	药材播种面积排名	中药保护品种数排名	中药材产值排名	中药相关药品生产企业数排名	中成药类销售额占比排名	中药材类销售额占比排名	中药相关药品经营企业数排名	总得分	总排名
辽　宁	23	26	28	24	18	22	9	64.93	27
宁　夏	18	29	21	30	28	24	26	62.75	28
海　南	27	26	25	27	29	27	24	62.49	29
青　海	21	29	19	29	31	28	30	62.32	30
西　藏	29	29	26	31	25	31	31	60.98	31

中药相关药品生产企业数以及经营企业数、中成药类销售额占比对排名前5的省份的贡献较大，药材播种面积值得进一步关注。排名后5的省（区）在药材播种面积、中药相关药品经营企业数以及中药材产值三个指标上表现较差，中药保护品种数以及中药相关药品生产企业数是影响排名后5省区排名的主要因素。中医药产业各项指标应均衡发展，各地区需根据实际发展状况，针对薄弱产业加大政策投入和财政投入力度。

2. 提出建设“中医药强省”目标省份的中医药产业评价结果分析

截至2019年，我国共有19个省（区、市）提出建设“中医药强省”目标，分别是广东省、四川省、天津市、湖南省、江苏省、浙江省、湖北省、云南省、黑龙江省、广西壮族自治区、山西省、河北省、吉林省、安徽省、江西省、山东省、河南省、陕西省、青海省，其中“十一五”期间提出建设“中医药强省”目标的省（区、市）有8个，分别为广东省、四川省、天津市、湖南省、江苏省、浙江省、湖北省和云南省。从提出“中医药强省”政策的年份看，提出年份越早，其排名一般越靠前，如在“十一五”时期提出

"中医药强省"政策的省（市）除天津市处于第22位外，其余省（区、市）排名基本靠前，天津市在药材播种面积、中药材产值、中药相关药品生产企业数、中药相关药品经营企业数上排名均位于25名之后。提出建设"中医药强省"目标的19个省（区、市）在中医药产业上的平均排名是12.05，未提出"中医药强省"政策的12个省（区、市）在中医药产业上的平均排名是22.25，提出中医药强省政策的省（区、市）在中医药产业的平均排名上要优于未提出"中医药强省"政策的省（区、市），"中医药强省"政策有助于中医药产业发展（见表30）。

表30　提出建设"中医药强省"目标省（区、市）中医药产业评价得分及排名

省（区、市）	提出年份	药材播种面积排名	中药保护品种数排名	中药材产值排名	中药相关药品生产企业数排名	中成药类销售额占比排名	中药材类销售额占比排名	中药相关药品经营企业数排名	总得分	总排名
广东	2006	20	5	11	1	1	3	1	87.24	1
四川	2006	7	16	13	2	10	10	2	78.27	4
天津	2007	30	1	29	26	12	21	25	69.29	22
湖南	2007	13	11	5	13	11	8	4	75.27	9
江苏	2008	26	4	27	12	3	9	12	74.64	11
浙江	2008	19	1	17	23	5	4	3	78.53	3
湖北	2008	2	11	8	16	24	12	5	75.40	8
云南	2010	4	7	1	6	13	13	28	79.73	2
黑龙江	2011	16	11	2	11	14	23	17	74.57	12
广西	2011	12	26	9	7	21	15	10	70.24	19
山西	2013	17	18	15	19	22	26	16	67.46	24
河北	2016	10	11	6	5	17	5	13	75.73	7
吉林	2016	24	11	23	4	19	19	18	69.71	20
安徽	2016	11	18	18	3	9	25	8	72.96	15
江西	2017	14	16	24	9	15	16	20	69.62	21
山东	2017	22	3	14	10	7	6	7	76.68	6
河南	2017	6	18	3	8	6	11	6	77.42	5
陕西	2017	5	5	12	18	16	17	11	75.07	10
青海	2017	21	29	19	29	31	28	30	62.32	30
平均排名	—	14.68	11.68	13.47	11.68	13.47	14.26	12.42	—	12.05

从图1可以直观看出，提出建设“中医药强省”目标的19个省（区、市）中医药产业各指标平均排名较未提出建设“中医药强省”目标的12个省（区、市）均更低，即平均排名较前。中药保护品种数和中药相关药品生产企业数对未提出相关政策的省（区、市）影响较大，应当受到关注。提升中药工业水平，促进市场流通，完善中药产销链是促进地区中医药产业发展的重要举措。对已提出“中医药强省”政策的省（区、市）而言，药材播种面积以及中药材类销售额占比是影响其发展的两个主要因素。另外值得一提的是，自治区是我国少数民族的主要聚居地，大部分位于内陆，具有经济发展落后、地广人稀的特点。而这些地区也多是民族医药的发源地，民族医药属于中医药体系的一部分，有着独特的理论体系和用药种类，如藏药、蒙药、维药、壮药等。然而，我国的五个少数民族自治区，目前除广西壮族自治区外均未提出“中医药强省”政策，已经提出“中医药强省”政策的广西壮族自治区较其他自治区排名靠前，其他自治区整体排名均为20名之后。尤其西藏自治区在多个指标层面居于末位。这些自治区应加快出台

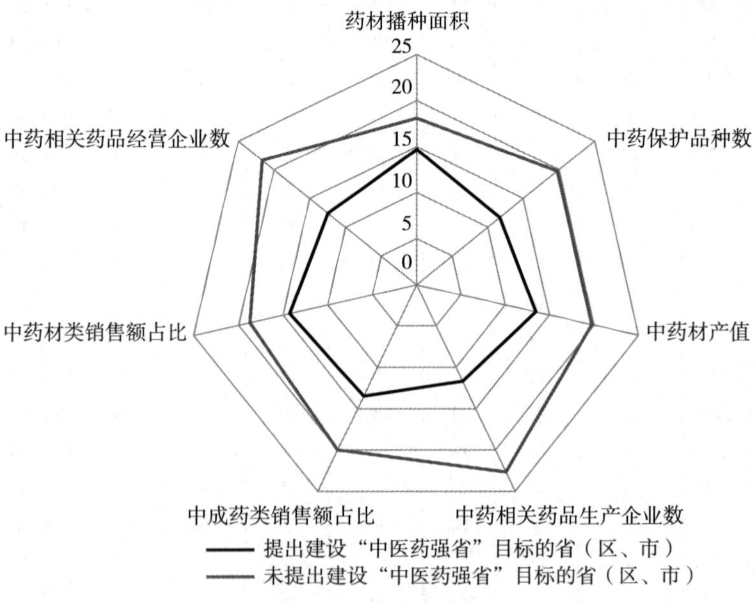

图1　已提出建设“中医药强省”和未提出建设“中医药强省”目标的省（区、市）各指标平均排名

“中医药强省”政策，加大中医药产业政策扶持力度，关注中医药产业产销链一体化发展，推进我国中医药产业全面发展。

3.2020年与2021年对比分析

与2020年报告相比，2021年报告中各省（区、市）的排名发生变化，其中排名上升的地区共17个，排名不变的地区有3个，排名下降的地区有11个，其中排名提升前五位的省份有河北省、黑龙江省、湖北省、吉林省和山东省，均为东中部地区，其中河北省从第17名上升到第7名，提升10个名次，主要由于2020年河北省第一产业存在数据缺失现象。总排名下降最明显的前三个省（区、市）分别为重庆市、宁夏回族自治区、贵州省，均为西部地区（见图3）。

四　小结与讨论

（一）中医药三次产业发展不均衡

中国31个省（区、市）在中医药三次产业上存在发展不均衡问题。31个省（区、市）中，分指标排名既有前5名又有排在20名之外的省（区、市）有15个，占比近50%，其中上海市中药材及中成药类销售额占比排名处于上游，药材播种面积指标排名却处于末位。广东省在中药相关药品经营企业数上具有明显优势，比排名第二的省份得分高近20，药材播种面积指标排名亦低于平均排名。我国各省（区、市）在中医药三次产业间发展不均衡，不同省（区、市）有各自的优势产业，如何在充分发挥自身产业优势的同时，协同发展其他产业，促进地区中医药产业共同发展，联通产销链，值得日后进一步研究。

（二）中医药产业区域发展不均衡

通过对中国中医药产业省际三次产业发展现状进行评价，发现三次产业在东中西区域间存在发展不均衡问题。从平均排名上看，西部地区在第一产

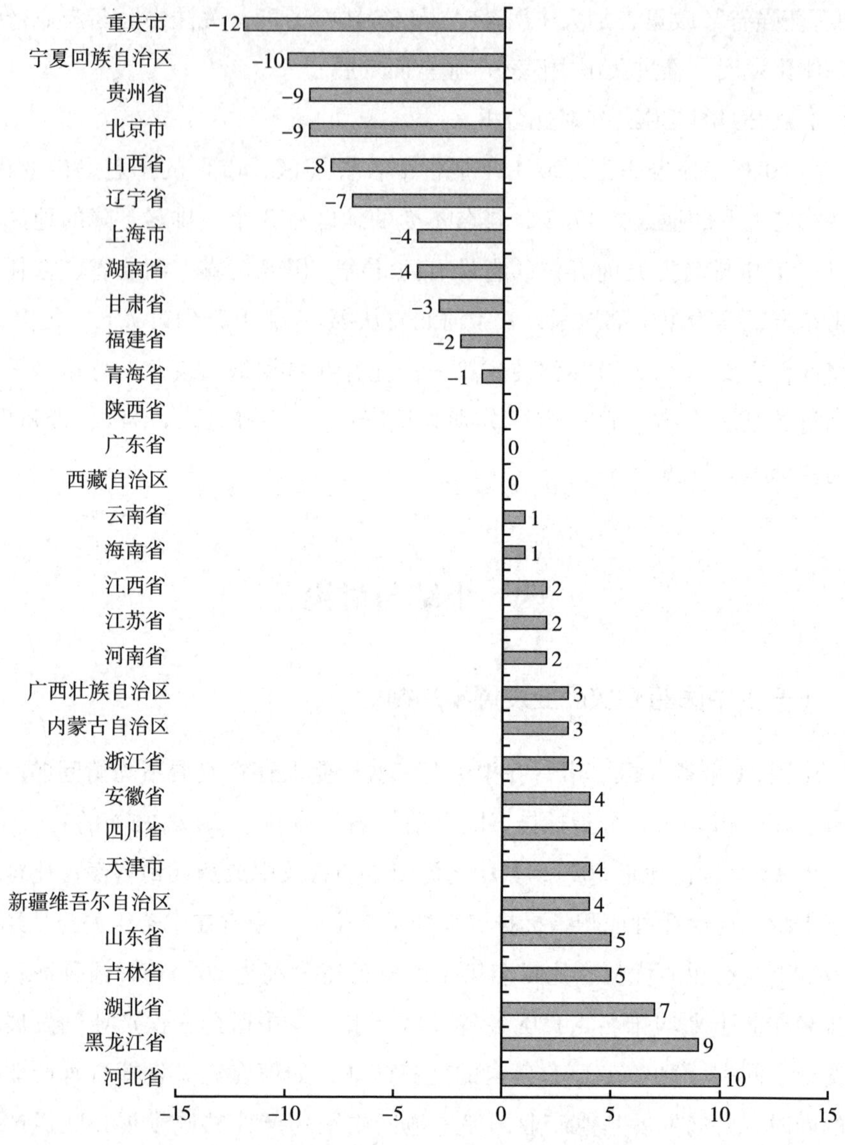

图 2　2021 版中医药产业传承创新发展评价排名变动情况

业上表现优异，中部地区在第二产业上排名较前，东部地区在第三产业即中药商业流通环节有优势。在药材播种面积、中药材产值上，我国东部地区表现较中西部明显落后，如在药材播种面积上，中西部均值均超过 10 万公顷，而东部地区仅为 3 万公顷。与此相反的是，在中成药类销售、中药材类销售、中药相关药品经营上，东部地区较中西部具有明显优势，西部地区在中药流通环节上明显落后。中医药三次产业发展具有明显的区域特色，西部农业发展较佳，东部流通业发展更强，中部相对均衡。中医药产业的发展离不开上中下游全产业链的共同发展，各省（区、市）应充分利用中医药产业发展的地区优势，做大做强中医药特色产业，并促进全产业链共同发展，促进我国中医药产业健康发展。

（三）“中医药强省”政策有助于中医药产业发展

通过对已提出建设“中医药强省”目标及未提出建设“中医药强省”目标的省（区、市）进行对比，发现已提出相关政策的省（区、市）排名平均排名显著低于未提出相关政策的省（区、市），即已提出相关政策的省（区、市）排名显著优于未提出相关政策的省（区、市），政策对于中医药产业发展有扶持作用。中药相关药品经营企业数和中药相关药品生产企业数对未提出相关政策的省（区、市）影响较大，对已提出“中医药强省”政策的省（区、市）而言，药材播种面积以及中药材类销售额占比是影响发展的两个主要因素。

中医药产业涉及由中药农业、中药工业、中药商业组成的一条产业链，中药制造业是其核心组成部分。中药材种植业属于中药农业范畴，农业是基础，是中医药三次产业健康发展的重要保障。工业在依靠农业的同时，能带动农业发展；农业在保障工业的同时，又能促进工业发展；二者相辅相成，工业对上衔接第一产业，对下连接第三产业，与农业和商业融合形成中药产销链，中药商业是中药产品流向市场的最终环节。所以，中药农业、中药工业、中药商业应建立起合作共赢、强强联合的对接机制，以品种作为连接桥梁，以利益作为连接纽带，用工业制造和营销策略创造基于道地药材的企业品牌，保证农业为工业输送原料，工业依靠农业发展，进而达到合作发展，携手共赢。近年来各省（区、市）对于中医药产业也相继出台了一系列规范和扶持性政策，后续如何进一步落实政策内容促进中医药产业发展，值得更多深入研究。

五　新的发现

本研究报告在上年基础上，在指标体系上，就指标进行增添完善，尤其是在上年以数量类指标为主的基础上，增添了质量类指标，在考虑药材播种面积情况下，也考虑了受保护的中药品种数量。虽然指标体系在上年基础上变动较大，但结合评价结果看，仍可发现几个有趣的现象：一是从地区层面看，广东省和云南省在两年（2020 年、2021 年）评价中均排名前三，尤其广东省两年排名均处于首位，表现出较强的稳健性，且广东省在第三产业即药品流通行业较各省（区、市）有明显优势，与处于第二位的地区拉开近 10 分差距。云南省在中医药第一产业、第二产业上有明显优势。二是从区域层面看，我国各省（区、市）在中医药三次产业中表现出明显的区域特色，两年的评价报告结果表明，西部地区省（区、市）占第一产业排名前五的大多数，2020 年评价报告中达 80%，2021 年为 60%；东部地区省（区、市）占第三产业排名前五的大多数，2020 年评价报告中为 80%，2021 年中医药第三产业排名前五省（区）均来自东部地区，占比 100%；通过对比不难发现，我国中医药产业发展具有明显的区域特征，西部地区在中医药第一产业上表现较为突出，东部地区中药市场流通领域更为发达。三是从是否提出“中医药强省”政策层面看，两年结果均表明，“中医药强省”政策的提出有利于促进中医药产业发展。

参考文献

邓晓欣、庞震苗、饶远立、田振明、闫志来、陈凯佳：《广东中药产业发展状况研究》，《卫生软科学》2021 年第 4 期。

张冬梅主编《产业经济学》，社会科学文献出版社，2013。

王俊豪主编《产业经济学》，高等教育出版社，2015。

《中共中央国务院关于促进中医药传承创新发展的意见》，http：//www. gov. cn/

zhengce/2019－10/26/content_ 5445336. htm。

《中医药发展战略规划纲要（2016～2030 年）实施监测方案》，http://gcs. satcm. gov. cn/zhengcewenjian/2018－11－08/8253. html。

季德、李林、王吓长、张伟、苏联麟、许金国、黄思勇、陆兔林：《中药饮片产业链质量控制标准进程与展望》，《南京中医药大学学报》2020 年第 5 期。

秦昆明、李伟东、张金连、张炳勋、朱岷、蔡宝昌：《中药制药装备产业现状与发展战略研究》，《世界科学技术－中医药现代化》2019 年第 12 期。

郑文科、魏建和、陈士林、孙晓波、马双成、张伯礼：《中药材品质提升基地共建共享模式和发展策略》，《世界科学技术－中医药现代化》2018 年第 11 期。

肖永庆、张村、刘颖、于定荣：《中药炮制学科和饮片产业传承与创新过程中几个值得探讨的问题》，《中国实验方剂学》2019 年第 1 期。

刘秋风、田侃、沈夕坤、刘雪竹：《中医药政策实施效果评估》，《中医》2018 年第 10 期。

马爱霞、邹子健、曹杨、余伯阳、邹健强：《我国中药产业现代化发展评价》，《中国药房》2009 年第 18 期。

邱鸿钟、袁杰：《现代卫生经济学》，科学出版社，2012。

B.4
中国中医药养生保健评价报告

许星莹　钟艾霖*

摘　要： 本报告从中医治未病服务及中医健康管理两个方面选取四个指标，利用德尔菲法通过两轮专家咨询确定权重，构建了中国中医药养生保健评价指标体系，对我国31个省（区、市）的中医药养生保健产业发展现状进行了评价，并选取2018年、2019年两年数据进行分析比较。结果显示，2019年全国31个省（区、市）中医药养生保健平均得分63.58，吉林省总体得分最高，为80.65分。第二至五名依次为云南省、陕西省、重庆市和宁夏回族自治区。2018年、2019年西部地区中医药养生保健指标平均排名均高于东部和中部地区，中医药养生保健产业整体情况良好，发展平稳并略有提升。提出建设“中医药强省”目标的省份在中医健康管理相关指标上相较未提出建设“中医药强省”目标的省份略具优势。本报告认为，我国中医药养生保健产业存在地域发展不一、指标发展不均的情况，需要构建中医药养生保健监管机制体制，完善中医药养生保健人才培养培训体系，鼓励支持中医药养生保健技术研发，加强中医药养生保健文化宣传。

关键词： 中医药　养生保健　治未病　健康管理

---

* 许星莹，广州中医药大学公共卫生与管理学院公共管理教研室主任，教授，硕士生导师，研究方向为卫生事业管理和医院管理；钟艾霖，广州中医药大学公共卫生与管理学院中医药管理学在读博士，研究方向为卫生政策、疾病负担。

中医药养生保健是中医学的重要组成部分，是中华文化和医学知识交融的成果，蕴涵着中华民族数千年来认识人体生命特征、维护身体强健机能以求延年益寿的理念精粹。中国古代即有“上医治未病，中医治欲病，下医治已病”的思想，注重“未病养生，防病于先”、“欲病救萌，防微杜渐”、“已病早治”、“掌握规律，防其传变”和“瘥后调摄，防其复发”，与现代健康管理中的预防和控制健康危险因素的理念不谋而合。

中医药养生保健越来越受到人们的关注，特别是随着中医药在防治常见病、多发病、慢性病中的疗效和作用日益得到国际社会的认可和接受，中医养生保健服务逐渐成为生活性服务业的重要组成部分，能够在提高公众健康素养、提升民众健康水平、满足人民健康需求、扩大服务消费、吸纳就业、拉动经济增长、促进经济转型等方面贡献力量，有着巨大的发展潜力。同时，发展中医药养生保健服务也有利于中医药传统思维与现代科技融合发展，促进中医药传承创新，为维护人类健康做出新的贡献。

一　中医药养生保健在中医药传承创新发展中的意义

（一）中医药养生保健的概念

根据国家中医药管理局《中国公民中医养生保健素养》及《国家中医药管理局关于促进中医养生保健服务发展的指导意见》有关定义，中医药养生保健，是指在中医药理论指导下，运用中医药（民族医药）理念、方法和技术，开展的保养身心、预防疾病、改善体质、增进健康的活动，包括非医疗机构和医疗机构提供的相关服务活动，服务内容主要包括中医健康状态辨识与评估、中医健康咨询指导、中医健康干预调理、中医健康教育等。中医养生保健的理念是顺应自然、阴阳平衡、因人而异，关注情志、饮食、起居、运动四个方面，强调全面保养、调理，从青少年做起，持之以恒。

（二）中医药养生保健在中医药传承创新发展中的意义

2019 年 10 月中共中央、国务院提出《关于促进中医药传承创新发展的意见》，明确提出“强化中医药在疾病预防中的作用……促进中医治未病健康工程升级。在国家基本公共卫生服务项目中丰富中医治未病内容，鼓励家庭医生提供中医治未病签约服务……大力普及中医养生保健知识和太极拳、健身气功（如八段锦）等养生保健方法，推广体现中医治未病理念的健康工作和生活方式”。可以说，以“治未病”为基本理念的中医药养生保健是中国传统医学的理论核心，是集中医保健、预防、养生、医疗、康复于一体的全过程预防哲学思想，体现了中医药预防保健的特色优势。中医治未病重视寻找疾病的根源，更适用于管理人民群众日益多样化的健康问题。

2021 年第七次全国人口普查结果显示，我国少儿人口比重回升，同时人口老龄化程度进一步加深。儿童及老人均为健康管理的重点人群，对医疗服务的需求较大，对于卫生服务体系产生更大的压力和挑战，亟须探寻医疗服务提质增效的方式途径。中医药具有“简、便、廉、验”的特点，能缓解当前我国卫生资源不足和广大人民群众“看病难、看病贵”的问题，有利于减轻患者医疗负担。中医药养生保健重视“未病先防”的预防理念，也有利于促进居民健康生活习惯的养成，达到减轻社会疾病负担的目的。

因此，结合中医治未病理念和中医药健康管理思维的中医药养生保健服务是符合我国当前社会经济发展水平，能满足人民日益增长的健康需要，进而服务健康中国战略的健康管理服务模式。促进中医药养生保健服务开展和质量升级，是中医药传承创新发展的积极体现，是对中医药在人民健康维护和促进上独特作用的大力弘扬，是促进全民健康水平提高的战略举措，具有惠及民生、构建和谐社会的重大意义。

（三）中医药养生保健发展现状

近年来，中医药养生保健在我国医疗卫生事业中的重要作用得到了党和政府的高度重视。中共中央、国务院及有关部门先后发布了《中医药健康服务发展规划（2015—2020 年）》《国务院关于促进健康服务业发展的若干意见》《“健康中国 2030”规划纲要》《中医药发展战略规划纲要（2016—2030 年）》等多个政策性文件，均对中医养生保健提出了政策性要求和指导性意见。此外，《中医药法》第四十四条明确规定“国家发展中医养生保健服务，支持社会力量举办规范的中医养生保健机构”。基于以上法律法规和政策文件，国家中医药管理局于 2016 年印发了《关于促进中医养生保健服务发展的指导意见》，围绕中医养生保健服务提供的要素提出了发展目标和具体策略措施。作为部门引导性文件，该《指导意见》体现了对中医养生保健服务行业的鼓励、支持、促进和规范。国家中医药管理局还于 2018 年组织起草完成了《中医养生保健服务规范（试行）》，以促进和规范中医养生保健服务发展，提高养生保健服务水平，推动中医药养生保健事业科学、有序发展。

在党和政府的政策支持下，中医药养生保健行业欣欣向荣，在医疗机构、社区医疗机构、社会机构、文化传播、人才培养等方面蓬勃发展。医疗机构方面，中医医院通过对现有人才、技术和设备设施等资源的整合利用，成立各具特色的“中医治未病中心”和养生保健服务部门，集中开展中医药养生保健服务；社区医疗机构也从注重单一的中医药服务逐步转变为中医医疗、预防、保健并重的综合服务，并积极运用中医药手段、技术引导居民开展中医药养生保健。社会机构方面，大批的社会非医疗机构开展多种形式的中医药养生保健服务，吸引了大量投资和关注。据调查统计，2013 年我国养生保健行业总体销售额已达 6500 亿元，民营资本投资比例高达 90% 以上，服务企业超过 140 万家，行业从业人员超过 5000 万人，且每年还在迅速增长。文化传播方面，随着群众健康意识的转变，中医药养生保健理念通过电视广播、报纸图书以及新媒体渠道广为传播。此外，在国家中医药管理局的推动和支持下，省（区、市）中医药文化宣传部门与电视台联合开展的“中医中药中国行”大型科普文化宣传活动，在培养民众对中医药养生保健的正确认知方面发挥了重要的正向促进作用。人才培养方面，2019 年教育部、国家卫生健康委、国家中医药管理局等 7 部门联合印发《关于教育支持社会服务产业发展提高紧缺人才培养培训质量的意见》，提出鼓励引导有条件的职业院校积极增设中医养生保健、康养休闲旅游服务等社会服务产业相关专业点。政策支持下，许多高等院校、中等职业院校均已开设中医预防保健相关专业，人力资源和社会保障部门也增加了保健按摩师、营养师、足部按摩师等相关从业人员的职业培训和资格鉴定，并制定了相关职业标准，以中医理论为指导的养生保健行业从业人员逐渐增多。

二 中医药养生保健评价指标体系构建

（一）数据来源

本报告基于数据可及性原则，使用的原始数据来源于国家中医药管理局发布的《全国中医药统计摘编》，人口总数据来源于国家统计局，并选取2018 年、2019 年两年数据进行分析比较。

（二）指标选取

结合前期数据收集情况，基于目的性原则，本报告主要从中医治未病、中医健康管理两个方面出发，选取每万人中医治未病人次数、每万人中医健康管理人数、0 ~3 岁儿童中医健康管理率、65 岁以上老人中医健康管理率四个指标评价各省（区、市）中医药养生保健发展水平。此外，结合全国各省（区、市）的人口分布情况，对部分绝对化指标进行相对化处理，各指标计算公式及代表意义如下。

（1）每万人中医治未病人次数 = 某省（区、市）中医类医院治未病科（中心）门诊服务人次数 ÷ 该省（区、市）总人口数 ×10000。该指标体现了各省（区、市）中医治未病服务整体开展情况和服务能力。

（2）每万人中医健康管理人数 = 某省（区、市）中医类医院中医药健康管理人次数 ÷ 该省（区、市）总人口数 ×10000。该指标体现各省（区、市）中医健康管理整体开展、普及情况。

（3）0～3 岁儿童中医健康管理率 = 某省（区、市）中医类医院 0～3 岁儿童中医健康管理人数 ÷ 该省（区、市）总人口数 × 100%。第七次全国人口普查结果显示，我国少儿人口比重回升，儿童作为健康管理的重点人群，适合开展以中医治未病为主的特色中医健康管理服务。该指标体现各省（区、市）0～3 岁儿童中医健康管理服务覆盖、开展情况。

（4）65 岁以上老人中医健康管理率 = 某省（区、市）中医类医院 65 岁以上老人中医健康管理人数 ÷ 该省（区、市）总人口数 × 100%。第七次人口普查结果显示，我国人口老龄化程度进一步加深，65 岁以上老人是健康管理的重点人群，该人群的慢性病患病率也是最高的，适合开展中医治未病为主的特色中医健康管理服务。该指标体现各省（区、市）65 岁以上老人中医健康管理服务覆盖、开展情况。

（三）指标权重

本报告邀请了相关领域专家，采用德尔菲法进行两轮专家咨询，对指标进行筛选、调整并确定各指标权重，最终得到中医药养生保健板块的评价指标体系及各指标权重，结果如表 1 所示。

表 1　2021 年中医药养生保健评价指标体系及各指标权重

一级指标	二级指标	三级指标	性质	权重
中医药养生保健	中医治未病服务	每万人中医治未病人次数	正向	0.269
		每万人中医健康管理人数	正向	0.242
		0～3 岁儿童中医健康管理率	正向	0.231
		65 岁以上老人中医健康管理率	正向	0.258

（四）指标概念解释

中医类医院：具有中医传统专科特色的临床科室，能运用中医中药防治疾病，满足人民群众对中医药服务需求的医疗机构，包括中医医院、中西医结合医院、民族医医院三类。

三　中医药养生保健评价结果

（一）中医药养生保健总得分省际比较

1.2019年我国31个省（区、市）中医药养生保健评价得分及排名

2019 年我国 31 个省（区、市）中医药养生保健发展水平各异，如表 2 所示。总体得分排名上，排名前五的省（区、市）分别为吉林省、云南省、陕西省、重庆市和宁夏回族自治区。其中总得分排名第 1 的吉林省在每万人中医健康管理人数及 65 岁以上老人中医健康管理率两项指标上排名亦为全国 31 个省（区、市）第 1，但在剩余两项指标上排名相对不突出，特别是每万人中医治未病人次数指标，该省排名仅第 17。类似的情况亦见于中医药养生保健总体排名全国第 3 的陕西省，该省在每万人中医健康管理人数、0～3 岁儿童中医健康管理率及 65 岁以上老人中医健康管理率三项指标上排名均为全国前三，但在每万人中医治未病人次数指标上仅为第 18，发展较不均衡。

2019 年中医药养生保健评价排名靠后的五个省（区、市）分别为新疆维吾尔自治区、黑龙江省、天津市、河南省和福建省。其中河南省在中医健康管理相关三项指标上的排名均为第 15，但因每万人中医治未病人次数一项指标存在短板，此项指标得分排名为全国第 27，致使该省中医药养生保健总体得分排名落后。

从分数上看，2019 年全国 31 个省（区、市）中医药养生保健平均得分为 63.58，仅吉林省整体得分超过 80，其次为云南省，该省份与吉林省分差不足 2 分。但第 2、3 位间分差较大，相差近 5 分。而自第 3 名的陕西省起，各省份得分下降较平稳，除个别情况外，前后两名得分差基本在 0～2 分。2019 年中医药养生保健指标得分极差为 26.63 分，分数离散程度较大，显示各省（区、市）中医药养生保健发展存在较大差距。

由于统计数据的缺失，北京市 0～3 岁儿童中医健康管理率，上海市及四川省每万人中医健康管理人数、0～3 岁儿童中医健康管理率及 65 岁以上老人中医健康管理率的得分皆计为 60。

2. 2018年、2019年31个省（区、市）中医药养生保健评价比较

本报告选取 2018 年、2019 年两年数据进行分析比较，全国 31 个省（区、市）中医药养生保健评价总得分及排名情况如表 3 所示。与 2018 年情况相比，2019 年排名正向变化最大的是吉林省，从 2018 年的全国第 24 提升至 2019 年的全国第 1，其他排名上升幅度较大的省份有山西省（上升 11 个名次）、湖南省（上升 9 个名次）和湖北省（上升 7 个名次）等。与之相对的，天津市中医药养生保健整体排名从 2018 年的全国第 7 下降至 2019 年的第 29，为两年下降幅度最大的省份。广东省（下降 13 个名次）、浙江省（下降 13 个名次）及江苏省（下降 12 个名次）也同样存在排名负向变化较大的情况。

部分省份在 2018 年、2019 年两年中，中医药养生保健指标的排名情况相对稳定，如黑龙江省、四川省和海南省两年排名均分别维持在第 30、17 和 14，其中黑龙江省连续两年排名均处于靠后位置，说明该省中医药养生保健开展情况较其他省（区、市）相对不足，需采取一定措施予以提升。而重庆市和宁夏回族自治区两年排名均处于全国前五，特别是重庆市自 2018 年的全国第 5 上升至 2019 年的第 4，说明重庆市中医药养生保健工作稳中有升。

全国 31 个省（区、市）中，有 24 个省（区、市）2019 年得分上升，平均上升 5.97 分，其中吉林省上升幅度最大，为 26.79 分；而有 7 个省份得分下降，平均下降 4.79 分，其中浙江省下降幅度最大，为 9.13 分。

3. 分区域中医药养生保健评价排名及比较

按地理位置将 31 个省（区、市）进行划分，分为东部、中部、西部三个地区，其中东部地区 11 个省（市），中部地区 8 个省，西部地区 12 个省（区、市），区域内各省份 2018 年、2019 年中医药养生保健平均排名信息如表 4 所示。从区域平均排名上看，这两年间西部地区中医药养生保健指标排

表 2　2019 年我国 31 个省(区、市)中医药养生保健各项指标评价得分及排名

省(区、市)	每万人中医治未病人次数		每万人中医健康管理人数		0~3 岁儿童中医健康管理率		65 岁以上老人中医健康管理率		总得分	总排名
	得分	排名	得分	排名	得分	排名	得分	排名		
北　京	100.00	1	61.15	23	60.00	29	60.61	26	71.19	6
天　津	44.49	24	61.68	21	61.38	25	61.56	18	56.96	29
河　北	42.81	25	63.96	14	66.92	14	63.17	14	58.75	24
山　西	45.21	22	65.64	11	69.46	12	64.57	10	60.76	18
内蒙古	71.47	6	60.75	27	60.21	27	60.75	23	63.50	11
辽　宁	39.53	26	65.32	12	65.12	16	64.83	9	58.21	26
吉　林	52.35	17	100.00	1	71.71	10	100.00	1	80.65	1
黑龙江	36.87	28	62.92	17	63.36	20	62.58	16	55.93	30
上　海	72.11	5	60.00	30	60.00	29	60.00	30	63.25	13
江　苏	56.21	11	60.78	26	61.02	26	60.67	25	59.58	21
浙　江	60.73	10	61.98	18	63.90	17	61.52	19	61.97	16
安　徽	35.89	30	66.95	8	74.68	6	65.22	8	59.94	20
福　建	47.65	21	60.99	25	62.19	23	60.73	24	57.61	27
江　西	49.54	20	61.57	22	62.37	22	61.31	21	58.46	25
山　东	54.54	14	61.78	19	63.14	21	61.43	20	60.06	19
河　南	37.65	27	63.68	15	65.69	15	63.03	15	56.98	28
湖　北	44.55	23	70.27	5	72.67	9	68.08	5	63.34	12

续表

省(区、市)	每万人中医治未病人次数		每万人中医健康管理人数		0~3岁儿童中医健康管理率		65岁以上老人中医健康管理率		总得分	总排名
	得分	排名	得分	排名	得分	排名	得分	排名		
湖　南	52.73	16	68.79	6	74.32	7	67.18	6	65.34	9
广　东	55.32	12	60.47	29	60.01	28	60.13	29	58.89	23
广　西	51.49	19	61.05	24	63.59	19	60.60	27	58.95	22
海　南	36.77	29	68.63	7	83.97	4	65.69	7	62.86	14
重　庆	54.56	13	75.46	4	88.37	3	72.20	4	71.98	4
四　川	63.70	8	60.00	30	60.00	29	60.00	30	61.00	17
贵　州	52.86	15	66.34	9	77.39	5	64.21	11	64.72	10
云　南	61.78	9	80.51	2	100.00	1	75.86	2	78.78	2
西　藏	67.31	7	60.50	28	62.01	24	60.25	28	62.62	15
陕　西	51.52	18	78.49	3	94.10	2	74.56	3	73.83	3
甘　肃	77.65	4	63.18	16	69.55	11	62.00	17	68.24	8
青　海	86.00	2	64.23	13	68.00	13	63.30	13	70.71	7
宁　夏	83.57	3	65.75	10	73.82	8	64.09	12	71.98	5
新　疆	31.86	31	61.68	20	63.71	18	61.24	22	54.02	31

注：由于篇幅限制，表中相关数据仅保留小数点后两位，实际计算时仍采用原始数据。余表同。

名均较为突出，区域平均排名高于东部和中部地区，且该区域 2019 年平均排名略高于 2018 年平均排名，说明西部地区中医药养生保健整体情况良好，发展平稳并略有提升。

2018 年东部地区 11 个省（市）中医药养生保健指标的平均排名高于中部地区 8 个省，而 2019 年中部地区排名优于东部地区，在两年比较中东中部地区出现平均排名更替的情况。

表 3　2018 年、2019 年 31 个省（区、市）中医药养生保健评价得分及排名

省(区、市)	2018 年		2019 年		省(区、市)	2018 年		2019 年	
	得分	排名	得分	排名		得分	排名	得分	排名
北　京	75.96	1	71.19	6	湖　北	57.02	19	63.34	12
天　津	65.44	7	56.96	29	湖　南	57.24	18	65.34	9
河　北	52.95	27	58.75	24	广　东	62.45	10	58.89	23
山　西	49.97	29	60.76	18	广　西	54.97	23	58.95	22
内蒙古	59.36	16	63.50	11	海　南	60.71	14	62.86	14
辽　宁	48.18	31	58.21	26	重　庆	70.21	5	71.98	4
吉　林	53.86	24	80.65	1	四　川	59.28	17	61.00	17
黑龙江	49.13	30	55.93	30	贵　州	61.33	13	64.72	10
上　海	59.71	15	63.25	13	云　南	64.77	8	78.78	2
江　苏	64.58	9	59.58	21	西　藏	62.13	12	62.62	15
浙　江	71.10	3	61.97	16	陕　西	69.83	6	73.83	3
安　徽	53.17	26	59.94	20	甘　肃	62.16	11	68.24	8
福　建	53.75	25	57.61	27	青　海	70.41	4	70.71	7
江　西	51.59	28	58.46	25	宁　夏	72.27	2	71.98	5
山　东	55.46	22	60.06	19	新　疆	56.32	20	54.02	31
河　南	55.93	21	56.98	28					

表 4　2018 年、2019 年分区域中医药养生保健平均排名

区域	省(区、市)	2018 年	2019 年
东部地区	北京市、天津市、河北省、辽宁省、上海市、江苏省、浙江省、福建省、山东省、广东省、海南省	14.91	19.82
中部地区	山西省、吉林省、黑龙江省、安徽省、江西省、河南省、湖北省、湖南省	24.38	17.88
西部地区	内蒙古自治区、广西壮族自治区、重庆市、四川省、贵州省、云南省、西藏自治区、陕西省、甘肃省、青海省、宁夏回族自治区、新疆维吾尔自治区	11.42	11.25

（二）中医药养生保健评价指标深度分析

1. 各指标省际分析

（1）每万人中医治未病人次数

每万人中医治未病人次数是某省（区、市）中医类医院治未病科（中心）门诊服务人次数与该省份年末常住人口数的比值。全国31个省（区、市）中，北京市、青海省及宁夏回族自治区3个省（区、市）的每万人中医治未病人次数的得分超过80，仅有10个省（区、市）此项得分高于60分。省际得分差距较大，极差为68.14分；从前后位分数差上看，排名前五的省（区、市）中，北京市得分遥遥领先，与第2名的青海省相差14分，而第2和第3名分差为2.43分。自第5名开始，前后名次得分差距缩小，大部分在0～3分之间，呈缓慢下降趋势，其中陕西省和广西壮族自治区此项得分差仅为0.03分。

考虑到各省（区、市）社会人口差异，2021版报告在比较各省（区、市）每万人中医治未病人次数的相对指标得分及排名的同时，对各省（区、市）中医治未病人次数的绝对指标计算得分及排名，并将绝对和相对指标进行比较，具体对比结果如表5所示。

通过对比可发现，在每万人中医治未病人次数指标上排名全国第2的青海省及第3的宁夏回族自治区，在中医治未病人次数指标上得分较低，排名分别为全国第27和第26；类似情况可见于西藏自治区，该省份在每万人中医治未病人次数方面排名为相对靠前的第7，但在绝对指标的中医治未病人次数上的排名下降至全国第30。与之相对，在中医治未病人次数上排名全国前五的广东省、四川省、山东省、江苏省和浙江省，在每万人中医治未病人次数指标上排名并不突出，名次分别为第12、第8、第14、第11和第10。

广东省、四川省、山东省、江苏省和浙江省均为我国人口大省，特别是广东省和山东省2019年末常住人口数已超1亿，分别为11521万人和10070万人，这些省份虽然中医治未病人次数较多，但在庞大的人口基数影响下，每万人中医治未病人次数指标排名仅为中游水平。另外，青海省、宁夏回族自治区和西藏自治区等省（区）人口相对稀少，相对指标虽然排名靠前，实际中医治未病人次数并不突出。由此可见，每万人中医治未病人次数的指标得分受地区年末常住人口数影响较大，在使用这一指标进行评估对比时，也需要考虑各省（区、市）的社会人口情况。

表5　2019年31个省（区、市）中医治未病人次数绝对指标与相对指标得分及排名

省(区、市)	年末常住人口（万人）	每万人中医治未病人次数		中医治未病人次数	
		得分	排名	得分	排名
北　京	2154	100.00	1	78.16	6
天　津	1562	44.49	24	29.61	28
河　北	7592	42.81	25	62.81	10
山　西	3729	45.21	22	46.49	22
内蒙古	2540	71.47	6	60.66	13
辽　宁	4352	39.53	26	43.92	24
吉　林	2691	52.35	17	45.73	23
黑龙江	3751	36.87	28	38.03	25
上　海	2428	72.11	5	59.84	14
江　苏	8070	56.21	11	85.04	4
浙　江	5850	60.73	10	78.22	5
安　徽	6366	35.89	30	48.23	21
福　建	3973	47.65	21	50.58	20
江　西	4666	49.54	20	56.99	16
山　东	10070	54.54	14	92.17	3
河　南	9640	37.65	27	62.26	11
湖　北	5927	44.55	23	57.76	15
湖　南	6918	52.73	16	73.86	7
广　东	11521	55.32	12	100.00	1
广　西	4960	51.49	19	61.07	12
海　南	945	36.77	29	19.04	31
重　庆	3124	54.56	13	51.36	19
四　川	8375	63.70	8	98.18	2
贵　州	3623	52.86	15	53.59	18
云　南	4858	61.78	9	72.52	8

续表

省(区、市)	年末常住人口(万人)	每万人中医治未病人次数		中医治未病人次数	
		得分	排名	得分	排名
西　藏	351	67.31	7	21.24	30
陕　西	3876	51.52	18	54.01	17
甘　肃	2647	77.65	4	67.28	9
青　海	608	86.00	2	35.71	27
宁　夏	695	83.57	3	37.10	26
新　疆	2523	31.86	31	26.95	29

本文选取2018年、2019年全国31个省（区、市）每万人中医治未病人次数指标得分情况，并对各省（区、市）排名情况及变化进行分析比较，如表6所示。

从排名上看，吉林省在两年间每万人中医治未病人次数排名的上升幅度最大，自2018年的第25名上升至2019年的第17名，其次为山西省（上升7个名次）、贵州省（上升5个名次）、广东省（上升4个名次）和广西壮族自治区（上升4个名次）等。与2018年相比，2019年天津市该指标排名从全国第4变为第24，为下降幅度最大的省份，新疆维吾尔自治区的排名也存在较大的负向变化，该自治区下降了13个名次。大部分省（区、市）两年间每万人中医治未病人次数排名变化幅度较小，其中青海省该指标排名略有波动，北京市和宁夏回族自治区在保持全国前列的同时排名有所提升；与之相对的，安徽省、海南省和黑龙江省此项指标两年排名均居于全国倒数后五名行列，特别是安徽省排名有所下降，显示出该省份中医治未病工作开展情况相对不佳。此外，福建省和辽宁省两年每万人中医治未病人次数排名未见变化。

从分数变化上看，全国31个省（区、市）中，有26个省（区、市）2018～2019年每万人中医治未病人次数指标得分上升，平均上升8.02分，其中宁夏回族自治区上升幅度最大，为18.17分；而有5个省（区、市）该指标得分下降，平均下降20.27分，其中天津市下降幅度最大，为39.97分。

表6 2018年、2019年31个省（区、市）每万人中医治未病人次数评价得分及排名

省(区、市)	2018年		2019年		省(区、市)	2018年		2019年	
	得分	排名	得分	排名		得分	排名	得分	排名
北京	85.86	3	100.00	1	湖北	38.79	24	44.55	23
天津	84.46	4	44.49	24	湖南	45.92	17	52.73	16
河北	37.08	27	42.81	25	广东	46.14	16	55.32	12
山西	34.04	29	45.21	22	广西	39.95	23	51.49	19
内蒙古	61.27	8	71.47	6	海南	32.56	31	36.77	29
辽宁	37.25	26	39.53	26	重庆	46.68	14	54.56	13
吉林	38.14	25	52.35	17	四川	57.47	10	63.70	8
黑龙江	33.92	30	36.87	28	贵州	41.75	20	52.86	15
上海	63.67	7	72.11	5	云南	52.42	11	61.78	9
江苏	47.52	13	56.21	11	西藏	99.84	2	67.31	7
浙江	58.78	9	60.73	10	陕西	42.71	19	51.52	18
安徽	34.71	28	35.89	30	甘肃	65.06	6	77.65	4
福建	41.21	21	47.65	21	青海	100.00	1	86.00	2
江西	46.30	15	49.54	20	宁夏	65.40	5	83.57	3
山东	48.23	12	54.54	14	新疆	43.65	18	31.86	31
河南	40.69	22	37.65	27					

按照东、中、西部地区将31个省（区、市）进行划分并比较各区域平均排名，如表7所示，西部地区的平均排名连续两年为三大区域第一，且排名略有提升，这可能与西部地区的青海省、宁夏回族自治区、甘肃省等省（区）地广人稀、人口基数相对较小有关。中部地区各省平均排名两年均靠后，2018年、2019年全国排名靠后的5个省（区、市）中均有3个位于中部地区，中部地区中医治未病服务情况相对不佳。

表7 2018年、2019年分区域每万人中医治未病人次数平均排名

区域	省(区、市)	2018年	2019年
东部地区	北京市、天津市、河北省、辽宁省、上海市、江苏省、浙江省、福建省、山东省、广东省、海南省	15.36	16.18

续表

区域	省(区、市)	2018 年	2019 年
中部地区	山西省、吉林省、黑龙江省、安徽省、江西省、河南省、湖北省、湖南省	23.75	22.88
西部地区	内蒙古自治区、广西壮族自治区、重庆市、四川省、贵州省、云南省、西藏自治区、陕西省、甘肃省、青海省、宁夏回族自治区、新疆维吾尔自治区	11.42	11.25

(2) 每万人中医健康管理人数

每万人中医健康管理人数是某省（区、市）中医类医院中医健康管理人次数与该省份年末常住人口数的比值，体现该省（区、市）中医健康管理整体开展、普及情况。据 2019 年的统计数据，每万人中医健康管理人数指标排名前五的省市分别是吉林省、云南省、陕西省、重庆市和湖北省。

从指标得分上看，仅吉林省和云南省的得分超过 80，排名第 3 至第 5 的陕西省、重庆市和湖北省的得分处于 70 ~ 80 分段，其余省份均低于 70 分；由于统计数据的缺失，上海市及四川省每万人中医健康管理人数得分皆计为 60。前后位分数差方面，前五位分差较大，其中分列第 1 位、第 2 位的吉林省和云南省的分差高达 19.49；自排名第 5 的湖北省开始，前后位分数差距缩小，基本在 0 ~ 1 分，分数下降趋势缓慢，其中新疆维吾尔自治区和天津市此项得分差仅为 0.0008。

2021 版报告将各省（区、市）每万人中医健康管理人数得分排名情况与中医健康管理人数得分排名情况做一对比（见表 8）。与每万人中医治未病人次数指标情况不同，每万人中医健康管理人数得分排名前五的省份中，有 4 个省份在中医健康管理人数排名上仍居前五，其中吉林省、云南省、陕西省在两个指标排名上位次不变，居于前三。也有部分省（区、市）两个指标排名差异较大，如广东省、江苏省和河南省在每万人中医健康管理人数指标上排名并不突出，但这三个省份在绝对指标中医健康管理人数上的排名相较前者提升较大，分别上升了 9 个、7 个和 7 个名次；而宁夏回族自治区、青海省的排名则分别从第 10、第 13 下降到第 23、第 26。广东省、江苏省和河南省均为我国人口大省，而宁夏回族自治区和青海省人口基数较小，每万人中医健康管理人数受人口基数影响较大，因此，在使用这一指标进行评估对比时，也需将各省（区、市）的社会人口情况纳入参考范畴。

表8　2019年31个省（区、市）中医健康管理人数绝对指标与相对指标得分及排名

省(区、市)	年末常住人口（万人）	每万人中医健康管理人数		中医健康管理人数	
		得分	排名	得分	排名
北　京	2154	61.15	23	60.92	27
天　津	1562	61.68	21	60.98	25
河　北	7592	63.96	14	71.17	9
山　西	3729	65.64	11	67.82	12
内蒙古	2540	60.75	27	60.70	28
辽　宁	4352	65.32	12	68.60	10
吉　林	2691	100.00	1	100.00	1
黑龙江	3751	62.92	17	64.07	15
上　海	2428	60.00	30	60.00	30
江　苏	8070	60.78	26	62.34	19
浙　江	5850	61.98	18	64.30	14
安　徽	6366	66.95	8	76.45	7
福　建	3973	60.99	25	61.46	24
江　西	4666	61.57	22	62.73	18
山　东	10070	61.78	19	66.67	13
河　南	9640	63.68	15	73.20	8
湖　北	5927	70.27	5	82.63	4
湖　南	6918	68.79	6	82.60	5
广　东	11521	60.47	29	62.01	20
广　西	4960	61.05	24	61.93	21
海　南	945	68.63	7	63.03	17
重　庆	3124	75.46	4	77.95	6
四　川	8375	60.00	30	60.00	30
贵　州	3623	66.34	9	68.54	11
云　南	4858	80.51	2	97.02	2
西　藏	351	60.50	28	60.07	29
陕　西	3876	78.49	3	86.63	3
甘　肃	2647	63.18	16	63.13	16
青　海	608	64.23	13	60.96	26
宁　夏	695	65.75	10	61.48	23
新　疆	2523	61.68	20	61.58	22

按照东、中、西部地区将31个省（区、市）进行划分并比较各区域平均排名，出于公平性原则，存在每万人中医健康管理人数统计数据缺失情况的上海市及四川省的排名未纳入计算，最终统计结果如表9所示。三大区域中，中部地区此项指标排名前五的为吉林省和湖北省，此区域的每万人中医健康管理人数平均排名高于东部、西部地区。而西部地区虽然该指标排名靠前的有云南省、陕西省和重庆市，但同时排名靠后的有内蒙古自治区和西藏自治区，因此西部地区整体排名居于三大区域第2。东部地区所包含的11个省市中，仅海南省每万人中医健康管理人数排名较高，居于第7，其余省份排名相对靠后，有5个省份排名全国20名之后，因此东部地区平均排名相对靠后。

表9　2019年分区域每万人中医健康管理人数平均排名

区域	省(区、市)	平均排名
东部地区(上海市未纳入计算)	北京市、天津市、河北省、辽宁省、上海市、江苏省、浙江省、福建省、山东省、广东省、海南省	19.40
中部地区	山西省、吉林省、黑龙江省、安徽省、江西省、河南省、湖北省、湖南省	10.63
西部地区(四川省未纳入计算)	内蒙古自治区、广西壮族自治区、重庆市、四川省、贵州省、云南省、西藏自治区、陕西省、甘肃省、青海省、宁夏回族自治区、新疆维吾尔自治区	14.18

（3）0~3岁儿童中医健康管理率

0~3岁儿童中医健康管理率是某省（区、市）中医类医院0~3岁儿童中医健康管理人数占该省份总人口数的比例。从统计数据分析，2019年0~3岁儿童中医健康管理率指标排名前五的省（市）分别是云南省、陕西省、重庆市、海南省和贵州省。

指标得分方面，全国31个省（区、市）中，云南省和陕西省0~3岁儿童中医健康管理率的得分超过90，重庆市和海南省此项指标得分处于80~90分段，有6个省份此项得分处于70~80分段，其余21个省份处于60~70分段；由于统计数据的缺失，北京市、上海市及四川省0~3岁儿童中医健康管理率得分皆计为60分。前后位分数差方面，排名前五的省份分差较大，其中海南省与贵州省相差6.58分。第5名之后的省份得分差距缩小，分差在0~3分之间。

对于0~3岁儿童中医健康管理相关指标，本报告也引入2019年各省（区、市）0~3岁儿童中医健康管理人数这一绝对指标，并计算得分及排名，绝对指标和相对指标对比结果如表10所示。0~3岁儿童中医健康管理率指标得分排名前五的省（区、市）中，云南省和陕西省在0~3岁儿童中医健康管理人数指标上仍分别居全国第1、第2，而重庆市和贵州省排名则略有下降；广东省和内蒙古自治区在这两个指标上的排名均靠后，显示出这两个省份儿童中医健康管理工作开展情况相对不佳。

从相对指标和绝对指标排名差上看，0~3岁儿童中医健康管理率的指标得分同样受地区年末常住人口数影响，如人口基数较大的山东省和河南省绝对指标的排名较0~3岁儿童中医健康管理率排名提升较大，分别为10个和7个名次；而宁夏回族自治区、海南省和青海省则分别下降了12个、11个和11个名次。

表10　2019年31个省（区、市）0~3岁儿童中医健康管理绝对指标与相对指标得分及排名

省(区、市)	年末常住人口（万人）	0~3岁儿童中医健康管理率		0~3岁儿童中医健康管理人数	
		得分	排名	得分	排名
北　京	2154	60.00	29	60.00	29
天　津	1562	61.38	25	60.44	25
河　北	7592	66.92	14	70.81	9
山　西	3729	69.46	12	67.26	10
内蒙古	2540	60.21	27	60.11	27
辽　宁	4352	65.12	16	64.58	16
吉　林	2691	71.71	10	66.49	12
黑龙江	3751	63.36	20	62.59	18
上　海	2428	60.00	29	60.00	29
江　苏	8070	61.02	26	61.69	23

续表

省(区、市)	年末常住人口（万人）	0～3岁儿童中医健康管理率		0～3岁儿童中医健康管理人数	
		得分	排名	得分	排名
浙　江	5850	63.90	17	64.70	14
安　徽	6366	74.68	6	79.24	4
福　建	3973	62.19	23	61.79	22
江　西	4666	62.37	22	62.28	19
山　东	10070	63.14	21	66.50	11
河　南	9640	65.69	15	71.28	8
湖　北	5927	72.67	9	75.45	6
湖　南	6918	74.32	7	80.40	3
广　东	11521	60.01	28	60.03	28
广　西	4960	63.59	19	63.67	17
海　南	945	83.97	4	64.66	15
重　庆	3124	88.37	3	78.25	5
四　川	8375	60.00	29	60.00	29
贵　州	3623	77.39	5	72.97	7
云　南	4858	100.00	1	100.00	1
西　藏	351	62.01	24	60.15	26
陕　西	3876	94.10	2	87.21	2
甘　肃	2647	69.55	11	65.21	13
青　海	608	68.00	13	61.00	24
宁　夏	695	73.82	8	61.98	20
新　疆	2523	63.71	18	61.93	21

2018年、2019年全国31个省（区、市）0～3岁儿童中医健康管理率得分及排名情况如表11所示。对比两年排名可见，大部分省份排名变化幅度较小，云南省、陕西省、重庆市、海南省和贵州省5个省份连续两年稳居该项指标全国排名前五，说明该5省（市）儿童中医健康管理工作开展持续稳定；而内蒙古自治区在这两年的排名均靠后，显示出该省份0～3岁儿童中医健康管理工作开展情况相对不佳。排名变化幅度较大的省（区、市）中，吉林省从2018年排名第17上升至第10，为上升幅度最大的省份；而江苏省和广东省的排名存在较大的负向变化，分别下降了14个和8个名次。

从 2018 年、2019 年 0~3 岁儿童中医健康管理率指标得分变化看，全国 31 个省（区、市）中，有 9 个省份该指标得分上升，平均上升 2.57 分，其中云南省得分上升幅度最大，为 10.02 分；而有 19 个省份该指标得分下降，平均下降 2.61 分，其中贵州省得分下降幅度最大，为 8.19 分。

表 11　2018 年、2019 年 31 个省（区、市）0~3 岁儿童中医健康管理率评价得分及排名

省(区、市)	2018 年		2019 年		省(区、市)	2018 年		2019 年	
	得分	排名	得分	排名		得分	排名	得分	排名
北　京	60.29	29	60.00	29	湖　北	69.67	10	72.67	9
天　津	61.38	26	61.38	25	湖　南	74.03	8	74.32	7
河　北	66.61	14	66.92	14	广　东	65.26	20	60.01	28
山　西	66.01	15	69.46	12	广　西	63.70	23	63.59	19
内蒙古	60.78	28	60.21	27	海　南	87.74	4	83.97	4
辽　宁	65.36	18	65.12	16	重　庆	90.93	2	88.37	3
吉　林	65.92	17	71.71	10	四　川	60.00	30	60.00	29
黑龙江	65.92	16	63.36	20	贵　州	85.58	5	77.39	5
上　海	60.00	30	60.00	29	云　南	89.98	3	100.00	1
江　苏	66.78	12	61.02	26	西　藏	62.31	24	62.01	24
浙　江	64.65	21	63.90	17	陕　西	100.00	1	94.10	2
安　徽	79.17	6	74.68	6	甘　肃	71.10	9	69.55	11
福　建	60.84	27	62.19	23	青　海	66.81	11	68.00	13
江　西	62.11	25	62.37	22	宁　夏	77.50	7	73.82	8
山　东	64.24	22	63.14	21	新　疆	65.29	19	63.71	18
河　南	66.67	13	65.69	15					

按照东、中、西部地区划分后计算各区域内省（区、市）0~3 岁儿童中医健康管理率排名的平均值，由于北京市、上海市及四川省存在统计数据缺失，以上三个省（市）的排名情况未纳入计算，最终统计结果如表 12 所示。通过对比可见，东、中、西部三个区域两年的平均排名变化不大，西部地区的平均排名连续两年为三大区域第一，其中包含了 4 个全国排名前五的省份；中部地区紧随其后，2019 年平均排名提升幅度最大；东部地区除了北京、上海，纳入计算的 9 个省份中，天津、江苏、福建、山东、广东排名在 20 位之后。说明该区域 0~3 岁儿童中医健康管理工作开展情况相对不佳（见表 12）。

表 12　2018 年、2019 年分区域 0～3 岁儿童中医健康管理率平均排名

区域	省(区、市)	2018 年	2019 年
东部地区(北京市、上海市未纳入计算)	北京市、天津市、河北省、辽宁省、上海市、江苏省、浙江省、福建省、山东省、广东省、海南省	19.30	19.33
中部地区	山西省、吉林省、黑龙江省、安徽省、江西省、河南省、湖北省、湖南省	13.75	12.63
西部地区(四川省未纳入计算)	内蒙古自治区、广西壮族自治区、重庆市、四川省、贵州省、云南省、西藏自治区、陕西省、甘肃省、青海省、宁夏回族自治区、新疆维吾尔自治区	12.00	11.91

（4）65 岁以上老人中医健康管理率

根据 2019 年 65 岁以上老人中医健康管理率指标统计数据，吉林省、云南省、陕西省、重庆市和湖北省全国排名前五。

总体来看，我国大部分省（区、市）的指标得分不高，有 25 个省（区、市）得分处于 60～70 分段，仅云南省、陕西省和重庆市处于 70～80 分段；由于统计数据的缺失，上海市及四川省 65 岁以上老人中医健康管理率得分皆计为 60 分。

从前后名次分数差上看，排名前五的省份中，吉林省在此项指标上得分遥遥领先，与第 2 的云南省相差超 24.14 分，而第 2 和第 3 分差仅为 1.30；自第 5 名开始，前后名次得分差距仅在 1 分左右，其中北京市和广西壮族自治区此项得分差不到 0.02 分，得分呈缓慢下降趋势。

本报告将各省（区、市）65 岁以上老人中医健康管理率得分排名情况与 65 岁以上老人中医健康管理人数得分排名情况做一对比（见表 13）。与每万人中医健康管理人数指标情况类似，65 岁以上老人中医健康管理率得分排名前五的省（区、市）中，有 4 个省份在 65 岁以上老人中医健康管理人数排名上仍居前五，其中吉林省、云南省、陕西省在两个排名上均居于全国前三；广东省和西藏自治区在这两个指标上的排名均处于后列，说明这两省（区）老人中医健康管理工作有待进一步加强。

从相对指标和绝对指标排名差上看，江苏省、河南省和山东省的 65 岁

以上老人中医健康管理人数排名较65岁以上老人中医健康管理率排名提高了7~8个名次，这几个省均是人口大省，相对指标得分排名受人口基数影响较大；与之相对的，年末常住人口基数较小的青海省、海南省及宁夏回族自治区绝对指标排名较相对指标均下降了11~12个名次。

表13　2019年31个省（区、市）65岁以上老人中医健康管理绝对指标与相对指标得分及排名

省(区、市)	年末常住人口（万人）	65岁以上老人中医健康管理率		65岁以上老人中医健康管理人数	
		得分	排名	得分	排名
北　京	2154	60.61	26	60.49	28
天　津	1562	61.56	18	60.90	24
河　北	7592	63.17	14	68.95	9
山　西	3729	64.57	10	66.34	11
内蒙古	2540	60.75	23	60.71	26
辽　宁	4352	64.83	9	67.82	10
吉　林	2691	100.00	1	100.00	1
黑龙江	3751	62.58	16	63.59	14
上　海	2428	60.00	30	60.00	30
江　苏	8070	60.67	25	62.02	17
浙　江	5850	61.52	19	63.31	15
安　徽	6366	65.22	8	72.35	7
福　建	3973	60.73	24	61.07	22
江　西	4666	61.31	21	62.28	16
山　东	10070	61.43	20	65.33	13
河　南	9640	63.03	15	70.85	8
湖　北	5927	68.08	5	77.79	5
湖　南	6918	67.18	6	78.47	4
广　东	11521	60.13	29	60.56	27
广　西	4960	60.60	27	61.10	21
海　南	945	65.69	7	62.00	18
重　庆	3124	72.20	4	74.16	6

续表

省(区、市)	年末常住人口(万人)	65岁以上老人中医健康管理率		65岁以上老人中医健康管理人数	
		得分	排名	得分	排名
四　川	8375	60.00	30	60.00	30
贵　州	3623	64.21	11	65.67	12
云　南	4858	75.86	2	88.62	2
西　藏	351	60.25	28	60.03	29
陕　西	3876	74.56	3	80.97	3
甘　肃	2647	62.00	17	61.97	19
青　海	608	63.30	13	60.75	25
宁　夏	695	64.09	12	61.06	23
新　疆	2523	61.24	22	61.16	20

选取2018年、2019年全国31个省（区、市）65岁以上老人中医健康管理率指标得分情况，并对各省（区、市）排名情况及变化进行分析比较，如表14所示。

从排名上看，与2018年相比，2019年吉林省65岁以上老人中医健康管理率排名上升幅度最大，自全国第15上升至全国第1，其次为山西省（上升8个名次）、青海省（上升8个名次）、湖北省（上升6个名次）和福建省（上升5个名次）等。江苏省该指标排名自2018年的第7下降至2019年的第25，为下降幅度最大的省份，贵州省、新疆维吾尔自治区等省（区、市）两年间的排名也存在较大的负向变化，需要加以关注。大部分省份65岁以上老人中医健康管理率排名变化幅度较小，其中云南省、陕西省和重庆市2018年、2019年该指标排名虽略有波动，但均位列全国前五，而西藏自治区此项指标连续两年排名均居于全国第28，显示出该地区65岁以上老人中医健康管理开展情况相对不佳。

从分数变化上看，全国31个省（区、市）中，仅吉林省和福建省2018～2019年65岁以上老人中医健康管理率指标得分上升，其中吉林省上升幅度最大，为34.38分；而有27个省（区、市）该指标得分下降，平均下降5.58分，其中陕西省下降幅度最大，为25.44分。

表 14　2018 年、2019 年 31 个省（区、市）65 岁以上老人中医健康管理率评价得分及排名

省(区、市)	2018 年		2019 年		省(区、市)	2018 年		2019 年	
	得分	排名	得分	排名		得分	排名	得分	排名
北　京	61. 21	26	60. 61	26	湖　北	68. 88	11	68. 08	5
天　津	65. 03	17	61. 56	18	湖　南	71. 38	8	67. 18	6
河　北	66. 14	14	63. 17	14	广　东	62. 17	24	60. 13	29
山　西	64. 84	18	64. 57	10	广　西	61. 53	25	60. 60	27
内蒙古	61. 12	27	60. 75	23	海　南	74. 29	6	65. 69	7
辽　宁	70. 52	9	64. 83	9	重　庆	95. 44	2	72. 20	4
吉　林	65. 62	15	100. 00	1	四　川	60. 00	30	60. 00	30
黑龙江	66. 80	13	62. 58	16	贵　州	74. 38	5	64. 21	11
上　海	60. 00	30	60. 00	30	云　南	89. 16	3	75. 86	2
江　苏	73. 41	7	60. 67	25	西　藏	60. 73	28	60. 25	28
浙　江	62. 64	23	61. 52	19	陕　西	100. 00	1	74. 56	3
安　徽	75. 06	4	65. 22	8	甘　肃	66. 87	12	62. 00	17
福　建	60. 59	29	60. 73	24	青　海	63. 76	21	63. 30	13
江　西	63. 00	22	61. 31	21	宁　夏	69. 43	10	64. 09	12
山　东	63. 86	20	61. 43	20	新　疆	65. 14	16	61. 24	22
河　南	64. 61	19	63. 03	15					

按照东、中、西部地区将 31 个省（区、市）进行划分并比较各区域 65 岁以上老人中医健康管理率指标平均排名，由于上海市和四川省指标数据缺失故未纳入计算，结果如表 15 所示。数据显示，2018 年西部地区该指标平均排名为三大区域之首，中部地区紧随其后，而 2019 年中部地区平均排名提升 3. 50 个名次，反超西部地区位列三大区域第一。东部地区两年间平均排名情况均靠后，说明东部地区 65 岁以上老人中医健康管理有待发展。

表 15　2018 年、2019 年分区域 65 岁以上老人中医健康管理率平均排名

区域	省(区、市)	2018 年	2019 年
东部地区(上海市未纳入计算)	北京市、天津市、河北省、辽宁省、上海市、江苏省、浙江省、福建省、山东省、广东省、海南省	17. 50	19. 10

续表

区域	省(区、市)	2018 年	2019 年
中部地区	山西省、吉林省、黑龙江省、安徽省、江西省、河南省、湖北省、湖南省	13.75	10.25
西部地区(四川省未纳入计算)	内蒙古自治区、广西壮族自治区、重庆市、四川省、贵州省、云南省、西藏自治区、陕西省、甘肃省、青海省、宁夏回族自治区、新疆维吾尔自治区	13.64	14.73

为更直观地比较各省（区、市）中医健康管理情况，综合每万人中医健康管理人数、0~3岁儿童中医健康管理率、65岁以上老人中医健康管理率三个指标得分情况，绘制簇状柱形图，如图1所示。总体来看，我国大部分省（区、市）中医健康管理类三个指标的发展情况较为协调，指标得分差异较小，但也有部分省（区、市）指标得分情况差异较大，如吉林省每万人中医健康管理人数及65岁以上老人中医健康管理率两项指标得分排名第一，但0~3岁儿童中医健康管理率指标得分相对居中；云南省、陕西省、重庆市、海南省等省（市）则在0~3岁儿童中医健康管理率指标上的得分相对较高。

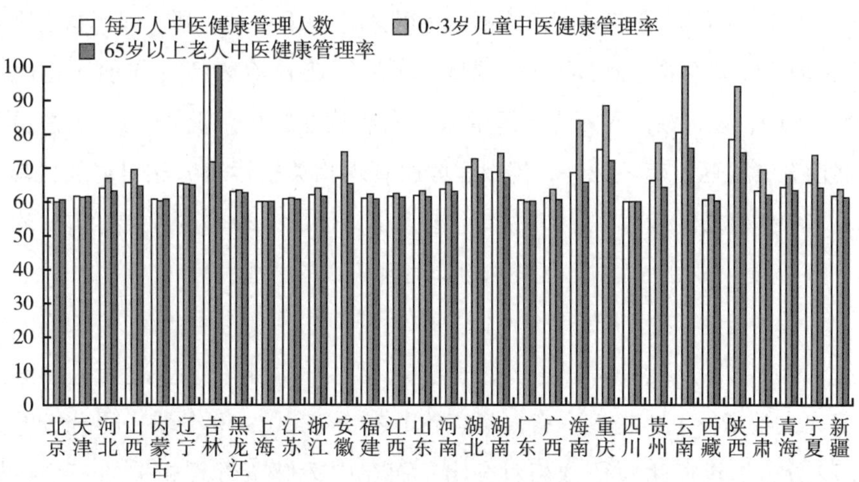

图1　2019年31个省（区、市）中医健康管理得分情况

2. 中医药养生保健评价得分排名前五与后五的省（区、市）指标得分对比

本报告的中医药养生保健评价指标体系共有4个三级指标，分别为每万人中医治未病人次数、每万人中医健康管理人数、0～3岁儿童中医健康管理率、65岁以上老人中医健康管理率，为综合评价和讨论省（区、市）中医药养生保健的促进因素和制约因素，使用中医药养生保健评价总得分排名，选取排名前五的吉林省、云南省、陕西省、重庆市及宁夏回族自治区，及末五位的新疆维吾尔自治区、黑龙江省、天津市、河南省和福建省等省份各三级指标进行分析。

总得分排名前五的省（区、市）在各三级指标上各有所长。吉林省在中医健康管理指标方面得分遥遥领先，有两项指标均为全国第一，但该省每万人中医治未病人次数得分相对较低，治未病工作有所不足，是该省中医药养生保健的短板。云南省、陕西省和重庆市的情况与吉林省类似，这三个省（市）在中医健康管理的三个指标上得分较高，其中每万人中医健康管理人数、65岁以上老人中医健康管理率两项指标得分均居于70～81分段，而0～3岁儿童中医健康管理率指标得分均超过85分；与之相对应，云南省、陕西省和重庆市每万人中医治未病人次数指标得分不甚突出，其中云南省指标得分刚过60分，而陕西省和重庆市此项指标得分居于50～60分段，显示这三个省（市）同样需要额外关注治未病领域。宁夏回族自治区情况与前4位的省（市）不同，该自治区每万人中医治未病人次数指标得分近84分，为总得分排名前五省（区、市）第一，但中医健康管理相关指标得分相对弱势，其中每万人中医健康管理人数、65岁以上老人中医健康管理率两项指标得分均在60～70分段，需要加大对该区中医健康管理工作的关注和投入。

与总得分排名前五的省份不同，中医药养生保健总得分排名末五的省（区、市）在各三级指标上得分相对均衡，得分相对较低。在每万人中医治未病人次数指标上，这5个省（区、市）得分在30～50分段，得分极差为15.79分，福建省此项得分相对突出；而在中医健康管理相关的三个指标上，除河南省的0～3岁儿童中医健康管理率指标得分超过65分外，其余4省（区、市）的指标得分基本在60～65分段，得分极差分别为2.70分、

4.30 分和 2.30 分，省际差距较小。可以看出，总得分排名末五的省（区、市）在中医药养生保健方面整体发展不足，还有较大的提升空间。

3. 提出建设“中医药强省”目标省份中医药养生保健评价结果分析

截至 2019 年 12 月，我国共有 19 个省（区、市）先后提出建设“中医药强省”目标，分别是天津市、河北省、山西省、吉林省、黑龙江省、江苏省、浙江省、安徽省、江西省、山东省、河南省、湖北省、湖南省、广东省、广西壮族自治区、四川省、云南省、陕西省、青海省，以上省（区、市）中医药养生保健指标及下设三级指标得分及排名见表 16。提出建设“中医药强省”目标的 19 个省（区、市）的中医药养生保健发展水平存在差异。从中医药养生保健排名上看，总排名居前十的省（区、市）中有 5 个省（区、市）提出了建设“中医药强省”目标，包括中医药养生保健总得分排名前三的吉林省、云南省和陕西省，以及排名第 7 的青海省和排名第 9 的湖南省。与此同时，提出建设“中医药强省”目标的省份中也含有在中医药养生保健方面发展相对不足的省份，有 8 个（区、市）在总得分排名上居全国第 20 位之后。从得分上看，这类省（区、市）中，中医药养生保健总得分最高的吉林省为 80.65 分，与总得分最低的黑龙江省存在 24.72 分的差距。

为探讨建设“中医药强省”目标的提出是否影响各省（区、市）中医药养生保健指标的得分，按是否提出建设“中医药强省”目标将 31 个省份进行划分，并计算两类省（区、市）各项指标平均得分（见图 2）及 2018～2019 年排名（见表 17）。由于每万人中医健康管理人数为 2019 年新增指标，故该指标未做两年对比。

从 2019 年各项指标平均得分上看，已提出建设“中医药强省”目标的 19 个省份在中医健康管理相关的三个指标得分上高于未提出建设“中医药强省”目标的 12 个省份，尤其是在每万人中医健康管理人数、65 岁以上老人中医健康管理率两个指标上提出建设“中医药强省”目标的省份平均得分相较未提出建设“中医药强省”目标的省份高出近 3 分，领先优势较为明显。但在每万人中医治未病人次数及中医药养生保健整体得分上，已提出建设“中医药强省”目标的省份落后于未提出建设“中医药强省”目标的省份。

表 16　2019 年提出建设“中医药强省”目标的省（区、市）中医药养生保健评价得分及排名

省(区、市)	每万人中医治未病人次数		每万人中医健康管理人数		0~3 岁儿童中医健康管理率		65 岁以上老人中医健康管理率		总得分	总排名
	得分	排名	得分	排名	得分	排名	得分	排名		
天　津	44.49	24	61.68	21	61.38	25	61.56	18	56.96	29
河　北	42.81	25	63.96	14	66.92	14	63.17	14	58.75	24
山　西	45.21	22	65.64	11	69.46	12	64.57	10	60.76	18
吉　林	52.35	17	100.00	1	71.71	10	100.00	1	80.65	1
黑龙江	36.87	28	62.92	17	63.36	20	62.58	16	55.93	30
江　苏	56.21	11	60.78	26	61.02	26	60.67	25	59.58	21
浙　江	60.73	10	61.98	18	63.90	17	61.52	19	61.97	16
安　徽	35.89	30	66.95	8	74.68	6	65.22	8	59.94	20
江　西	49.54	20	61.57	22	62.37	22	61.31	21	58.46	25
山　东	54.54	14	61.78	19	63.14	21	61.43	20	60.06	19
河　南	37.65	27	63.68	15	65.69	15	63.03	15	56.98	28
湖　北	44.55	23	70.27	5	72.67	9	68.08	5	63.34	12
湖　南	52.73	16	68.79	6	74.32	7	67.18	6	65.34	9
广　东	55.32	12	60.47	29	60.01	28	60.13	29	58.89	23
广　西	51.49	19	61.05	24	63.59	19	60.60	27	58.95	22
四　川	63.70	8	60.00	30	60.00	29	60.00	30	61.00	17
云　南	61.78	9	80.51	2	100.00	1	75.86	2	78.78	2
陕　西	51.52	18	78.49	3	94.10	2	74.56	3	73.83	3
青　海	86.00	2	64.23	13	68.00	13	63.30	13	70.71	7

在中医药养生保健总体得分上，已提出和未提出相关目标的省份平均得分分别为 63. 20 分和 64. 18 分，每万人中医治未病人次数平均得分则分别为 51. 76 分和 61. 28 分，提出建设“中医药强省”目标的省份在这两个指标上分别落后于未提出建设“中医药强省”目标的省份 0. 98 分和 9. 52 分。

从平均排名两年对比情况看，提出建设“中医药强省”目标的省份的中医药养生保健平均排名落后于未提出建设“中医药强省”目标的省份，但在 2018 ~2019 年两年间，这两类省份平均排名的差距从 3. 67 个名次下降为 2. 99 个名次，差距有所缩小。在中医药养生保健的四个三级指标方面，提出建设“中医药强省”目标的省份在中医健康管理类的三个指标上领先于未提出建设“中医药强省”目标的省份，尤其是在 65 岁以上老人中医健康管理率指标方面，两类省份平均排名的差距自 2018 年的 1. 14 个名次扩大到 2019 年的 2. 91 个名次，“中医药强省”建设省份的领先优势更为突出。而在每万人中医治未病人次数指标上，提出建设“中医药强省”目标的省份连续两年落后于未提出建设“中医药强省”目标的省份，且两类省份两年平均排名未变。

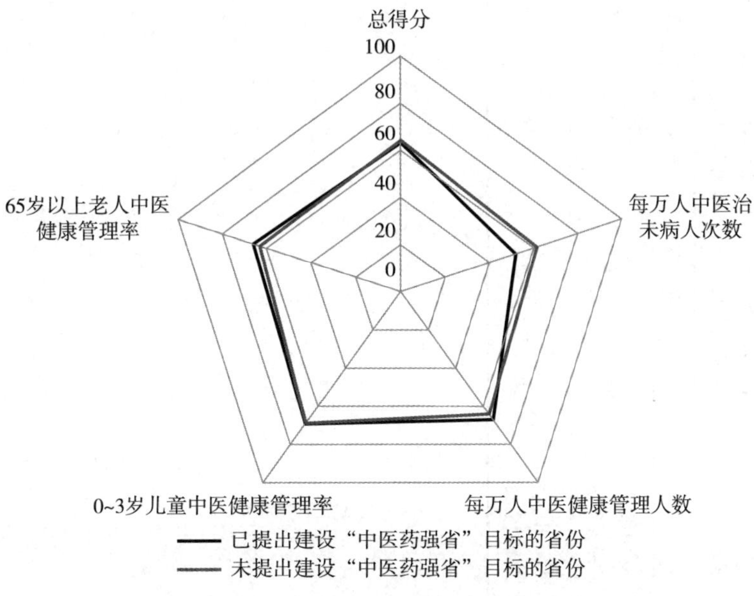

图 2　2019 年提出与未提出建设“中医药强省”目标的省（区、市）中医药养生保健指标均分对比

表 17　2018～2019 年未提出与提出建设“中医药强省”目标省（区、市）中医药养生保健指标平均排名

类别	每万人中医治未病人次数		每万人中医健康管理人数	0～3 岁儿童中医健康管理率		65 岁以上老人中医健康管理率		中医药养生保健	
	2018 年	2019 年	2019 年	2018 年	2019 年	2018 年	2019 年	2018 年	2019 年
提出建设“中医药强省”目标的省份	17. 63	17. 63	14. 95	15. 42	15. 58	15. 53	14. 84	17. 42	17. 16
未提出建设“中医药强省”目标的省份	13. 42	13. 42	17. 58	16. 83	16. 42	16. 67	17. 75	13. 75	14. 17

四　讨论和政策建议

中医药养生保健在我国有着悠久的历史和深厚的文化底蕴，是中华民族认识人体生命特征、维护身体强健机能进而延年益寿的智慧结晶。随着我国经济的持续稳定快速发展，物质生活条件的不断改善和生活质量的大幅提高，人们对健康的观念不断发生转变，进一步追求健康长寿和高品质生活，养生保健日益受到人们的青睐。特别是在人口老龄化不断加剧的背景下，促进中医药养生保健事业发展不仅是实现《“健康中国2030”规划纲要》中推进健康中国建设、提高人民健康水平这一目标的有力举措，而且积极发挥中医药在疾病预防中的作用，对中医药事业的传承创新具有重大意义。本报告从中医药治未病服务及中医健康管理两个方面选取4个指标，对我国31个省（区、市）中医药养生保健发展情况进行评价。

总体上看，我国中医药养生保健存在地域发展不一、指标发展不均衡的情况。从区域整体层面上看，2018～2019年西部地区中医药养生保健指标平均排名高于东部和中部地区，中医药养生保健整体情况良好，发展平稳并略有提升，这可能与西部地区经济相对不发达，而中医药具有“简、便、廉、验”的特点，更能在西部地区发挥维护和促进人民健康的作用有关。从各指标得分层面上看，每万人中医治未病人次数指标上各省（区、市）得分差异较大；而在中医健康管理相关的三个指标中，各省（区、市）的得分相对均衡。各省（区、市）在4个三级指标上得分、排名亦有差异，以总分全国第一的吉林省为例，该省份在每万人中医健康管理人数、65岁以上老人中医健康管理率两个指标上排名均为全国第一，但在每万人中医治未病人次数指标排名上仅居于中游水平。另外，大部分省（区、市）在中医健康管理相关的三个指标上的得分、排名趋同程度较高，说明各省（区、市）在中医健康管理的各项工作上开展较为均衡，但在中医治未病领域和中医健康管理领域的发展不均衡。

按是否提出建设“中医药强省”目标划分省份后，从两类省份整体层面上看，提出建设“中医药强省”目标的这类省份在中医健康管理相关指标上较未提出建设“中医药强省”目标的省份所具有的优势并不显著，而在中医药养生保健综合指标、每万人中医治未病人次数等指标上与非“中医药强省”建设省份之间尚有一定的差距，但从两年数据对比来看，中医药养生保健综合指标的差距在逐步缩小。另外，从各省（区、市）层面上看，2019 年提出建设“中医药强省”目标的省份在中医药养生保健上排名较为分散，既有位列全国前三的吉林省、云南省和陕西省，又有排名靠后的黑龙江省、天津市和河南省等省份，相较未提出建设“中医药强省”目标的省份而言并不具有显著优势。但在中医药养生保健各项指标的绝对数值上，大部分提出建设“中医药强省”目标的省份占有优势，但由于提出建设“中医药强省”目标的省份中，大部分为人口基数较大的省（区、市）（如广东省、山东省、河南省、四川省、江苏省等），在进行相对指标的计算后，其人均中医药养生保健服务量少。由此可见，对于提出建设“中医药强省”目标的省份而言，未来发展中应该在继续做好中医健康管理工作的同时，继续加强对中医药养生保健服务的关注，尤其是进一步推广中医药治未病服务，扩大服务覆盖面，惠及更多的人民群众。

在国家政策支持促进和人民日益增强的健康需求推动下，我国中医药养生保健行业发展迅速，人才队伍不断壮大，服务资源逐渐下沉，在基层医疗机构遍地开花，中医药养生保健事业显示出广阔的发展前景。但在欣欣向荣蓬勃发展的背后，目前仍存在着一些制约中医药养生保健事业发展的问题，亟待研究和解决。一是在市场层面，中医药养生保健市场规范和准入制度尚不完善，监管体制不够健全，对社会服务机构、媒体宣传、书籍出版等方面监管力度相对薄弱。市场上披着中医药外衣的保健、养生美容和抗衰老等产品繁多，部分食品、用品的虚假宣传不仅误导消费者，损害消费者的切身利益，也对中医药养生保健事业造成不良影响。二是在技术层面，对具有中医药特色的养生保健技术挖掘不够，盲目遵从古人、囿于古籍古方，在技术研究和推广上投入不足，缺乏适宜现代社会生活的技术创新。三是在人才层面，中医药养生保健专业人才资源匮乏，社会上各类打着中医药养生保健旗号的服务类从业人员素质参差不齐、缺少专业培训，未形成完善的从业人员执业资格的审查、认证和执业情况的监督检查机制。

综上所述，本报告提出建议如下：第一，制定完善中医药养生保健相关政策、法律法规，建立中医药养生保健行业标准，明确市场准入及监管制度。加强政府对于社会相关行业的引导和监督作用，因地制宜进行统筹、规划、布局，加强对行业的监管力度，维护消费者权益。第二，完善中医药养生保健人才培养培训体系，加大对专业人才培养的政策支持和资金投入，鼓励院校增设中医药养生保健等专业点，设置中医药养生保健相关从业资格要求，提高从业者准入门槛，规范行业服务内容，加强对执业情况的监督检查。第三，加大对中医药养生保健技术研发的支持力度，促进新技术的推广实践，鼓励充分利用大数据、云平台、人工智能等现代信息技术，鼓励与现代医学的有机结合，充分发挥中医药优势特点，实现中医药养生保健技术传承创新。第四，大力开展中医药养生保健宣传活动，国家中医药管理局2016 年发布的《全国中医养生保健素养调查》结果显示，仅有 8.55% 的中国公民具备了基本的中医药养生保健素养，可结合本土人群的体质特点，通过电视广播、自媒体等渠道正确引导广大群众了解中医药养生保健理念和知识，掌握健康生活方式及行为，确保中医药养生保健事业的可持续发展。

五　对比2020版新的发现

（一）省（区、市）总排名两年变化较大，渝、宁两省份稳中有升

通过对 2018 年、2019 年数据进行分析比较，全国 31 个省（区、市）的中医药养生保健排名变化较大，如吉林省上升 23 个名次，山西省上升 11 个名次，同时有部分省（区、市）出现排名下降。中医药养生保健总排名的变化也可能与指标体系的变动有关，因遵循数据可得性原则，2021 版蓝皮书中医药养生保健指标体系取消 2020 版的“每万人中医健康体检人数”指标，新增“每万人中医健康管理人数”指标，故在计算各省（区、市）

整体指标得分、排名时，与2020版侧重点略有差异。

重庆市和宁夏回族自治区在两年的排名中均位列全国前五，整体表现稳定、突出，其中重庆市相较2018年排名略上升，中医药养生保健工作稳步前进。与此同时，亦有部分省份两年排名均不理想，如黑龙江省连续两年排名均为全国第30，较其他省（区、市）而言，该省中医药养生保健开展情况相对不佳。

（二）西部地区中医药养生保健发展平稳，东部、中部排名更替

将31个省（区、市）按地理位置划分为东、中、西部三个地区，通过比较区域内各省份2018～2019年中医药养生保健指标平均排名数据，西部地区省份在中医药养生保健总分、每万人中医治未病人次数、0～3岁儿童中医健康管理率三项指标上的平均排名均高于东、中部地区，且西部地区2019年平均排名较2018年略有上升，显示西部地区中医药养生保健整体情况良好，发展平稳并略有提升。

而中部地区2019年中医药养生保健类指标平均排名提升较大：在每万人中医健康管理人数指标上，2019年该区域平均排名领先东、西部地区；在65岁以上老人中医健康管理率指标上的平均排名两年间提升了3.5个名次，跃居2019年该指标三大区域平均排名之首；在0～3岁儿童中医健康管理率指标上连续两年位居三大区域第二，平均排名亦有提升。中部地区2018年中医药养生保健总分平均排名落后于西部、东部地区，但2019年优于东部地区，东、中部地区出现排名更替，显示出中部地区在两年间中医药养生保健事业发展态势良好。

（三）非“中医药强省”建设省份综合发展更佳，“中医药强省”建设省份健康管理更具优势

按是否提出建设“中医药强省”目标将全国31个省（区、市）划分为两类进行比较。从中医药养生保健综合层面上看，2019年未提出建设“中医药强省”目标的省份平均排名仍领先于提出建设“中医药强省”目标的

省份，两类省份总分的平均排名仍存在一定差距。但需要指出的是，这两类省份平均排名的差距自 2018 年的 3.67 个名次缩小为 2019 年的 2.99 个名次，差距在逐步缩小，由此可见提出建设“中医药强省”目标对中医药养生保健工作的推广和开展具有一定的促进作用。

此外，在中医健康管理相关指标上，“中医药强省”建设省份平均排名连续两年高于非“中医药强省”建设省份，特别是在每万人中医健康管理人数、65 岁以上老人中医健康管理率两项三级指标上，“中医药强省”建设省份平均排名分别领先 2.63 个和 2.91 个名次，呈现出良好的发展态势，可见提出建设“中医药强省”目标对于中医健康管理工作具有正向作用。

参考文献

周永莲、陈伟、沈绍武：《基于 CNKI 的中医养生保健文献计量学分析》，《中国中医药信息》2016 年第 10 期。

孙飞、李倩倩、颜廷法、孙铮：《基于文献计量分析的国内外中医养生保健研究分析》，《现代预防医学》2018 年第 23 期。

国家中医药管理局：《关于发布〈中国公民中医养生保健素养〉的公告》，http：//bgs. satcm. gov. cn/gongzuodongtai/2018 -03 -25/5248. html。

温长路：《科学认识和理解中医的“治未病”说》，《世界中西医结合》2006 年第 6 期。

于晓彦、汤少梁、王高玲：《“治未病”理念下的中医特色预防保健服务及政策研究》，《中国卫生政策研究》2015 年第 2 期。

国家统计局：《第七次全国人口普查主要数据情况》，http：//www. stats. gov. cn/ztjc/zdtjgz/zgrkpc/dqcrkpc/ggl/202105/t20210519_ 1817693. html。

国家中医药管理局：《关于促进中医养生保健服务发展的指导意见》，http：//yzs. satcm. gov. cn/gongzuodongtai/2018 -03 -24/2687. html。

栗征：《中医养生保健服务规范（试行）》（征求意见稿），《中医药管理》2018 年第 12 期。

富春、宋雪杰、高燕：《我国中医养生保健发展的现状及思考》，《中医研究》2013 年第 7 期。

李震华、许仕杰、黄纯美、曹越、陈建南：《广东中医药预防保健服务体系的构建研究》,《中医药管理》2012 年第 8 期。

国家中医药管理局等:《鼓励引导有条件的职业院校增设中医养生保健等专业点》, http://www.satcm.gov.cn/hudongjiaoliu/guanfangweixin/2019-10-09/11276.html。

李哲、肖梦熊、李黎、杨乐:《中医养生保健服务现状及其发展应对——基于北京、湖南、贵州三省市的调查分析》,《中国中医药图书情报》2020 年第 3 期。

陈子怡、李筱永:《中医养生保健服务监管制度的法律问题研究》,《中国卫生法制》2019 年第 6 期。

韩颖萍、王明:《中医养生保健在我国的发展现状及思考》,《世界中西医结合》2014 年第 9 期。

闫玉慧:《中医养生保健事业发展现状及人才需求》,《中医药管理》2020 年第 2 期。

杨柳:《2016 年全国中医养生保健素养调查结果发布》,《中医药管理》2016 年第 8 期。

B.5

中国中医药教育评价报告

潘华峰　张 聿*

摘　要： 本报告为便于分析、对比，沿用2019年中医药教育评价报告6个指标体系与权重，以31个省（区、市）为研究对象，对中医药教育发展情况进行了综合评价。2019年综合评价排名前三的为北京市、广东省、上海市；西部地区平均排名有所提高，但东部地区综合评价排名优于中、西部地区；提出建设“中医药强省”目标队伍进一步壮大，扩增至19个省（区、市），其中医药教育水平明显高于未提出建设“中医药强省”目标的省（区、市），且高于全国平均水平，但平均排名有所下降。本报告指出，排名有所下降的省（区、市）应当加强自查自省，汲取国内中医药教育先进经验，扩大中医药高等人才培养规模，重视各类培养基地的建设和申报工作；排名有所提升或排名较高的省（区、市）应当进一步发挥优势、补齐短板，发挥以点带面的作用，带动全国中医药教育水平提升。

关键词： 中医药　中医药教育　省际比较

* 潘华峰，中医内科学博士，教授，博士生导师，博士后合作导师，享受国务院政府特殊津贴专家，研究方向为中医药文化传播与研究、卫生事业管理、中医药防治消化系统重大疾病的理论与应用；张聿，广州中医药大学公共卫生与管理学院社会医学与卫生事业管理专业在读硕士，研究方向为卫生政策、疾病负担。

一　中医药教育发展概述

（一）中医药教育的概念

1. 教育

当今教育（Education）一词狭义上是指专门组织的学校教育；广义上指提高人的综合素质的实践活动。它是根据一定社会的现实和未来的需要，遵循年轻一代身心发展的规律，有目的、有计划、有组织、系统地引导受教育者获得知识技能，陶冶思想品德、发展智力和体力的一种活动，以便把受教育者培养成为适应一定社会（或一定阶级）的需要和促进社会发展的人。

2. 中医药教育

我国中医药教育也有广义和狭义之分。狭义的中医药教育指中医药高等教育，广义的中医药教育包括为满足中医药事业发展所做的所有教育工作，包括高等教育、师承教育、继续教育等。为拓展中医药教育的内涵，进一步明确中医药教育的概念，响应主动服务调结构、传承创新育新才、医教协同提质量3个方面的号召，本报告将中医药教育定义为培养能够传承好中医药文化与技术、服务好中医药事业人才的教育行为。

（二）中医药教育在中医药传承创新发展中的作用

人才是第一生产力，是引领发展的第一动力。中医药教育是我国高等教育的重要组成部分，是保证中医药事业高水平、健康、永续发展的基础，肩负着为党和国家培养优秀中医药人才、为中华民族伟大复兴提供智力支持和人才保障的历史重任，既具有中医药的特色，又具有高等教育的属性。[1]

（三）中医药教育的现状

1. 中医药教育发展现状

2019年10月25日，全国中医药大会召开，中共中央、国务院《关于促进中医药传承创新发展的意见》发布，将中医药的地位提升至前所未有的高度，开启了新时代中医药振兴发展的新篇章，在中医药发展史上具有里程碑的意义。一系列政策的颁布与实施，将中医药发展上升为国家战略，为中医药发展提供了源源不断的动力，加快了中医药的发展进程。[2]随着人们保健养生意识的增强，中医药在治未病中的主导作用、在重大治疗中的协同作用、在疾病康复中的核心作用明显，并以其费用低、副作用小等突出特点，越来越受老百姓的推崇。[3]随着我国经济社会的发展，健康成为人民群众最核心的基本需求，中医药高等教育改革围绕着满足人民群众健康需求，中医药教育事关人民群众健康福祉，事关中医药事业传承发展。新中国成立后，党和国家高度重视中医药教育和人才培养，为构建我国独具特色的卫生与健康服务体系提供了强有力的人才保障。

中医药高等教育规模不断扩大，形成了以中医药为主体、相关学科协调发展的办学格局，实现了从高职本科到硕士、博士的多层次、多学科、多元化全覆盖。60余年来，中医药高等教育从无到有、从弱到强，已经实现跨越式发展，我国构建了具有特色的现代中医药高等教育体系，成为我国高等教育的重要组成部分。目前全国有高等中医药院校40余所，其中独立设置本科中医药高等院校25所，[2]已培养出近200万名中医药专门人才，充实到中医医疗、保健、科研、教育、产业、文化及对外交流与合作等各个领域，支撑促进了中医药事业的发展，并在积极服务“走出去”和“一带一路”建设中，成为传播中医药文化和中华文化的重要使者。

2. 中医药教育研究现状

（1）中医药教育相关文献可视化分析结论

一个学科的成长进程与该学科文献的数量构成有着密切的联系，研究论文的数量在一定程度上可以反映出研究水平和发展状况。近十年来中医药教育和中医药人才培养论文数量整体上呈上升趋势，2020年的发文数量是2012年发文数量的近30倍，该领域研究发展迅速。从文献来源上看，不仅在学术期刊和学术辑刊上有大量论文发表，还包括部分会议论文，其中包括一定数量的国际会议论文。此外，还有硕士研究生和博士研究生选择该领域作为自己的研究方向完成学位论文，中医药教育研究日趋活跃。

根据对研究主题和关键词的可视化分析，“中医药高等教育”和“中医药研究生教育”作为研究主题和关键词出现的频率均相对较高，可见中医药高等教育是目前中医药教育研究的重点，其中研究生作为中医药高级人才的“后备军”，研究生教育也是目前中医药教育研究的热点。

科研论文的质量代表着一个领域研究的深度，对于期刊论文而言，发表在核心期刊及其所占的比例，是衡量论文质量的重要标志。按照《2020 中文核心期刊要目总览》《CSCD 来源期刊遴选报告（2019 ~ 2020 年）》《CSSCI 来源期刊目录（2019 ~ 2020）》三个主流核心期刊目录来遴选，收录中医药教育类论文最多的 10 本学术期刊均为普通期刊；从基金论文上看，国家级基金资助仅占 3.8%；从论文引用上看，虽然有 60% 的论文有被引记录，但大多数引用次数在 3 次以内，被引用次数超过 3 次的仅占 20%。从以上内容可以看出，中医药教育研究的质量和关注度都还有待提高。

（2）中医药教育领域主要研究成果

广州中医药大学王省良等[3]提出“医学教育涉及教育、医疗两个问题，中医药院校要深化与医院的协同配合”，总结了广州中医药大学在“加强协同育人，提高服务发展贡献度”中的各项实践，实行“院院合一”的教、医、研一体化管理体制，不断发挥直属附属医院协同育人的优势；开展中医学专业“铁涛班”“国维班”等试点改革，践行“早临床、多临床、反复临床”理念，彰显“重经典、强临床”办学特色。

山东中医药大学武继彪等人[4]提出“三坚守、四融合”的个性化中医药人才培养模式，其中“三坚守”指坚守“以文化人、以文育人、以德树人”，“四融合”具体来说，在知识结构方面，提出素质教育与职业教育相融合、创新创业教育与专业教育相融合；在方法与途径方面，实施个性化教育，以支持、陪伴、激发为手段，更好地开展跟师学习；在能力与素质方面，突出自主学习能力、批判思维能力、岗位胜任能力及创新创业能力，注重全能的培养。这样的培养模式，是遵照中医药人才成长规律办学的需要，也是解决学校现实问题、释放学校活力、提速发展的需要。

天津中医药大学贾树等[5]强调了研究生导师学术经验的继承，认为读经典、做临床、学名师是古今中医临床人才培养的重要可靠经验，其中蕴藏着中医教育实践的真谛和内在规律。传承导师学术经验的过程，就是研习医理的过程，能不断提高学生中医思维能力并通过内化吸收导师的学术思想，达到发展创新。

黑龙江中医药大学郭宏伟[6]强调在教学环节上，应坚持理论知识教学与临床实践相结合，指出“老三段式”教学模式的弊端，如中医药学术的完整性和实践性被“老三段”“三中心”的教学形式割裂；淡化和遗弃了几千年来的师承教育模式。为改变目前中医药理论知识教学与临床实践教学相互脱离、相互分割的状况，要树立“实践第一”的中医药人才培养要求，改革从基础教学到专业教学再进入实习的“老三段”教学模式，将过去“三段式”教学模式中临床课与临床实习两个阶段合并为一个阶段，采取边上理论知识课、边上临床实习课的“基础课—临床＋实习课”两个阶段相互交叉滚动循环的“两段式”教学模式，使理论教学与临床实践自然融为一体。

北京中医药大学谷晓红等[2]和成都中医药大学余曙光等[7]强调名师、名中医在院校教育与师承教育结合的人才培养模式中发挥的作用。余曙光协作团队结合本校在中医的探索和实践中取得的经验：注重挖掘传统中医药精髓，按照“学经典，做临床，跟名师”的要求，通过大力创办中医特色班、中医传承班，使现代中医药院校教育与中医传统传承模式有机结合，师承教育与专业学位教育相结合，完善“师带徒”方式，着力塑造“重素质厚文化、重传承熟经典、重实践多临床”的特色中医药人才培养模式。

江西中医药大学王伶改等[8]通过对中医人才培养进行文献计量学分析，总结目前中医人才培养的问题：中医经典理论基础不牢固，灵活解决问题能力较差；中医思维较弱，理念西化较严重；课程设置泛化，理论系统性不强；中医传承文化氛围不浓，理念信念不强等。并提出探索传统师承模式与现代院校教育结合的改革模式，借鉴名医成才的经验，以强信念、诵经典、重临床、倡悟性、善传承、勤总结的古今名医成才六要素为重点。

目前我国中医药教育相关研究增长趋势明显，文献来源广泛，且形成了一批高水平的中医药教育研究团队，中医药高等教育是目前中医药教育研究的重点，其中研究生作为中医药高级人才的“后备军”，研究生教育也是目前中医药教育研究的热点，但目前中医药教育相关研究成果的关注度和影响力不足。各省（区、市）中医药教育的发展主要由高等中医药院校承担，尽管目前尚无中医药教育评价指标体系，且省际中医药教育资源、水平的比较尚处于空白，但各高校相关学者对中医药教育发展的总结和探索为中医药教育评价提供了参考和方向。通过对研究主题、关键词和高被引论文的分析、归纳、总结，未来中医药教育评价应从中医药高等教育入手，以研究生教育为重点，同时关注中医药学科建设、师资力量、实践教学等方面。在下一步研究中，应从以上方面入手，建立中医药教育评价指标体系，填补中医药教育评价的空白，为各省（区、市）中医药教育发展方向提供参考。

二　中医药教育评价指标体系构建

（一）中医药教育评价指标体系构建

经两轮德尔菲法专家咨询后，指标选择方面意见逐步趋同，筛选出了中医药教育的主要评价指标，主要涵盖每万人口中医研究生数、每万人口中医本科生数、国家中医药管理局中医药重点学科数、被授予国家名中医称号的人数、中医药优势特色教育培训基地数、中医住院医师规范化培训基地数年增长率6个指标。结合全国各省（区、市）人口分布及发展现状，将部分绝对数指标相对化后，得到中医药教育评价指标体系及各指标权重（见表1）。

表 1　2019 年中医药教育评价指标体系及各指标权重

一级指标	二级指标	三级指标	权重
中医药教育	中医药教育与培养	每万人口中医研究生数	0.179
		每万人口中医本科生数	0.186
		国家中医药管理局中医药重点学科数	0.169
		被授予国家名中医称号的人数	0.149
		中医药优势特色教育培训基地数	0.155
		中医住院医师规范化培训基地数年增长率	0.162

各项指标解释如下：

每万人口中医研究生数：反映当地中医研究生培养规模，以当地中医专业研究生数除以当地常住人口数量。

每万人口中医本科生数：反映当地中医本科生培养规模，以当地中医专业本科生数除以当地常住人口数量。

国家中医药管理局中医药重点学科数：国家中医药重点学科建设是为推动中医药学术进步和知识创新、促进中医药事业可持续发展、保持和发挥中医药特色优势、提高中医药疗效和服务能力与水平的一项重要工作，该指标反映某省份或地区中医药重点学科建设的能力。

被授予国家名中医称号的人数：反映某省份或地区高层次中医药人才分布情况和带动当地中医药传承、创新的能力。

中医药优势特色教育培训基地数：中医药优势特色教育培训基地在弘扬特色、注重实效的基础上，将理论传授与实际操作相结合，有利于加强中医药人才队伍建设，推进中医药人才培养工作。该指标反映某省份或地区中医药教育发展水平和建设能力。

中医住院医师规范化培训基地数年增长率：反映中医住院医师规范化培训基地数量的增长速度，以新一批中医住院医师规范化培训基地数除以上一批中医住院医师规范化培训基地数后再减 1。

（二）数据来源

本报告以31个省（区、市）为研究对象，所使用的数据均为网上公开发布的数据，数据来源主要为2018年国家中医药管理局发布的《全国中医药统计摘编》及国家中医药管理局官网发布的其他数据。其中由于中医研究生数、中医本科生数仅获得全国数据，因此采用2018年全国各省（区、市）中医研究生、本科生占比进行标准化；国家中医药管理局未组织新一轮中医药重点学科、中医药优势特色教育培训基地的申报和国家名中医的评选工作，因此仍采用2018年数据作为2019年最新数据。

三　中医药教育评价结果

（一）中医药教育评价总体情况

1. 2019年31个省（区、市）中医药教育评价总体情况

2019年31个省（区、市）中医药教育评价排名前五的省（市）分别为北京市、广东省、上海市、天津市以及湖南省，得分分别为94.32分、77.50分、76.48分、76.33分、76.20分，第一名和第二名之间相差16.82分；排名后五的省（区、市）分别为山西省、内蒙古自治区、海南省、青海省、宁夏回族自治区，得分分别为67.78分、67.77分、66.25分、65.89分、65.06分。得分处于中位水平的省份为浙江省，得分为71.45分，共有11个省（区、市）得分低于总体平均分71.45分，占所有省（区、市）的35.48%。

2. 2018年、2019年中医药教育总体情况对比

31个省（区、市）中，共有17个省（区、市）排名保持不变或有所提高，占全部省（区、市）的54.84%，其中排名提升最多的省份为贵州省，相较2018年排名上升13个名次；排名下降最多的省份为新疆维吾尔自治区，相较2018年排名下降19个名次（见表2）。

表 2　2018 年、2019 年我国 31 个省（区、市）中医药教育评价综合得分及排名

省(区、市)	2018 年		2019 年		排名变化
	得分	排名	得分	排名	
北　京	96.24	1	94.32	1	0
天　津	77.97	2	76.33	4	-2
河　北	72.41	13	72.97	15	-2
山　西	69.41	25	67.78	27	-2
内蒙古	66.15	29	67.77	28	+1
辽　宁	73.54	6	73.71	11	-5
吉　林	73.40	8	71.80	19	-11
黑龙江	71.76	18	69.64	22	-4
上　海	74.99	3	76.48	3	0
江　苏	72.44	12	73.44	13	-1
浙　江	71.21	21	71.45	20	+1
安　徽	72.13	15	70.96	21	-6
福　建	73.49	7	75.92	7	0
江　西	72.13	16	74.86	8	+8
山　东	73.07	9	75.98	6	+3
河　南	72.16	14	73.49	12	+2
湖　北	71.24	20	72.82	17	+3
湖　南	74.87	4	76.20	5	-1
广　东	72.70	11	77.50	2	+9
广　西	71.78	17	73.10	14	+3
海　南	64.64	31	66.25	29	+2
重　庆	65.53	30	69.03	25	+5
四　川	72.86	10	74.45	9	+1
贵　州	70.89	23	74.09	10	+13
云　南	69.24	26	71.98	18	+8
西　藏	69.85	24	68.12	26	-2
陕　西	71.47	19	72.96	16	+3
甘　肃	70.95	22	69.30	23	-1
青　海	67.54	27	65.89	30	-3
宁　夏	66.70	28	65.06	31	-3
新　疆	74.44	5	69.25	24	-19

（二）中医药教育评价指标深度分析

1. 2019年31个省（区、市）中医药教育评价各指标得分及排名情况

2019 年我国 31 个省（区、市）中医药教育评价各指标得分及排名情况如表 3 所示。每万人口中医研究生数排名前三的省（市）分别为北京市、天津市、上海市，得分分别为 100. 00 分、96. 22 分、82. 51 分；排名后三的省（市）分别为河北省、重庆市、海南省，得分分别为 62. 08 分、60. 93 分、60. 00 分。2019 年海南医学院硕士研究生招生专业目录显示，中医学拟招生人数 6 人，推免 1 人，分为中医临床基础、中医内科学、针灸推拿学三个二级学科，实现了海南省中医学研究生培养零的突破，因此海南省每万人口中医研究生数实际得分或略高于评价得分。每万人口中医本科生数排名前三的省（市）分别为北京市、湖南省、辽宁省，得分分别为 100. 00 分、89. 39 分、88. 13 分；排名后三的省（区、市）分别为宁夏回族自治区、新疆维吾尔自治区、重庆市，得分分别为 65. 95 分、65. 53 分、63. 40 分。

以上两个相对指标中，部分省（区、市）的排名与我们的日常认知不同，我们结合中医研究生数和本科生数两个绝对指标来进行对比分析，结果如表 4 所示。广东省每万人口中医研究生数指标得分为 68. 03 分，排名第 9，若以绝对指标即中医研究生数排名，广东省得分为 100. 00 分，排名第 1。这种差异与广东省为常住人口大省有关。随着我国城镇化进程明显加快，2019 年末广东省常住人口数量为 11521 万，列全国第 1，也因此造成了广东省在中医研究生培养方面的优势被削弱，尽管如此，我们仍要承认广东省、北京市、江苏省在中医研究生培养规模上的优势地位。

国家中医药重点学科数排名前三的省（市）分别为北京市、江苏省、山东省，得分分别为 100. 00 分、76. 00 分、76. 00 分；排名后三的分别为新疆维吾尔自治区、西藏自治区、海南省，得分分别为 62. 29 分、62. 29 分、61. 14 分，共有 15 个省（区、市）得分低于该指标的平均分 70. 43 分，占所有省（区、市）的 48. 39%。

表 3　2019 年 31 个省（区、市）中医药教育评价各指标得分及排名

省(区、市)	每万人口中医研究生数		每万人口中医本科生数		国家中医药重点学科数		被授予国家名中医称号的人数		中医药优势特色教育培训基地数		中医住院医师规范化培训基地数年增长率	
	得分	排名	得分	排名	得分	排名	得分	排名	得分	排名	得分	排名
北　京	100.00	1	100.00	1	100.00	1	100.00	1	100.00	1	65.00	23
天　津	96.22	2	86.52	4	74.86	4	65.71	27	70.00	8	60.00	24
河　北	62.08	29	82.94	6	66.86	19	77.14	3	60.00	28	88.57	5
山　西	64.12	22	73.74	23	66.86	19	77.14	3	65.00	15	60.00	24
内蒙古	64.04	24	68.60	27	63.43	26	65.71	27	65.00	15	80.00	12
辽　宁	69.81	6	88.13	3	74.86	4	65.71	27	65.00	15	76.00	16
吉　林	72.07	5	85.05	5	74.86	4	71.43	20	65.00	15	60.00	24
黑龙江	73.47	4	76.62	17	74.86	4	65.71	27	65.00	15	60.00	24
上　海	82.51	3	73.26	24	74.86	4	77.14	3	75.00	3	76.00	16
江　苏	69.48	7	74.65	20	76.00	2	65.71	27	80.00	2	74.55	19
浙　江	66.80	12	75.25	18	72.57	12	77.14	3	65.00	15	72.00	20
安　徽	63.85	26	77.92	15	69.14	17	77.14	3	70.00	8	68.00	21
福　建	68.15	8	74.18	21	73.71	10	77.14	3	75.00	3	88.57	5
江　西	66.10	15	80.99	8	68.00	18	77.14	3	65.00	15	92.00	2
山　东	65.97	16	74.99	19	76.00	2	77.14	3	75.00	3	88.00	7
河　南	63.37	28	79.25	13	71.43	14	77.14	3	65.00	15	85.00	9
湖　北	64.58	20	76.97	16	71.43	14	71.43	20	75.00	3	77.78	15
湖　南	66.23	14	89.39	2	73.71	10	71.43	20	70.00	8	85.00	9

续表

省(区、市)	每万人口中医研究生数		每万人口中医本科生数		国家中医药重点学科数		被授予国家名中医称号的人数		中医药优势特色教育培训基地数		中医住院医师规范化培训基地数年增长率	
	得分	排名	得分	排名	得分	排名	得分	排名	得分	排名	得分	排名
广东	68.03	9	71.79	25	74.86	4	77.14	3	75.00	3	100.00	1
广西	65.64	17	79.52	12	66.86	19	71.43	20	70.00	8	85.00	9
海南	60.00	31	65.99	28	61.14	31	71.43	20	60.00	28	80.00	12
重庆	60.93	30	63.40	31	63.43	26	77.14	3	65.00	15	86.67	8
四川	66.66	13	80.40	10	72.57	12	77.14	3	70.00	8	80.00	12
贵州	65.26	18	81.48	7	65.71	22	77.14	3	65.00	15	90.00	4
云南	64.16	21	74.02	22	65.71	22	71.43	20	65.00	15	92.00	2
西藏	65.10	19	78.83	14	62.29	29	77.14	3	65.00	15	60.00	24
陕西	67.19	11	80.94	9	71.43	14	71.43	20	70.00	8	76.00	16
甘肃	67.67	10	79.58	11	65.71	22	77.14	3	65.00	15	60.00	24
青海	63.97	25	71.03	26	63.43	26	77.14	3	60.00	28	60.00	24
宁夏	63.55	27	65.95	29	64.57	25	77.14	3	60.00	28	60.00	24
新疆	64.10	23	65.53	30	62.29	29	88.57	2	70.00	8	68.00	21
均值	66.62	16.33	76.37	16.85	69.61	15.26	73.97	10.96	67.78	12.44	76.76	14.19

表4　2019年31个省（区、市）中医药高等教育绝对指标与相对指标得分及排名对比

省(区、市)	中医研究生数		中医本科生数		每万人口中医研究生数		每万人口中医本科生数	
	得分	排名	得分	排名	得分	排名	得分	排名
北　京	97.24	2	76.95	14	100.00	1	100.00	1
天　津	84.45	5	68.15	23	96.22	2	86.52	4
河　北	66.81	23	94.27	3	62.08	29	82.94	6
山　西	66.65	24	70.08	22	64.12	22	73.74	23
内蒙古	64.43	26	64.30	25	64.04	24	68.60	27
辽　宁	78.45	10	84.09	7	69.81	6	88.13	3
吉　林	74.04	13	73.26	18	72.07	5	85.05	5
黑龙江	81.83	8	72.27	19	73.47	4	76.62	17
上　海	83.62	7	66.34	24	82.51	3	73.26	24
江　苏	93.05	3	83.26	8	69.48	7	74.65	20
浙　江	77.21	11	77.55	13	66.80	12	75.25	18
安　徽	70.59	19	82.44	9	63.85	26	77.92	15
福　建	74.00	14	71.08	20	68.15	8	74.18	21
江　西	72.31	15	79.27	11	66.10	15	80.99	8
山　东	85.98	4	89.69	5	65.97	16	74.99	19
河　南	74.05	12	96.52	2	63.37	28	79.25	13
湖　北	71.73	18	79.79	10	64.58	20	76.97	16
湖　南	78.63	9	100.00	1	66.23	14	89.39	2
广　东	100.00	1	86.72	6	68.03	9	71.79	25
广　西	72.08	16	79.05	12	65.64	17	79.52	12
海　南	60.00	31	61.11	30	60.00	31	65.99	28
重　庆	61.26	27	62.09	27	60.93	30	63.40	31
四　川	84.11	6	93.62	4	66.66	13	80.40	10
贵　州	68.23	22	75.31	16	65.26	18	81.48	7
云　南	68.73	21	73.40	17	64.16	21	74.02	22
西　藏	60.77	30	61.30	29	65.10	19	78.83	14
陕　西	72.05	17	75.97	15	67.19	11	80.94	9
甘　肃	68.77	20	70.20	21	67.67	10	79.58	11
青　海	61.04	29	61.32	28	63.97	25	71.03	26
宁　夏	61.07	28	60.81	31	63.55	27	65.95	29
新　疆	64.47	25	62.75	26	64.10	23	65.53	30

被授予国家名中医称号的人数排名前两位的省份为北京市和新疆维吾尔自治区，另有多个省（区、市）得分、排名相同，可见在申报、评审过程中，申报名额在地区和省份间相对均衡，共有12个省（区、市）得分低于该指标的平均分75.12分，占所有省（区、市）的38.71%。

中医药优势特色教育培训基地数排名前三的省（市）为北京市、江苏省、上海市，共有17个省（区、市）低于该指标的平均分67.78分。由于未在网络公开数据中查询到海南省、宁夏回族自治区、青海省、河北省获批中医药优势特色培训基地情况，以上省（区）该指标得分为60.00分。

中医住院医师规范化培训基地数年增长率排名前三的省（区、市）为广东省、云南省、江西省，天津市、山西省、吉林省、黑龙江省、西藏自治区、甘肃省、青海省、宁夏回族自治区共8个省（区、市）中医住院医师规范化培训基地未增长，即增长率为0，因此得分为60.00分。该指标着重反映某省（区、市）中医住院医师规范化培训基地数的增长速度和发展潜力，一定程度上忽视了该省份或地区所实际拥有的培训基地数量。若以2019年31个省（区、市）所拥有的中医住院医师规范化培训基地数作为参考指标，进行评分和排名的结果如表5所示。其中广东省作为我国较早提出建设“中医药强省”的省份，且作为广州中医药大学所在地，每年吸纳和培养大量中医药人才，中医住院医师规范化培训基地存量与增量均保持稳定的上升趋势，规培基地数量与年增长率均排名第一。大部分省（区、市）实际拥有的中医住院医师规范化培训基地数指标排名与其年增长率指标的排名情况并不一致。差异较大的有北京市、河北省、江苏省、浙江省、福建省、江西省、山东省、河南省、湖北省、湖南省、海南省、重庆市、四川省、贵州省、云南省，其中江苏省、浙江省、四川省等省份作为中医药事业发展的先行者，发展进入相对稳定阶段，规培基地数位居前列，而年增长率较为落后。而江西省及云南、贵州等省份虽然在总量上较为落后，但增长速度较快。

表 5　2019 年 31 个省（区、市）中医住院医师规范化规培基地数与年增长率得分及排名

省(区、市)	中医住院医师规范化培训基地数		中医住院医师规范化培训基地数年增长率	
	得分	排名	得分	排名
北　京	78.00	12	65.00	23
天　津	68.00	24	60.00	24
河　北	84.00	10	88.57	5
山　西	68.00	24	60.00	24
内蒙古	78.00	12	80.00	12
辽　宁	74.00	16	76.00	16
吉　林	68.00	24	60.00	24
黑龙江	74.00	16	60.00	24
上　海	74.00	16	76.00	16
江　苏	90.00	3	74.55	19
浙　江	86.00	5	72.00	20
安　徽	72.00	21	68.00	21
福　建	84.00	10	88.57	5
江　西	78.00	12	92.00	2
山　东	94.00	2	88.00	7
河　南	86.00	5	85.00	9
湖　北	86.00	5	77.78	15
湖　南	86.00	5	85.00	9
广　东	100.00	1	100.00	1
广　西	86.00	5	85.00	9
海　南	66.00	28	80.00	12
重　庆	70.00	23	86.67	8
四　川	90.00	3	80.00	12
贵　州	74.00	16	90.00	4
云　南	78.00	12	92.00	2
西　藏	64.00	29	60.00	24
陕　西	74.00	16	76.00	16
甘　肃	68.00	24	60.00	24
青　海	64.00	29	60.00	24
宁　夏	64.00	29	60.00	24
新　疆	72.00	21	68.00	21

2. 2019年各区域中医药教育评价各指标得分及排名差异分析

本报告按照我国地理位置与统计习惯将我国31个省（区、市）划分为东部、中部、西部三个地区。各地区中医药教育评价平均排名如图1所示。东部地区平均排名为10.09，在三个地区中位列第一；西部地区平均排名为21.17，在三个地区中排名末位；中部地区平均排名为16.38，处于中间水平。

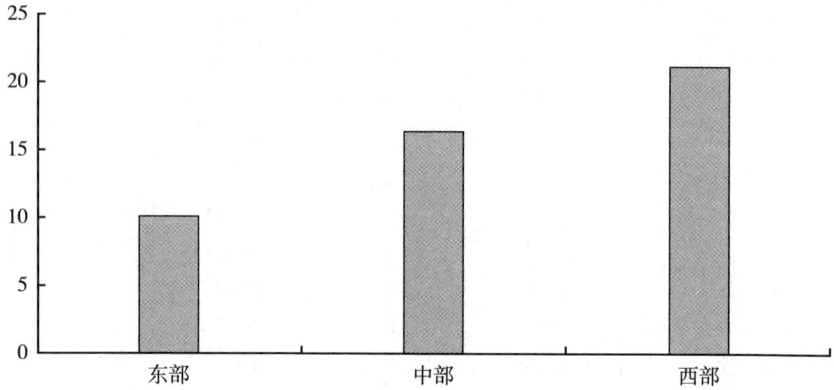

图1　2019年东、中、西部地区中医药教育评价平均排名对比

我国各地区中医药教育评价各指标得分均值如图2所示。在每万人口中医研究生数上，东部地区优势较为明显，平均得分为73.55；中、西部地区每万人口中医研究生数得分相当，中部地区略高于西部地区。在每万人口中医本科生数上，中部地区平均得分略高于东部地区，西部地区平均得分最低，为74.11分。在国家中医药重点学科数上，三个地区差异较为明显，东部地区平均得分最高，为75.06分；西部地区平均得分最低，为65.62分。在被授予国家名中医称号的人数上，三个地区得分差异并不明显，中部地区稍显落后，平均得分为73.57分。在中医药优势特色教育培训基地数上，东部地区优势较为明显，平均得分为72.73分；中部地区略高于西部地区，分别为67.50分、65.83分。在中医住院医师规范化培训基地数年增长率上，东部地区平均得分仍高于中、西部地区，分别为78.97分、73.47分、74.81分。从以上数据可见，中医药教育发展的地区差异仍然存在，东部地区在各项评价指标中发展较为均衡，中部地区与西部地区相比，在部分指标上优势较为明显，中、西部地区中医药教育水平仍需提高重视，加大财政投入。

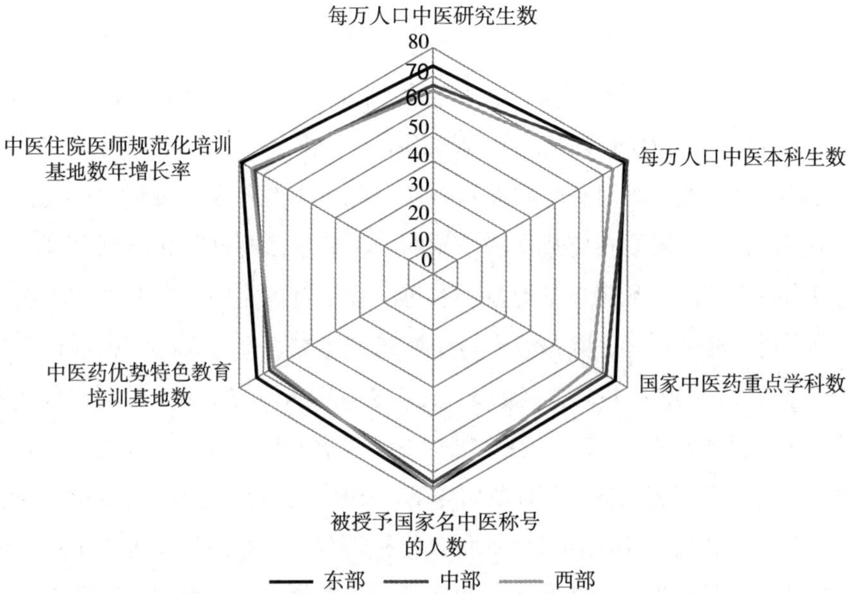

图 2　东、中、西部地区中医药教育评价各指标得分均值对比

东部地区省（市）中医药教育评价各指标得分及排名情况如表 6 所示。我国东部地区主要包括北京市、天津市、河北省、辽宁省、上海市、江苏省、浙江省、福建省、山东省、广东省、海南省 11 个省（市）。东部地区在每万人口中医研究生数指标上包揽全国排名前 3，分别为北京市、天津市和上海市。每万人口中医本科生数在全国排名前 5 的有北京市、辽宁省、天津市 3 个省（市）。国家中医药重点学科数排名全国前 5 的有北京市、江苏省、山东省、天津市、辽宁省、上海市、广东省 7 个省（市），占东部地区省（市）63.64%，其中多个省（市）排名并列第 4。被授予国家名中医称号的人数排名全国前 5 的有北京市、河北省、上海市、浙江省、福建省、山东省、广东省 7 个省（市），占东部地区省（市）的 63.64%，除北京市外，其他省（市）均并列第3名。中医药优势特色教育培训基地数排名全国前5的有北京市、江苏省、上海市、福建省、山东省、广东省6个省（市）。中医住院医师规范化培训基地数年增长率排名全国前5的有广东省、河北省、福建省3个省份，其中河北省、福建省在全国并列第5名。北京市在每万人口中医研究生数、每万人口中医本科生数、国家中医药重点学科数、被授予国家名中医称号的人数、中医药优势特色教育培训基地数指标上均占有明显优势，而中医住院医师规范化培训基地数年增长率排名相对落后，仅排第23名，而中医住院医师规范化培训基地数排名第12，北京中医药大学每年向社会输出大量中医药人才，需要相应数量和质量的中医住院医师规范化培训基地，因此北京市中医住院医师规培基地数仍有进一步上升的空间。广东省在本次报告中排名提升非常明显，除每万人口中医研究生数、每万人口中医本科生数排名较靠后外，其他指标均排名前5，且广东省中医研究生数、中医本科生数绝对指标分别排名第1、第6，在全国仍处于显著的优势地位，因此近年来广东省在建设“中医药强省”目标的引导下，中医药教育正呈现蓬勃发展态势。

中部地区各省份中医药教育评价各指标得分及排名情况如表7所示。我国中部地区包括山西省、吉林省、黑龙江省、安徽省、江西省、河南省、湖北省、湖南省共8个省。中部地区每万人口中医研究生数排名前5的有黑龙江省、吉林省2个省份，明显少于东部地区；每万人口中医本科生数排名前5的有湖南省、吉林省，也明显少于东部地区；国家中医药重点学科数排名前5的有吉林省、黑龙江省2个省份，同样与东部地区存在较大差异；被授予国家名中医称号的人数排名前5的有山西省、安徽省、江西省、河南省4个省份，但均并列第3名，由表3可以看出，此指标全国共有17个省（区、市）并列第3，因此优势并不明显；中医药优势特色教育培训基地数排名前5的仅有湖北省，与东部地区差距比较明显；江西省为中部地区唯一一个在中医住院医师规范化培训基地数年增长率指标上得分排名前5的省份，且排全国第2名，除湖南省、河南省、湖北省外，其余中部地区省份排名均相对落后。结合表2和表5可知，2019年吉林省综合排名变化较为明显，主要受中医住院医师规范化培训基地存量和增量不足的影响，建议吉林省稳步开

表6 2019年东部地区各省（市）中医药教育评价各指标得分及排名

省(市)	每万人口中医研究生数		每万人口中医本科生数		国家中医药重点学科数		被授予国家名中医称号的人数		中医药优势特色教育培训基地数		中医住院医师规范化培训基地数年增长率	
	得分	排名	得分	排名	得分	排名	得分	排名	得分	排名	得分	排名
北京	100.00	1	100.00	1	100.00	1	100.00	1	100.00	1	65.00	23
天津	96.22	2	86.52	4	74.86	4	65.71	27	70.00	8	60.00	24
河北	62.08	29	82.94	6	66.86	19	77.14	3	60.00	28	88.57	5
辽宁	69.81	6	88.13	3	74.86	4	65.71	27	65.00	15	76.00	16
上海	82.51	3	73.26	24	74.86	4	77.14	3	75.00	3	76.00	16
江苏	69.48	7	74.65	20	76.00	2	65.71	27	80.00	2	74.55	19
浙江	66.80	12	75.25	18	72.57	12	77.14	3	65.00	15	72.00	20
福建	68.15	8	74.18	21	73.71	10	77.14	3	75.00	3	88.57	5
山东	65.97	16	74.99	19	76.00	2	77.14	3	75.00	3	88.00	7
广东	68.03	9	71.79	25	74.86	4	77.14	3	75.00	3	100	1
海南	60.00	31	65.99	28	61.14	31	71.43	20	60.00	28	80.00	12

表 7　2019 年中部地区各省份中医药教育评价各指标得分及排名

省份	每万人口中医研究生数		每万人口中医本科生数		国家中医药重点学科数		被授予国家名中医称号的人数		中医药优势特色教育培训基地数		中医住院医师规范化培训基地数年增长率	
	得分	排名	得分	排名	得分	排名	得分	排名	得分	排名	得分	排名
山　西	64.12	22	73.74	23	66.86	19	77.14	3	65.00	15	60.00	24
吉　林	72.07	5	85.05	5	74.86	4	71.43	20	65.00	15	60.00	24
黑龙江	73.47	4	76.62	17	74.86	4	65.71	27	65.00	15	60.00	24
安　徽	63.85	26	77.92	15	69.14	17	77.14	3	70.00	8	68.00	21
江　西	66.10	15	80.99	8	68.00	18	77.14	3	65.00	15	92.00	2
河　南	63.37	28	79.25	13	71.43	14	77.14	3	65.00	15	85.00	9
湖　北	64.58	20	76.97	16	71.43	14	71.43	20	75.00	3	77.78	15
湖　南	66.23	14	89.39	2	73.71	10	71.43	20	70.00	8	85.00	9

表 8　2019 年西部地区各省（区、市）中医药教育评价各指标得分及排名

省(区、市)	每万人口中医研究生数		每万人口中医本科生数		国家中医药管理局中医药重点学科数		被授予国家名中医称号的人数		中医药优势特色教育培训基地数		中医住院医师规范化培训基地数年增长率	
	得分	排名	得分	排名	得分	排名	得分	排名	得分	排名	得分	排名
内蒙古	64.04	24	68.60	27	63.43	26	65.71	27	65.00	15	80.00	12
广　西	65.64	17	79.52	12	66.86	19	71.43	20	70.00	8	85.00	9
重　庆	60.93	30	63.40	31	63.43	26	77.14	3	65.00	15	86.67	8
四　川	66.66	13	80.40	10	72.57	12	77.14	3	70.00	8	80.00	12
贵　州	65.26	18	81.48	7	65.71	22	77.14	3	65.00	15	90.00	4
云　南	64.16	21	74.02	22	65.71	22	71.43	20	65.00	15	92.00	2
西　藏	65.10	19	78.83	14	62.29	29	77.14	3	65.00	15	60.00	24
陕　西	67.19	11	80.94	9	71.43	14	71.43	20	70.00	8	76.00	16
甘　肃	67.67	10	79.58	11	65.71	22	77.14	3	65.00	15	60.00	24
青　海	63.97	25	71.03	26	63.43	26	77.14	3	60.00	28	60.00	24
宁　夏	63.55	27	65.95	29	64.57	25	77.14	3	60.00	28	60.00	24
新　疆	64.10	23	65.53	30	62.29	29	88.57	2	70.00	8	68.00	21

展中医住院医师规范化培训基地的评估和建设工作。湖南省在本次报告中综合排名比较稳定，各个指标发展较为均衡，因此中医药教育水平保持在全国前列。

西部地区各省（区、市）中医药教育评价各指标得分及排名情况如表 8 所示。我国西部地区包括内蒙古自治区、广西壮族自治区、重庆市、四川省、贵州省、云南省、西藏自治区、陕西省、甘肃省、青海省、宁夏回族自治区、新疆维吾尔自治区共 12 个省（区、市）。西部地区在每万人口中医研究生数、每万人口中医本科生数、国家中医药重点学科数、中医药优势特色教育培训基地数 4 个指标排名中，均无进入全国前 5 名的省（区、市），而相应指标全国排名后 5 的省（区、市）多来自西部地区。被授予国家名中医称号的人数指标中，新疆维吾尔自治区排名第 2，另有重庆市、四川省、贵州省、西藏自治区、甘肃省、青海省、宁夏回族自治区等多个省（区、市）并列第 3 名，并无明显优势。中医住院医师规范化培训基地数年增长率排名前 5 的有云南省、贵州省，排名后 5 的有新疆维吾尔自治区、宁夏回族自治区、青海省、甘肃省、西藏自治区 5 个省（区）。可见近年来西部地区部分省份相对重视中医住院医师规范化培训基地的建设工作，但西部地区多数省份在中医药教育水平上相对落后。民族医药是我国中医药事业的组成部分，西部地区应当抓住特殊的地理优势与少数民族扶持政策的机遇，着力发掘中医药与民族医药领军人才，培养中医药高等级人才，并为中医药与民族医药人才搭建沟通实践平台。

3. 2019年中医药教育综合排名前5的省（市）各指标得分及排名情况

2019 年中医药教育评价综合排名前 5 的省（市）各指标得分及排名情况如表 9 所示。排名前 5 的省（市）分别为北京市、广东省、上海市、天津市、湖南省，其中北京市、广东省、上海市、天津市位于东部地区，湖南省位于中部地区。北京市除中医住院医师规范化培训基地数年增长率排名第 23 外，其余评价指标均排名第 1。天津市被授予国家名中医称号的人数、中医住院医师规范化培训基地数年增长率两个指标排名较为落后，在全国排名中为后 5 名（并列），其他指标排名较为理想，分别排名第 2、第 4、第 4、第 8。上海市每万人口中医本科生数排名较为落后，排名第 24；每万人口中

表9　2019年中医药教育评价综合排名前5的省（市）各指标得分及排名

省(市)	每万人口中医研究生数		每万人口中医本科生数		国家中医药重点学科数		被授予国家名中医称号的人数		中医药优势特色教育培训基地数		中医住院医师规范化培训基地数年增长率	
	得分	排名	得分	排名	得分	排名	得分	排名	得分	排名	得分	排名
北京	100.00	1	100.00	1	100.00	1	100.00	1	100.00	1	65.00	23
广东	68.03	9	71.79	25	74.86	4	77.14	3	75.00	3	100.00	1
上海	82.51	3	73.26	24	74.86	4	77.14	3	75.00	3	76.00	16
天津	96.22	2	86.52	4	74.86	4	65.71	27	70.00	8	60.00	24
湖南	66.23	14	89.39	2	73.71	10	71.43	20	70.00	8	85.00	9

医研究生数、国家中医药重点学科数、被授予国家名中医称号的人数、中医药优势特色教育培训基地数排名均为全国前5，中医住院医师规范化培训基地数年增长率为中游水平。湖南省中医药教育各项指标发展较为均衡，不存在极端落后的指标。由于广东省人口基数大，每万人口中医本科生数排名较为落后，其余指标均处于全国前列。

为便于分析排名前5省（市）的优劣势，5省（市）各指标得分均值如图3所示。可见排名前5省（市）在每万人口中医本科生数指标上优势明显，平均得分为84.19分；其次为每万人口中医研究生数，平均得分为82.60分。而国家中医药重点学科数、被授予国家名中医称号的人数、中医药优势特色教育培训基地数、中医住院医师规范化培训基地数年增长率与上两个指标相比暴露出相对明显的劣势，说明与全国其他省份相比优势不够明显，但仍高于全国相应指标的平均得分。

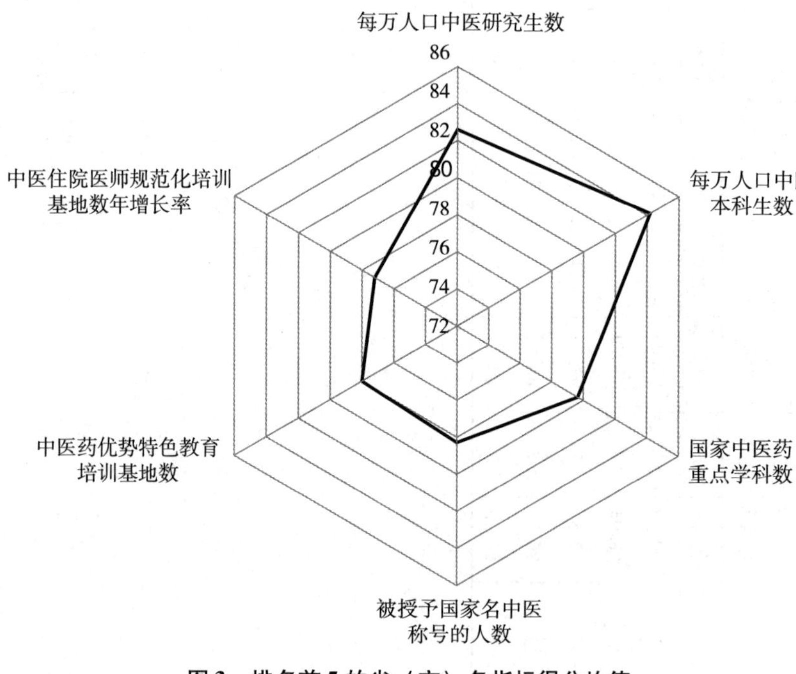

图3 排名前5的省（市）各指标得分均值

4. 2019年中医药教育综合排名后5的省（区）各指标得分及排名情况

2019 年中医药教育评价综合排名后 5 的省份各指标得分及排名情况如表 10 所示。排名后 5 的省（区）分别为山西省、内蒙古自治区、海南省、青海省、宁夏回族自治区，其中海南省为东部地区省，山西省为中部地区省，内蒙古自治区、青海省、宁夏回族自治区为西部地区省（区）。山西省除被授予国家名中医称号的人数排名前 5 外，其余指标在全国排名中均处于中下游水平。内蒙古自治区除中医住院医师规范化培训基地数年增长率排名处于全国中上游水平外，其余指标排名均相对落后，其中每万人口中医本科生数、国家中医药重点学科数、被授予国家名中医称号的人数均为全国排名后 5。海南省除中医住院医师规范化培训基地数年增长率处于全国中上游水平外，其余指标均处于中下游水平，其中每万人口中医研究生数与国家中医药重点学科数得分排名均为第 31 名。网络公开数据显示，海南医学院已招收首批中医学研究生，但仍需为中医药高等教育及中医药学科建设提供坚实的物质基础和政策支持。青海省除被授予国家名中医称号的人数在全国排名进入前 5 名外，其余指标均处于中下游水平，其中国家中医药重点学科数、中医药优势特色教育培训基地数、中医住院医师规范化培训基地数年增长率得分平均排名均居于全国后 5 名。宁夏回族自治区除被授予国家名中医称号的人数全国排名进入前 5 名外，其他指标得分排名均处于全国下游水平，其中每万人口中医研究生数、每万人口中医本科生数、中医药优势特色教育培训基地数、中医住院医师规范化培训基地数年增长率均居于全国后 5 名。综合排名进入全国后 5 的省（区）应着重对其排名后 5 名的指标进行相应的改善，例如加大财政投入，着力建设和申报中医药优势特色教育培训基地等。

为便于分析排名后 5 省（区）的优劣势，笔者将排名后 5 省（区）各指标得分均值列示于图 4。可见，与其他指标相比，排名后 5 省（区）在中医住院医师规范化培训基地数年增长率上有相对明显的优势，平均得分为 68. 00 分；其次在每万人口中医本科生数上也有相对明显的优势，平均得分为 69. 07 分；被授予国家名中医称号的人数在 6 个指标中的得分也相对较高，

表 10　2019 年中医药教育评价综合排名后 5 的省（区）各指标得分及排名

省(区)	每万人口中医研究生数		每万人口中医本科生数		国家中医药重点学科数		被授予国家名中医称号的人数		中医药优势特色教育培训基地数		中医住院医师规范化培训基地数年增长率	
	得分	排名	得分	排名	得分	排名	得分	排名	得分	排名	得分	排名
山　西	64.12	22	73.74	23	66.86	19	77.14	3	65.00	15	60.00	24
内蒙古	64.04	24	68.60	27	63.43	26	65.71	27	65.00	15	80.00	12
海　南	60.00	31	65.99	28	61.14	31	71.43	20	60.00	28	80.00	12
青　海	63.97	25	71.03	26	63.43	26	77.14	3	60.00	28	60.00	24
宁　夏	63.55	27	65.95	29	64.57	25	77.14	3	60.00	28	60.00	24

平均得分为 73.71 分。而国家中医药重点学科数、中医药优势特色教育培训基地数、每万人口中医研究生数与以上三个指标相比暴露出相对明显的劣势，说明与全国其他省份相比优势不够明显，且 6 个指标均低于全国相应指标的平均得分。

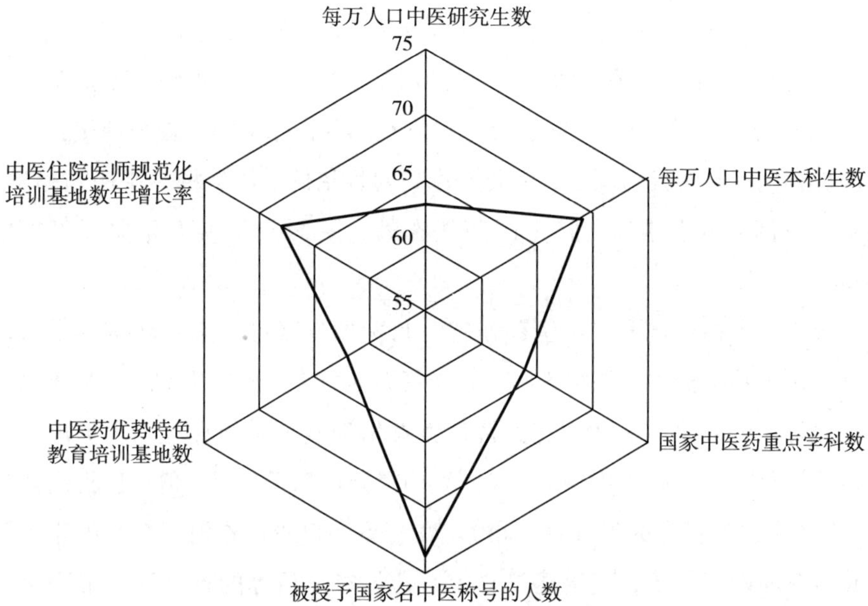

图 4　排名后 5 的省（区）各指标得分均值

5. 2019年提出与未提出建设“中医药强省”目标省（区、市）中医药教育评价指标对比

提出建设“中医药强省”目标的省（区、市）各指标得分及排名情况如表 11 所示。2019 年全国新增两个区（市）提出建设“中医药强省”目标，分别为天津市和广西壮族自治区，目前共 19 个省（区、市）已提出建设“中医药强省”目标。分析表 11 可知，已提出建设“中医药强省”目标的省（区、市）在中医药教育各指标中发展并不均衡，纵向对比可以发现各个指标均存在较大差异，以每万人口中医研究生数为例，19 个已提出建

设“中医药强省”目标的省（区、市）中，排名最高的为天津市，排名第2，得分为96.22分；排名最低的省份为河北省，得分为62.08分。天津市与河北省地理位置接近，而部分指标差异明显，说明河北省中医药教育资源配置在地理上存在明显的差距。横向来看，江苏省国家中医药重点学科数、中医药优势特色教育培训基地数得分均排名全国第2，而每万人口中医本科生数、被授予国家名中医称号的人数以及中医住院医师规范化培训基地数年增长率得分排名在全国均处于中下游水平。以上分析说明，已提出建设“中医药强省”目标的省（区、市）尽管在部分指标中排名较为理想，但中医药教育仍存在短板与弱项，需要采取针对性措施，以发挥“中医药强省”的引领作用，以点带面，将中医药强省教育资源及优秀人才向周围地区辐射。

提出与未提出建设“中医药强省”目标的省（区、市）在全国中医药教育评价中各指标均值如图5所示。在每万人口中医研究生数、被授予国家名中医称号的人数、中医药优势特色教育培训基地数指标上，未提出建设“中医药强省”目标的省（区、市）平均得分均高于全国均值和已提出建设“中医药强省”目标的省（区、市）。在每万人口中医本科生数、国家中医药重点学科数指标上，提出建设“中医药强省”目标的省（区、市）平均得分高于全国均值和未提出建设“中医药强省”目标的省（区、市）。在中医住院医师规范化培训基地数年增长率指标上，已提出建设“中医药强省”目标的省（区、市）与全国平均水平相当，未提出建设“中医药强省”目标的省（区、市）比较落后。

2019年提出与未提出建设“中医药强省”目标的省（区、市）在全国中医药教育评价中平均排名情况如图6所示。其中提出建设“中医药强省”目标的省（区、市）平均排名为14.42名，未提出建设“中医药强省”目标的省（区、市）平均排名为18.17名，全国平均排名为16名，说明已提出建设“中医药强省”目标的19个省（区、市）在中医药教育上成效显著，排名明显高于未提出建设“中医药强省”目标的省（区、市），且好于

表 11　提出建设“中医药强省”目标的省（区、市）各指标得分及排名

省(区、市)	每万人口中医研究生数		每万人口中医本科生数		国家中医药重点学科数		被授予国家名中医称号的人数		中医药优势特色教育培训基地数		中医住院医师规范化培训基地数年增长率	
	得分	排名	得分	排名	得分	排名	得分	排名	得分	排名	得分	排名
天　津	96.22	2	86.52	4	74.86	4	65.71	27	70	8	65.00	23
河　北	62.08	29	82.94	6	66.86	19	77.14	3	60	28	60.00	24
山　西	64.12	22	73.74	23	66.86	19	77.14	3	65	15	88.57	5
吉　林	72.07	5	85.05	5	74.86	4	71.43	20	65	15	60.00	24
黑龙江	73.47	4	76.62	17	74.86	4	65.71	27	65	15	60.00	24
江　苏	69.48	7	74.65	20	76.00	2	65.71	27	80	2	60.00	24
浙　江	66.80	12	75.25	18	72.57	12	77.14	3	65	15	74.55	19
安　徽	63.85	26	77.92	15	69.14	17	77.14	3	70	8	72.00	20
江　西	66.10	15	80.99	8	68.00	18	77.14	3	65	15	68.00	21
山　东	65.97	16	74.99	19	76.00	2	77.14	3	75	3	92.00	2
河　南	63.37	28	79.25	13	71.43	14	77.14	3	65	15	88.00	7
湖　北	64.58	20	76.97	16	71.43	14	71.43	20	75	3	85.00	9
湖　南	66.23	14	89.39	2	73.71	10	71.43	20	70	8	77.78	15
广　东	68.03	9	71.79	25	74.86	4	77.14	3	75	3	100.00	1
广　西	65.64	17	79.52	12	66.86	19	71.43	20	70	8	85.00	9
四　川	66.66	13	80.40	10	72.57	12	77.14	3	70	8	80.00	12
云　南	64.16	21	74.02	22	65.71	22	71.43	20	65	15	92.00	2
陕　西	67.19	11	80.94	9	71.43	14	71.43	20	70	8	76.00	16
青　海	63.97	25	71.03	26	63.43	26	77.14	3	60	28	60.00	24

全国平均水平。2018 年，提出建设“中医药强省”目标的省（区、市）平均排名为 15.78 名，未提出建设“中医药强省”目标的省（区、市）平均排名为 16.33 名，可见 2019 年提出建设“中医药强省”目标的省（区、市）中医药教育水平略有进步，而未提出建设“中医药强省”目标的省（区、市）却有退步趋势。

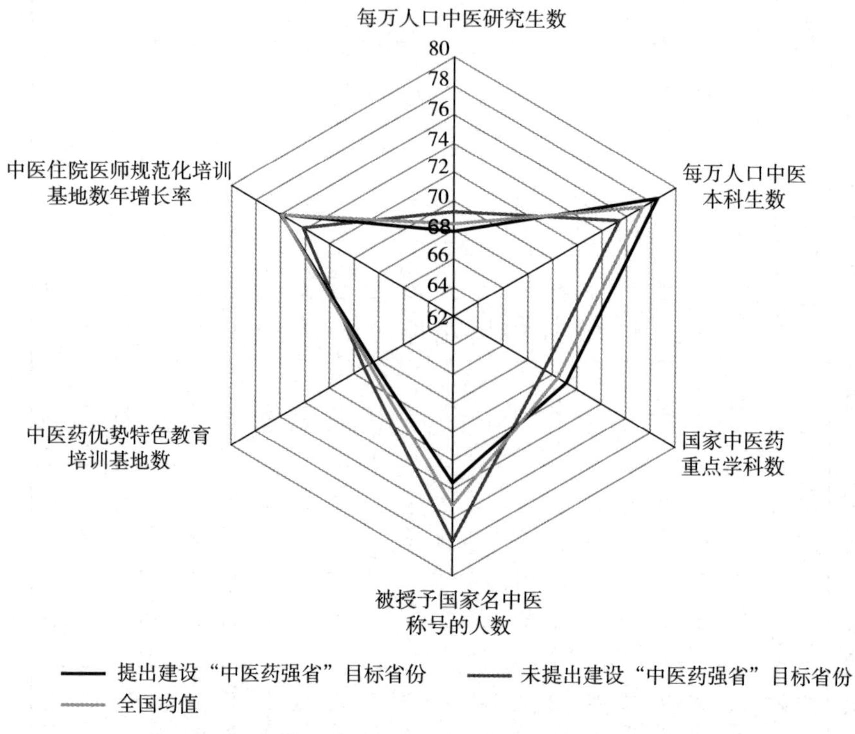

图 5　2019 年提出与未提出建设“中医药强省”目标的省（区、市）在全国中医药教育评价中各指标得分均值

6. 2018年、2019年中医药教育各指标排名对比

我国东部地区各省（市）中医药教育评价指标两年排名变化如图 7 所示。东部地区北京市、上海市、福建省三个省（市）的综合排名保持不变；浙江省、山东省、广东省、海南省排名有所上升，其中上升最多的为广东省，较 2018 年排名上升 9 个名次；天津市、河北省、辽宁省、江苏省排名

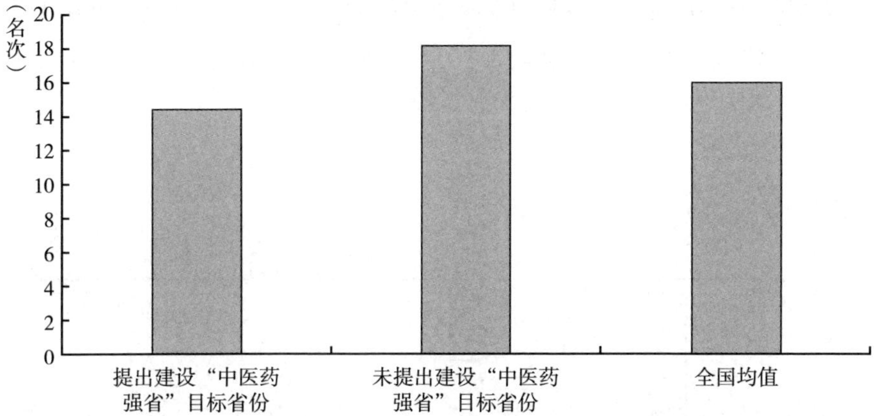

图6　2019年提出与未提出建设“中医药强省”目标的省（区、市）在全国中医药教育评价中的平均排名情况

有所下降，其中下降最多的为辽宁省，较2018年下降5个名次。东部地区整体平均排名较2018年上升0.45个名次。

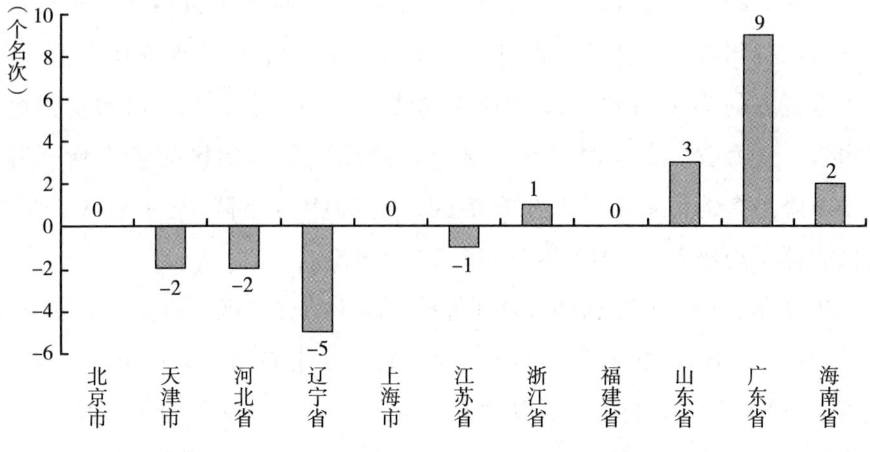

图7　2018年、2019年东部地区各省（市）中医药教育评价指标排名变化

我国中部地区各省份中医药教育评价指标两年排名变化如图8所示。中部地区江西省、河南省、湖北省3个省份排名有所上升，其中上升最多的为江西省，较2018年排名上升8个名次；山西省、吉林省、黑龙江省、安徽省、湖南省排名有所下降，其中下降最多的为吉林省，较 2018 年下降 11 个名次。中部地区整体平均排名较 2018 年下降 1.38 个名次。

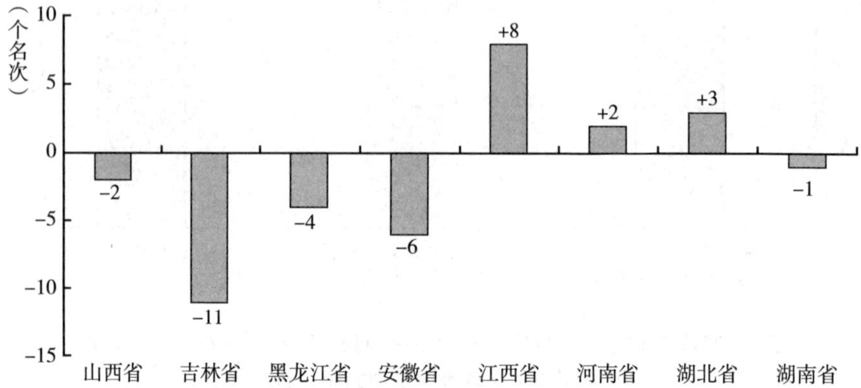

图 8　2018 年、2019 年中部地区各省份中医药教育评价指标排名变化

我国西部地区各省（区、市）中医药教育评价指标两年排名变化如图 9 所示。2019 年西部地区内蒙古自治区、广西壮族自治区、重庆市、四川省、贵州省、云南省、陕西省 7 个省（区、市）排名有所上升，其中上升最多的为贵州省，较 2018 年排名上升 13 个名次；西藏自治区、甘肃省、青海省、宁夏回族自治区、新疆维吾尔自治区排名有所下降，其中下降最多的为新疆维吾尔自治区，较 2018 年下降 19 个名次。西部地区整体平均排名比 2018 年上升 2.27 个名次。

2018 年、2019 年中医药教育评价排名前 5 的省（区、市）排名变化如表 12 所示。2018 年排名前 5 的省（区、市）为北京市、天津市、上海市、湖南省和新疆维吾尔自治区，其中北京市、上海市 2019 年中医药教育评价综合排名保持不变，天津市、湖南省、新疆维吾尔自治区排名有所下降，其中新疆维吾尔自治区下降 19 个名次。与 2018 年相比，2019 年中医药教育评价排名前 5 的省份有所变化，其中新疆维吾尔自治区退出前 5 名行列，而广东省以上升 9 名的优势进入前 5 名且位列第 2，天津市、湖南省稍有退步，分别列于全国第 4、第 5。

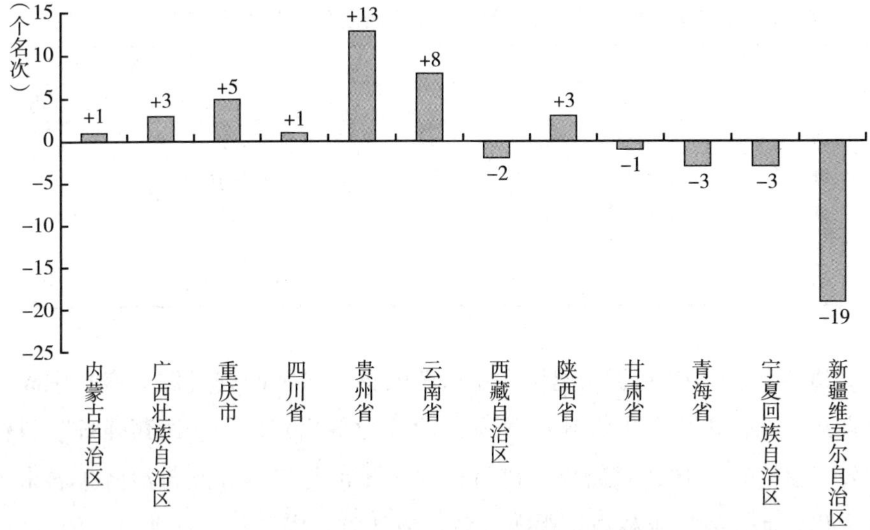

图 9　2018 年、2019 年西部地区各省（区、市）中医药教育评价指标排名变化

表 12　2018 年、2019 年中医药教育评价排名前 5 的省（区、市）排名变化

排名	2018 年前 5 名		2019 年前 5 名	
	省(区、市)	排名变化	省(区、市)	排名变化
1	北京	0	北京市	0
2	天津	-2	广东省	9
3	上海	0	上海市	0
4	湖南	-1	天津市	-2
5	新疆	-19	湖南省	-1

2018 年、2019 年中医药教育评价排名后 5 的省（区、市）排名变化如表 13 所示。2018 年排名后 5 的省（区、市）为青海省、宁夏回族自治区、内蒙古自治区、重庆市、海南省，其中青海省、宁夏回族自治区 2019 年排名均下降 3 个名次，内蒙古自治区、重庆市、海南省排名均有所上升，其中重庆市上升 5 个名次，是 2018 年后 5 名进步最大的省份。与 2018 年相比，2019 年中医药教育评价排名后 5 的省（市）有所变化，其中重庆市退出后 5 名行列，而山西省因排名下降 2 个名次而进入全国后 5 名的行列，青海省和宁夏回族自治区稍有退步，分别列于全国第 30、第 31。

表 13　2018 年、2019 年中医药教育评价排名后 5 的省（区、市）排名变化

排名	2018 年后 5 名		2019 年后 5 名	
	省(区、市)	排名变化	省(区、市)	排名变化
27	青海省	-3	山西省	-2
28	宁夏回族自治区	-3	内蒙古自治区	+1
29	内蒙古自治区	+1	海南省	+2
30	重庆市	+5	青海省	-3
31	海南省	+2	宁夏回族自治区	-3

2018 年、2019 年提出建设“中医药强省”目标的省（区、市）中医药教育评价综合排名变化如图 10 所示。19 个已提出建设“中医药强省”目标的省（区、市）中，最新提出该目标的天津市与广西壮族自治区排名未出现变化，河北省、吉林省、黑龙江省、浙江省、安徽省、江西省、河南省、湖南省、青海省共 9 个省排名出现下降，其中下降最大的为河北省，共下降 12 个名次；山西省、江苏省、山东省、湖北省、广东省、陕西省共 6 个省排名上升，其中江苏省、湖北省、陕西省进步相对明显，进步最大的为湖北省，排名上升 8 个名次。与 2018 年相比，2019 年已提出建设“中医药强省”目标的省份排名均值下降了 0.58 个名次。已提出建设“中医药强省”目标的省份平均排名下降，一方面说明这些省份在中医药教育上仍存在一定的短板和弱势，另一方面也说明未提出建设“中医药强省”目标的省份通过不断地探索与创新，在某些方面取得了一定成绩。中医药强省建设队伍在我国东、中、西部地区不断壮大，中医药强省应该发挥示范和带头作用，加大财政投入，重视中医药人才培养，提高中医药教育水平，使中医药人才更好地服务于中医药医疗和产业发展。

四　小结与讨论

（一）中医药教育地区差异依然明显

通过中医药教育综合评价发现，我国东、中、西部三个地区中医药教育

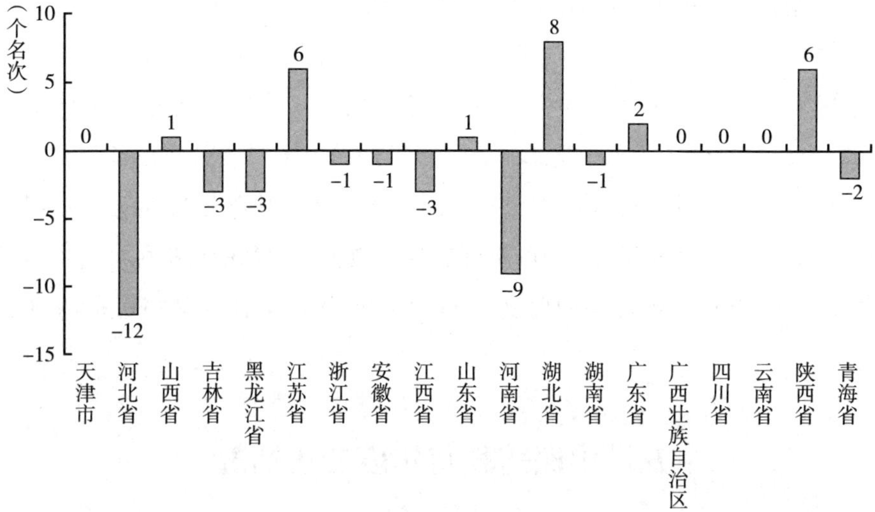

图 10　2018 年、2019 年提出建设“中医药强省”目标的省（区、市）中医药教育评价综合排名变化

水平发展明显不均衡，东部地区中医药教育明显处于全国领先水平，中部地区处于中等水平，西部地区中医药教育水平仍相对落后，这与当地经济发展水平和财政投入有密切关系。东部地区主要在每万人口中医研究生数、国家中医药重点学科数、中医药优势特色教育培训基地数、中医住院医师规范化培训基地数年增长率上有明显优势，西部地区在各个指标上均无明显优势，甚至处于劣势。西部地区应进一步加大中医药教育财政投入，西部地区部分省份可以发挥民族医药优势，大力培养中医药、民族医药人才。中医药教育水平较高的省（区、市）应当发挥帮扶作用，将中医药教育资源与经验分配和辐射至周边相对落后的省份。

（二）中医药强省优势依旧明显，但部分省（区、市）有待进一步提高

2019 年“中医药强省”队伍进一步壮大。通过分析已提出建设“中医药强省”目标的省（区、市）与未提出建设“中医药强省”目标省（区、

市）的差异可以看出，已提出建设“中医药强省”目标的省（区、市）中医药教育综合评价平均排名显著高于未提出“中医药强省”目标省份，但与未提出建设“中医药强省”目标的省份相比，其部分指标不及该类省（区、市）甚至低于全国平均水平，提示已提出建设“中医药强省”目标的省（区、市）应及时自查自省，着力改善每万人口中医研究生数、被授予国家名中医称号的人数以及中医药优势特色教育培训基地数指标，有针对性地采取相应措施，在发展中医药医疗服务能力的同时注重中医药人才的培养。

五　中医药教育年度变化情况

通过 2018 年、2019 年中医药教育综合评价发现，2019 年我国超半数的省（区、市）排名均保持不变或有所上升，部分省（区、市）排名上升幅度极大，例如贵州省、广东省。2019 年我国东、西部地区平均排名较 2018 年呈上升趋势，其中西部地区中医药教育评价平均排名相较 2018 年上升 2.27 个名次，部分指标虽存量不占优势，但增量明显，取得了可喜成绩，不过仍有较大的进步空间。对比 2018 年中医药教育综合评价，2019 年东、中部地区中医药教育水平差距进一步扩大，中、西部与东、西部地区差距缩小，但东、中、西部地区差距仍然明显。2019 年已提出建设“中医药强省”目标的省（区、市）平均排名略有上升，说明已提出建设“中医药强省”目标的省（区、市）在中医药教育上依然占有优势，但同一省（区、市）不同指标或同一指标不同省（区、市）之间仍然存在发展不均衡的现象。

参考文献

[1] 王海燕、郭宏伟：《中医药高等教育发展的成就与经验》，《中医药导报》2018 年第 7 期。

[2] 谷晓红、闫永红、林燕等：《坚持传承创新 促进医教协同——北京中医药大学中医人才培养改革与实践》，《中医教育》2016 年第 3 期。

[3] 王省良、梁沛华、曾元儿等：《传承创新协同融合——深化中医学人才培养改革的思考与实践》，《中医教育》2018 年第 4 期。

[4] 武继彪、张文玉、王庆领等：《三坚守、四融合：个性化中医药人才培养模式的构建与实践》，《中医教育》2018 年第 1 期。

[5] 贾树、陈广涛、刘磊等：《中医药研究生传承教育的思考与探讨》，《中国中医药现代远程教育》2015 年第 23 期。

[6] 郭宏伟：《中医药高等教育教学规律研究》，《中医教育》2017 年第 2 期。

[7] 余曙光、李勇、胡一梅等：《中医药高等教育的坚守与变革》，《成都中医药大学学报》（教育科学版）2019 年第 4 期。

[8] 王伶改、刘东洋、黄利兴、刘英锋：《中医人才培养文献研究结果分析与思考》，《光明中医》2021 年第 12 期。

B.6
中国中医药科研能力评价报告

邹冠炀　高 婧*

摘　要： 本报告从科研经费、科研人员、科研课题、科研论文和专利方面选取5个三级指标进一步完善中医药科研能力评价指标体系，采用德尔菲法进行专家咨询确定各级指标的权重，计算31个省（区、市）中医药科研能力得分，并对2019年和2018年的得分进行纵向比较，深入分析中医药科研能力的区域差异和受政策影响的年度变化趋势。笔者发现2019年与2018年相比中医药科研能力评价各项指标得分略有浮动，北京市、重庆市以人口少、中医药科研机构集中的优势连续两年排名靠前，中西部地区中医药科研创新发展较快。“中医药强省”战略规划对省际中医药科研能力竞争力也有显著积极的影响。本报告认为，亟待建立一套更加科学、合理、可行的中医药科研创新绩效评价指标体系，以鼓励各省（区、市）出台中医药科研创新激励导向政策，充分发挥本地中医药道地资源优势。

关键词： 中医药　科研能力　省域比较　年度变化

* 邹冠炀，广州中医药大学公共卫生与管理学院杏林学者，副教授，硕士生导师，研究方向为卫生事业管理和医院管理；高婧，广州中医药大学公共卫生与管理学院在读博士研究生，广州中医药大学护理学院讲师，研究方向为中医药管理、老年护理。

一　中医药科研创新在中医药传承创新发展中的意义

（一）中医药科研创新的概念

1. 科研创新

科研创新是科学创新和科技创新的总和。科学创新是指原创性科学研究，即用新的视角来重新解释已知事物和开辟新的科研领域，包括提出新观点（包括新理论、新思想、新概念、新假设、新方法）等一系列科研活动。科技创新体系包括知识创新、技术创新和管理创新。知识创新的核心是开展科学研究，产生新的概念、范畴和理论学说，为人类认识世界和改造世界提供新的世界观和方法论。技术创新是指创造和运用新知识、新工艺和新技术，采用新的经营管理模式和生产方式，提高产品质量、提供新服务、开发新产品的过程，其核心是通过科学技术发明和创造，提高社会生产力的水平。管理创新包括社会、政治、经济等宏观管理层面和微观管理层面的制度创新，通过科技引领的管理变革激发人们的创造性和积极性，促进社会资源的合理配置。技术创新产生了推动社会经济和文化进步的实际效益，管理创新为知识创新和技术创新提供了必要的微观与宏观文化环境。

2. 中医药科研创新

中医药科研创新是指结合中医药的特点，对中医药进行科学创新、技术创新和管理创新的全过程。创新是中医药发展的永恒主题。习近平总书记提出：中医药学包含着中华民族几千年的健康养生理念及其实践经验，是中华民族的伟大创造和中国古代科学的瑰宝。要做好守正创新、传承发展工作，积极推进中医药科研和创新，注重用现代科学解读中医药学原理，推动传统中医药和现代科学相结合、相促进，推动中西医药相互补充、协调发展，为人民群众提供优质的健康服务。

2016 年印发的《中医药发展战略规划纲要（2016—2030 年）》提到应通过健全中医药协同创新体系、加强中医药科学研究、完善中医药科研评价体系等举措着力推进中医药创新。《中医药发展战略规划纲要（2016—2030年）》实施监测方案就着力推进中医药创新，提出四个维度共14个监测指标，其中前三个维度包括健全中医药协同创新体系（中医药科研机构数、中医药科学研究与技术开发机构专利授予数、中医药协同创新体制机制建设情况），加强中医药科学研究（国家级中医临床研究基地，国家重大项目防治重大疾病和治未病的重大产品和技术成果研发情况，重大项目基于中医理论的诊疗仪器与设备开发情况，基于经典名方、医疗机构中药制剂等的中药新药研发情况），完善中医药科研评价体系（中医药科学研究与技术开发机构发表科技论文数，中医药机构获得省部级及以上的科技奖励数，国家重大课题立项、成果评定、绩效评估等通过同行评议和引进第三方评估开展情况，符合中医药特点的科研评价标准和体系建设情况）。

2019年中共中央、国务院颁布《关于促进中医药传承创新发展的意见》，强调要加快推进中医药科研和创新，围绕国家战略需求及中医药重大科学问题，建立多学科融合的科研平台。研究设立国家中医药科技研发专项、关键技术装备重大专项和国际大科学计划，开展防治重大、难治、罕见疾病和新发突发传染病等临床研究，加快中药新药创制研究，尤其是儿童用中成药创新研发。研发一批先进的中医器械和中药制药设备。完善中医药产学研一体化创新模式。加强中医药产业知识产权保护和运用。改革完善中医药科研组织、验收和评价体系，避免简单套用相关科研评价方法。

2021年国务院办公厅发布的《关于加快中医药特色发展的若干政策措施》，具体提出加强中医药科研平台建设的一系列措施，包括有序推动中医重点领域生物安全三级实验室建设；围绕中医理论、中药资源、中药创新、中医药疗效评价等重点领域建设国家重点实验室；加强服务于中医药技术装备发展和成果转化应用示范的国家科技创新基地建设；聚焦中医优势病种和特色疗法等建设10~20个中医类国家临床医学研究中心；建设一批服务于应对突发公共卫生事件的中医药科研支撑平台。

中国工程院院士、澳门科技大学荣誉校长刘良认为，中医药科技创新要做到“高新强”，应具备解决中医药科技创新和高质量产业发展关键科学问题的能力以及开展源头技术创新的能力；应具有参与全球医药产业竞争的意识和能力，拥有“硬核”产业质量并具有强大的市场竞争力，同时具有学术和技术的世界引领性；需要创造新理论以丰富医学思想与方法，开发新技术来提高科技创新水平，创造疾病诊治新方法、新药物和新方案来引领前沿。

在国家一系列政策推动下，中医药科研成果不断涌现。2019 年国家重点研发计划“中医药现代化”重点专项已立项支持 83 个项目，累计投入超过 10 亿元；已建成 40 个国家中医临床研究基地、142 个国家中医药重点研究室。2000 年以来，中医药行业共获得国家科技奖励 117 项，其中，屠呦呦获 2016 年国家最高科技奖。2019 年广州中医药大学研究员许能贵领衔的“针刺治疗缺血性中风的理论创新与临床应用”项目，获得国家科学技术进步二等奖。

（二）中医药科研创新在中医药传承创新发展中的地位与作用

中医药在数千年的历史发展进程中，兼容并蓄、开放创新，不断吸收和融合各历史时期先进的科学技术和人文思想，形成了独特的医学体系，为中华民族的繁衍生息保驾护航。步入当代，现代科学思想和技术手段同样可以为中医所用，丰富中医药的当代内涵，为中医药发展注入新活力。

1. 中医药科研创新能够推动中医药快速发展

中医药疗效确切、使用方便，深受人民群众的喜爱。但也因其作用机理、疗效机制未得到现代科学阐释而饱受诟病，这也限制了中医药为国际同行和民众所理解接受。特别是在新冠肺炎疫情期间，中医药在降低发病率和病亡率上发挥了显著作用，但舆论场上仍充斥着“中医无用”的杂音，一些西方人士也对中医药的确切疗效视而不见，其症结也在此。因此，需要围绕中医理论、中药创新、中医药疗效评价等重点领域，建立中国中医药循证医学中心，完善疗效评价方法，选准突破口和重点病种，组织大团队，通过中医类国家重点实验室和国家临床医学研究中心开展大协作，通过科学研究产出高质量证据，阐明和揭示中医药作用原理和疗效机制，提升中医药的国际认同度。

2. 中医药科研创新立足构建中医药本土话语体系

创新的前提是“守正”。要坚定守住中医药学理论的根基，严格遵循中医药发展的自身规律，在此基础上构建起一套既守住本根又能为大多数人所理解接受的话语体系。绝不能简单套用现代西医药学的研究和评价方法，让中医药发展走上“不中不西”甚至完全“西化”的歪路。这就要求我们遵循中医药发展规律，在中医药科研立项等方面，建立一套符合中医药特点的制度体系，从制度层面确保中医之“正”绵延永续。

3. 中医药科研创新能够推动完善国家中医科研体系

推进中医药科研和创新，通过创新驱动，运用现代科学的研究方法和技术手段来传承中医、发展中医，实现中医药理论、临床和应用的多方面突破。这就需要加快谋划建设国家中医医学中心等支撑平台，打造高素质人才队伍，改革完善中医药科研组织、验收和评价体系，同时完善对高校、科研机构、科研人员的长期稳定支持机制，创造鼓励创新、审慎包容的外部环境。

（三）中医药科研创新评价研究现状

徐蕴等人曾检索中国期刊全文数据库 2015 年前收录的中医药系统评价/Meta 分析文献，采用文献计量学方法进行统计分析。共纳入文献 1735 篇，来源于 302 种期刊，文献发表时间起始于 1997 年；第一作者分布在 515 个机构，涉及我国 30 个省（区、市）和香港、澳门地区以及美国、丹麦，21 位作者发表论文达到 10 篇以上，论文合著率为 93.0%、合作度为 3.76；30.4% 的论文获得基金项目资助；涉及的病种按 ICD－10 分类共 19 个大类，干预手段为药物干预（69.6%）、非药物干预（24.9%）和联合干预（5.5%）。近年来中医药科研领域系统评价/Meta 分析应用取得快速发展，但是研究开展的地区分布不平衡、研究质量差异较大，应加强方法学研究，努力提高研究质量。

王俊文等检索 2005～2014 年中国中医科学院在 CNKI、维普和万方数据库发表的论文，以年被引频次占前 1% 的文献为研究对象，筛选出中国中医科学院发表的文章中，年被引频次占前 1% 的文献共 278 篇。通过作者团队和关键词互相关分析，得到重要科技创新内容及其研究团队：血瘀症（陈可冀等）、一测多评（王智民等）、糖尿病（仝小林等）等多项；通过主成分分析和修正 Topsis 法量化排序等方法，对核心作者和核心创新内容进一步筛选做了示例。本研究的方法整体适用于机构内部创新成果的筛选和评价，可为建立中医药行业科技进步评价方法提供参考。

徐燎宇等对部分省市中医药科研绩效（中文科技论文、SCI 论文、专利、国家科技奖等方面）基于文献计量学方法进行分析评价。笔者发现国内期刊中医药论文发表及被引用次数排在前十位的地区分别是北京、上海、安徽、江苏、黑龙江、广东、天津、湖南、重庆、浙江；SCI 期刊排在前十位的地区分别是北京、上海、江苏、广东、浙江、天津、山东、四川、湖南、湖北；国家科技奖（中医药）数量排名前十位的地区分别是北京、上海、江苏、天津、广东、河北、河南、黑龙江、四川、湖北、吉林、江西、辽宁、陕西、云南、浙江。总体呈现出东部地区强于中、西部地区，尤其以北京、上海、江苏等地表现较为突出。

徐嘉颜等运用数据包络分析（DEA）方法，选用 CCR 与 BCC 模型对我国 24 所中医药院校 2017 年科研的投入产出进行分析，分别得出各高校的综合效率、纯技术效率和规模效率，根据 BCC 模型投入和产出计算出松弛变量值，为非 DEA 有效单元提出改进方法和措施。24 所中医药高等院校中有 5 所高校达到 DEA 强有效；19 所非 DEA 有效高校中 6 所纯技术效率值为 1，达到纯技术有效；10 所高校处于规模递增阶段，9 所高校处于规模递减阶段。

李宗友等构建了中医药科研机构的绩效评价指标体系，包括科研条件（10 分）、科研竞争力（10 分）、科技人才（10 分）、经费投入（10 分）、科技奖励（20 分）、科技产出（10 分）和科技服务（20 分）指标。

2020 年出版的《中医药传承创新蓝皮书之中国中医药传承创新发展

报告（2020）》选取了来源于《中医药发展战略规划纲要（2016—2030年）监测指标表》中的中医药创新监测指标和国家中医药管理局发布的《全国中医药统计摘编 2018》中的指标。通过德尔菲专家咨询法构建了由 5 个指标组成的中医药科研能力指数对省际竞争力进行分析。具体指标和权重如下：每万人口中医药科学研究与技术开发机构 R&D 经费（0.0308）、中医药科学研究与技术开发机构 R&D 人员数（0.0292）、中医药学术论文发表数量（0.0273）、中医药专利授予数量（0.0273）、中医药科研课题立项数量（0.1419）。通过最大值归一法进行评估指标的标准化，转化成百分数得分并进行全国 31 个省（区、市）中医药能力指数得分比较及排名。发现排名前 10 的是北京市、四川省、江苏省、重庆市、安徽省、山东省、广东省、广西壮族自治区、河南省、上海市。部分地区尤其是经济发达、科研水平高的地区十分重视中医药科研事业，在政策层面、经济层面、资源层面均对中医药科研事业给予了有力支持，其发展相对稳健。而经济较为落后、科研水平较低的地区，中医药科研能力仍有很大的进步空间。对于中医药科研较落后的地区，可参考借鉴中医药科研事业发展良好省份的成功经验，结合本地区的中医药科研基础和政治、人文背景，进一步明确及落实适合本地区中医药科研事业发展的措施。

（四）中医药科研的可视化热点分析

1. 研究方法

以中国知网（CNKI）为核心数据库。在中国知网（CNKI）数据库中，检索“中医药科研”关键词。检索时间为建库至 2021 年 7 月，检索所得 1515 篇文献，以纯文本形式导出。使用 NoteExpress 查重复，删除重复的和不符合要求的文献共 1136 篇，然后使用 CiteSpace5. 1. R6 软件进行分析，报纸和评论不予纳入，最终纳入 379 篇文献。使用软件对文献发表年份进行数据整理，对文献作者及关键词进行可视化分析。

2. 结果

（1）发文量趋势分析（见图1）

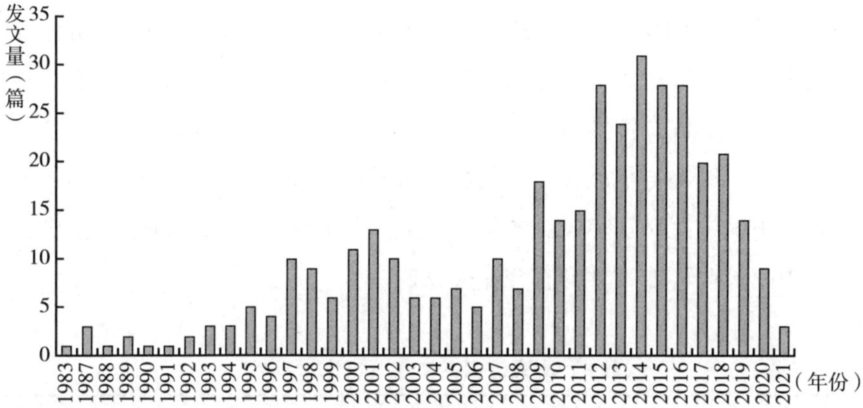

图1　论文发表年份分布

（2）作者合作网络

胡镜清、郑访江、王振华三人的论文数量最多，分别为3篇，发文量为2篇的作者共44位（见表1）。

表1　作者发文量（排前20位）

序号	作者	发文量(篇)	序号	作者	发文量(篇)
1	胡镜清	3	11	霍蕊莉	2
2	郑访江	3	12	程薇	2
3	王振华	3	13	杨雪梅	2
4	马灿	2	14	杜月英	2
5	胡全兵	2	15	常暖	2
6	张雯	2	16	邢悦	2
7	申力	2	17	项楠	2
8	王芳	2	18	白新民	2
9	高宏杰	2	19	肖卫雯	2
10	汤大朋	2	20	李振吉	2

（3）研究机构

运用 CiteSpace5. 1. R6 软件对中医药科研相关文献的研究机构合作网络进行共现分析，设置时间跨度为 1983 ~ 2021 年，选择节点类型为“Institution”，时间切片为 1，其他参数按默认值设置。机构合作网络密度较小。其中浙江中医药大学、温州医学院、第二军医大学、人民军医出版社具有合作关系，形成合作网络。广州中医药大学与广东省中医药局具有合作关系。甘肃省中医院与甘肃省中医药研究院具有合作关系。北京中医药大学管理学院与中国中医科学院中医药信息研究所具有合作关系。湖南省中医药研究院与中南林业科技大学具有合作关系。

表 2　研究机构发文量（发文量≥2）

序号	机构名称	发文量(篇)	序号	机构名称	发文量(篇)
1	中国中医科学院中医药信息研究所	8	11	中国中医科学院中医基础理论研究所	2
2	广州中医药大学	4	12	广东省中医药局	2
3	北京中医药大学管理学院	4	13	中南林业科技大学	2
4	中国中医科学院中医临床基础医学研究所	4	14	广州中医药大学经济与管理学院	2
5	中国中医科学院	4	15	湖南省中医药研究院	2
6	北京中医药大学	4	16	湖南中医药大学图书馆	2
7	南京中医药大学	3	17	中国中医科学院中医药信息研究所信息技术研究室	2
8	甘肃省中医药研究院	3	18	河南中医学院第一附属医院艾研中心	2
9	甘肃省中医院	3	19	人民军医出版社	2
10	南京中医药大学图书馆	2	20	河南中医学院第一附属医院	2

（4）研究热点

①关键词共现

由图 2 可见，节点大小代表关键词出现频次，连线粗细代表关键词联系的大小。

表 3　中医药科研高频关键词

关键词	年份	频次	中心性
中医药	2001	88	0. 68
中医药科研	1993	78	0. 35
科研	2010	11	0. 06
中医药学	1995	6	0
科研管理	2000	6	0
统计分析	2013	5	0
科技查新	2005	4	0. 01
科研项目	2014	4	0. 01
中医	2013	4	0
科技体制改革	1998	4	0

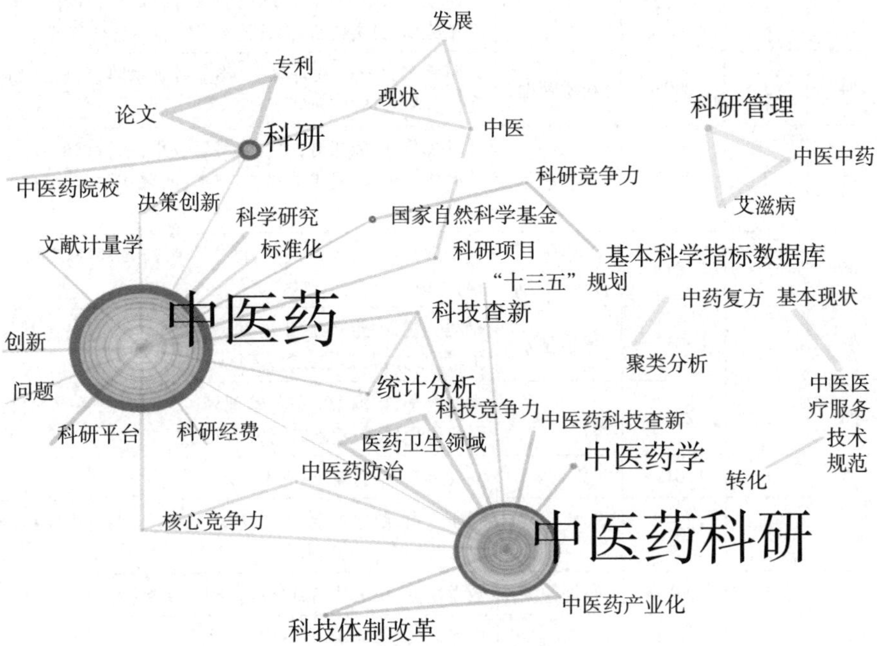

图 2　关键词共现图谱

②关键词聚类

由图 3 可见，0 代表最大聚类，为中医药，表 4 可见，排名前十的关键词分别为中医药、中医药科研、科研、中医、科研管理、技术规范、中医医疗服务、中药复方、中医药学科、研究生。

表 4 关键词聚类情况

聚类号	文献量（篇）	文献发表年份	聚类标签	研究方向
#0	13	2014	中医药	科研经费;科研竞争力;国家自然科学基金;中医院校;科研成果;中医药研究;基本科学指标数据库;天津中医药大学;文献计量学;Meta 分析
#1	10	2005	中医药科研	中医药科研;中医药防治;核心竞争力;科技兴院;科研管理部门;中医临床研究;重点专科;国家自然基金;人才培养计划;医院可持续发展
#2	5	2014	科研	决策创新;中医药科研;理论体系;发展规律;嵌入式学科服务;中医药院校;中草药运动
#3	4	2013	中医	科研项目;绩效评估;分析技术;远程协作;代谢组学;对策建议;自主创新;信息技术;基础研究;平台设计
#4	3	2008	科研管理	科研管理;中医中药;科学研究;科研思路;科研计划;层次分析法;临床研究
#5	2	2014	技术规范	技术规范;路径探讨;中医药科研成果;法律保障;中医药科技成果;科研成果;关键技术;医院集中监测;路径研究;上市后中药
#6	2	2011	中医医疗服务	基本现状;中医医疗服务;国家中医药管理局;医疗机构;中医医疗机构;中医药发展
#7	2	2012	中药复方	聚类分析;中药复方;年度发展状况;专利法规;专利保护;回归分析;频数分析;模型研究
#8	1	2001	中医药学科	中医药学科;国家中医药管理局;策略初探;重点学科;科研管理模式;检索策略;科研课题
#9	1	2012	研究生	问卷调查;信息需求;学术科研
#10	1	2016	大数据	科研人员;数据检索;中医药信息;真实世界;中医科研模式
#11	1	2009	数据挖掘	数据挖掘;中医药信息化;名老中医;专家挖掘
#12	1	2002	查新	中医药科技;科研信息;中国传统医学
#13	1	2013	中医药科研机构	中医药科研机构;核心价值;文化建设;绩效管理体系;组织与管理
#14	1	1989	科研方法	《伤寒论》;中医药科研;分型分期;历代医家;临床观察;方证对应;中医特色;老中医经验;中医药事业;中医药学家
#15	1	2020	中医药高校	中医药高校;科研投入;相关性分析;科研支持服务;学科服务

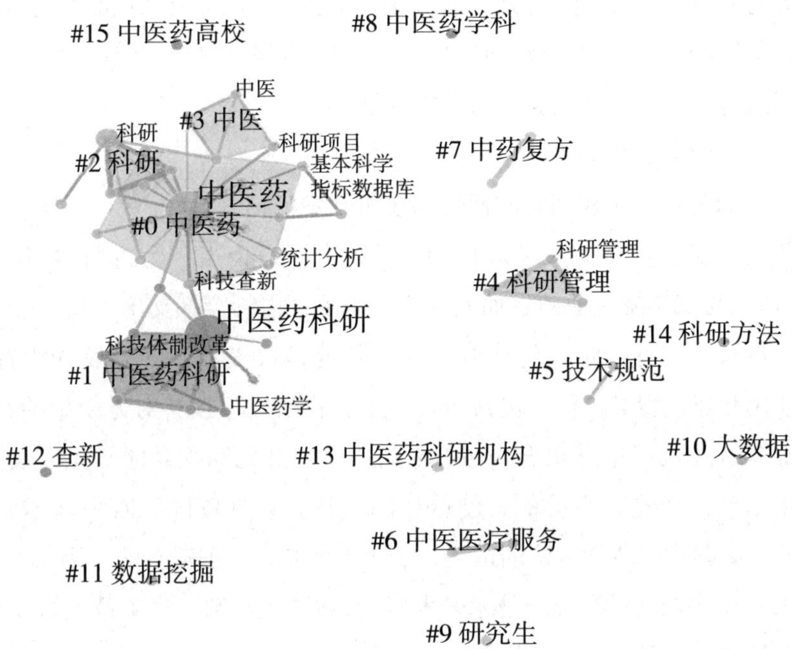

图 3　关键词聚类图谱

二　中医药科研能力评价指标体系构建

（一）指标选取

中医药科研能力评价指标主要参考了国家中医药管理局发布的《中医药发展战略规划纲要（2016—2030 年）监测指标表》中的中医药创新监测指标。从中医药投入与产出角度分析，本报告从《全国中医药统计摘编2019》选取了 5 个三级指标，采用德尔菲专家咨询法进行多轮专家咨询，以确定各指标的权重，最终指标权重结果见表 5。根据《全国中医药统计摘编》（1999 ~ 2019 年）规定，科研单位数据来源分为四个：科学研究与技术开发单位、科学技术信息和文献单位、研究与发展（R&D）活动单位、县属研究与开发单位。科学研究与技术开发单位分为三个细目：部委属科研单位、省级科研单位、地市级科研单位；其中部委属科研单位包括国家中医药管理局属与国家卫生健康委属的科研单位。

各项指标定义解释如下。

（1）每万人口中医药科学研究与技术开发机构 R&D 经费：根据《全国中医药统计摘编》（1999～2019 年），该指标是指当年为进行 R&D 活动（科学研究与试验发展活动）而实际用于本单位内的全部支出，按“全成本核算”的口径进行计量，包括劳务费、其他日常支出、仪器设备购置费、土地使用和建造费等，但不包括与外单位合作研究而拨给对方使用的经费。R&D 活动是指为了增进知识（包括有关人类、文化和社会的知识以及创造新应用知识）所进行系统的、创造性的工作。它具备以下四种基本要素：创造性、新颖性、科学方法的运用、产生新的知识或创造新的应用。

（2）中医药科学研究与技术开发机构 R&D 人员数：本单位人员及外聘研究人员和在读研究生中参加 R&D 课题的人员数、R&D 课题管理人员数和为 R&D 活动提供直接服务的人员数，不包括为 R&D 课题提供间接服务的人员（如生活服务人员），也不包括全年从事 R&D 活动工作量不到 0.1 年的人员。

（3）中医药科研机构发表科技论文数：在本报告年度内，上述四类中医药科研单位在全国性学报或学术刊物上、省部属大专院校对外正式发行的学报或学术刊物上发表的论文数以及向国外发表的论文数。只统计本单位科技人员为第一作者的论文。

（4）中医药科研机构专利授予数：在本报告年度内，由国内外知识产权行政部门向上述四类中医药科研单位授予专利权的件数，是发明专利、实用新型专利、外观设计三种专利授权数的总和。

（5）中医药科研机构在研课题数：课题是指本单位在本年度内为解决在学科（专业）、科技活动的阶段属性以及成果的主要表达形式等方面相对单一（单纯）的科学技术问题而确定的任务。课题数是由上述四类中医药科研单位列入本单位计划或由本单位管理部门认可，在报告年度内进行的课题，包括当年新开课题和上年结转课题。

其中部分指标的转换公式如下：

每万人口中医药科学研究与技术开发机构 R&D 经费（千元）= 中医药科学研究与技术开发机构 R&D 经费（千元）/总人口数 ×10000

（二）数据来源

获取的数据均来自由国家中医药管理局发布的《全国中医药统计摘编》（1999～2019 年）。

（三）指标权重

采用德尔菲专家咨询法确定各指标权重，邀请数十名中医药科研领域的专家进行三轮打分，第一轮打分后将权重均值反馈，之后进行第二轮打分，经过三轮后，权重趋向稳定。

表 5　2021 年中医药科研能力评价指标及权重

一级指标	二级指标	三级指标	权重
中医药科研	中医药科研发展	每万人口中医药科学研究与技术开发机构 R&D 经费	0.207
		中医药科学研究与技术开发机构 R&D 人员数	0.199
		中医药科研机构发表科技论文数	0.195
		中医药科研机构专利授予数	0.199
		中医药科研机构在研课题数	0.199

三　中医药科研能力评价结果

（一）中医药科研能力评价总得分省际分析

1. 2019年31个省（区、市）中医药科研能力评价得分和排名结果

2019 年我国 31 个省（区、市）中医药科研发展水平差异较大，如表 6

表 6　2019 年 31 个省（区、市）中医药科研能力得分及排名

省(区、市)	每万人口中医药科学研究与技术开发机构 R&D 经费		中医药科学研究与技术开发机构 R&D 人员数		中医药科研机构发表科技论文数		中医药科研机构专利授予数		中医药科研机构在研课题数		总得分	总排名
	得分	排名	得分	排名	得分	排名	得分	排名	得分	排名		
北　京	100.00	1	91.33	2	100.00	1	82.64	2	100.00	1	94.81	1
天　津	60.25	22	60.53	24	60.23	27	60.00	23	60.07	27	60.22	26
河　北	60.00	28	60.00	27	60.00	28	60.00	23	60.00	28	60.00	28
山　西	60.54	16	63.37	14	63.62	9	61.24	11	63.22	12	62.38	14
内蒙古	63.23	5	66.49	9	62.74	11	60.93	14	62.38	18	63.16	10
辽　宁	60.47	19	63.55	13	62.35	13	60.00	23	61.39	20	61.54	19
吉　林	64.51	4	68.48	8	62.05	15	60.93	14	64.32	7	64.07	7
黑龙江	60.58	15	72.89	5	64.17	6	61.55	9	60.88	24	63.99	8
上　海	61.18	11	62.56	16	61.06	19	64.96	4	63.15	13	62.58	12
江　苏	64.68	3	73.52	4	65.76	3	63.41	7	72.16	3	67.89	3
浙　江	61.37	9	61.77	17	65.52	4	61.55	9	61.83	19	62.39	13
安　徽	60.30	21	61.14	21	60.49	24	60.00	23	61.17	21	60.62	24
福　建	60.53	17	61.44	19	60.67	22	61.24	11	63.55	11	61.48	20
江　西	60.15	25	60.77	23	60.73	21	60.00	23	62.42	17	60.81	22
山　东	60.49	18	65.62	11	64.09	7	64.34	6	62.56	16	63.40	9
河　南	60.08	27	61.16	20	62.22	14	63.41	7	62.64	15	61.89	17
湖　北	60.18	23	60.51	25	60.36	25	60.93	14	60.81	25	60.56	25

续表

省(区、市)	每万人口中医药科学研究与技术开发机构 R&D 经费		中医药科学研究与技术开发机构 R&D 人员数		中医药科研机构发表科技论文数		中医药科研机构专利授予数		中医药科研机构在研课题数		总得分	总排名
	得分	排名	得分	排名	得分	排名	得分	排名	得分	排名		
湖　南	61.10	13	69.23	6	63.31	10	60.93	14	68.13	4	64.52	6
广　东	60.15	26	60.00	27	61.92	16	60.62	19	65.24	6	61.57	18
广　西	62.27	6	69.01	7	62.71	12	68.06	3	64.29	8	65.25	5
海　南	62.11	7	61.50	18	60.63	23	61.24	11	61.06	22	61.32	21
重　庆	70.26	2	100.00	1	69.76	2	100.00	1	85.27	2	85.00	2
四　川	61.89	8	73.66	3	63.94	8	64.96	4	67.58	5	66.38	4
贵　州	60.16	24	60.41	26	60.24	26	60.00	23	60.26	26	60.21	27
云　南	61.14	12	64.30	12	61.48	18	60.62	19	62.78	14	62.06	16
西　藏	60.00	28	60.00	27	60.00	28	60.00	23	60.00	28	60.00	28
陕　西	60.59	14	66.09	10	64.61	5	60.62	19	63.63	10	63.08	11
甘　肃	60.45	20	60.95	22	60.84	20	60.31	22	61.03	23	60.71	23
青　海	60.00	28	60.00	27	60.00	28	60.00	23	60.00	28	60.00	28
宁　夏	60.00	28	60.00	27	60.00	28	60.00	23	60.00	28	60.00	28
新　疆	61.34	10	62.96	15	61.83	17	60.93	14	63.88	9	62.18	15

所示。总得分排名前 10 的省（区、市）分别是北京市、重庆市、江苏省、四川省、广西壮族自治区、湖南省、吉林省、黑龙江省、山东省和内蒙古自治区。

总得分排名第 1 的北京市在“每万人口中医药科学研究与技术开发机构 R&D 经费”和“中医药科研机构发表科技论文数”、中医药科研机构在研课题数三项指标上仍为全国第 1，另两项指标“中医药科学研究与技术开发机构 R&D 人员数”和“中医药科研机构专利授予数”也均排在全国第 2，显示了北京市在中医药科研领域投入与产出上的绝对优势。而重庆市在总分上虽列第 2 位，但在“中医药科学研究与技术开发机构 R&D 人员数”“中医药科研机构专利授予数”两项指标上均居全国第 1 位，另三项指标“每万人口中医药科学研究与技术开发机构 R&D 经费”、“中医药科研机构发表科技论文数”和“中医药科研机构在研课题数”均列全国第 2，与北京市不相上下。

根据 2019 年全国各省（区、市）国内生产总值（GDP）分布情况，中医药科研竞争力排名前十的省（区、市）有 6 个省（区、市）位于全国 GDP 排名前 50%。其中西部地区的 4 个省（区、市）GDP 排名分别排名区域第 1、第 3、第 5 和第 6，均为西部地区 GDP 排名前 50%；东部地区的北京市和江苏省 GDP 排名分别为区域第 2、第 3，为东部地区 GDP 排名前 50%；中部地区的 3 个省中 GDP 排名在前 50% 的是湖南省。可见省域经济发展水平对中医药科研创新竞争力也有一定影响。

中医药科研能力排名最后的 5 个省（区）分别是河北省、青海省、宁夏回族自治区、西藏自治区、贵州省。其中前 4 个省（区）相关指标数据均为缺失状态。在 2019 年 GDP 排名方面，西藏自治区、青海省和宁夏回族自治区排在后 3 位，贵州省排名第 22，可见相对较落后的经济使得地方政府在中医药科研创新方面投入有限。

2. 2019年与2018年31个省（区、市）中医药科研能力评价得分和排名结果

从表 7 可见，31 个省（区、市）中医药科研能力得分 2019 年与 2018 年

表7 2019年与2018年各省（区、市）中医药科研能力得分及排名比较

省(区、市)	2019年总得分	排名	2018年总得分	排名	排名变化
北　京	94.81	1	99.47	1	0
天　津	60.22	26	60.00	27	+1
河　北	60.00	28	60.00	27	-1
山　西	62.38	14	63.02	13	-1
内蒙古	63.16	10	63.72	11	+1
辽　宁	61.54	19	61.69	19	0
吉　林	64.07	7	64.88	7	0
黑龙江	63.99	8	64.06	9	+1
上　海	62.58	12	62.14	17	+5
江　苏	67.89	3	68.74	4	+1
浙　江	62.39	13	63.43	12	-1
安　徽	60.62	24	60.66	25	+1
福　建	61.48	20	61.48	21	+1
江　西	60.81	22	60.89	23	+1
山　东	63.40	9	65.32	6	-3
河　南	61.89	17	61.53	20	+3
湖　北	60.56	25	60.82	24	-1
湖　南	64.52	6	64.65	8	+2
广　东	61.57	18	62.97	14	-4
广　西	65.25	5	70.87	3	-2
海　南	61.32	21	61.95	18	-3
重　庆	85.00	2	83.30	2	0
四　川	66.38	4	67.09	5	+1
贵　州	60.21	27	60.19	26	-1
云　南	62.06	16	62.37	16	0
西　藏	60.00	28	60.00	27	-1
陕　西	63.08	11	62.82	15	+4
甘　肃	60.71	23	61.26	22	-1
青　海	60.00	28	60.00	27	-1
宁　夏	60.00	28	60.00	27	-1
新　疆	62.18	15	63.82	10	-5

排名维持不变的是北京市、重庆市、吉林省、云南省和辽宁省，排名分别是第1、第2、第7、第16和第19，其中有3个省份排名前10。2019年相对于2018年排名进位的有12个省（区、市），包括天津市、内蒙古自治区、黑龙江省、上海市、江苏省、安徽省、福建省、江西省、河南省、湖南省、四川省、陕西省，其中上海市（上升5个位次）、河南省（上升3个位次）、陕西省（上升4个位次）和湖南省（上升2个位次）排名进位变化较大，其余省（区、市）均前进1位；其中提出建设“中医药强省”目标的共8个省，包括黑龙江省、江苏省、安徽省、江西省、河南省、湖南省、四川省、陕西省，说明建设“中医药强省”目标的提出对各省份中医药科研能力有正向影响。

上海市十分重视推动本市中医药事业发展，2018年制定了《上海市中医药发展战略规划纲要（2018－2035年）》《上海市进一步加快中医药事业发展三年行动计划（2018年－2020年）》，并在《2019年上海市中医药工作要点》中提到依托上海市中医循证医学中心、重点实验室、重点研究室等科技创新平台建设，构建完善的中医药创新体系。依托本市国家中医临床研究基地，聚焦若干个重大疑难疾病、慢性病，融合现代科技成果，提升本市中医医院科研能力，不断推动中医药理论与实践发展。支持中医药与其他学科交叉融合，开展经典名方临床价值挖掘研究、证候类中药新药研究、中药大品种二次开发研究等，充分发挥中医药原创科技资源优势。推进以中医理论为基础的医疗器械、技术产品研发，服务生物医药产业发展。围绕中医药关键技术装备建设重点方向，研发先进的中医医疗器械、诊疗设备；结合中医康复、老年养护等需要，研发中医康复器具、中医医疗服务机器人及相关辅助器械。并于2021年5月起实施《上海市中医药条例》，制定了《上海市进一步加快中医药传承创新发展三年行动计划（2021年－2023年）》。

河南省作为一个中医药大省，于2020年印发《关于促进中医药传承创新发展的实施意见》，提出建立多部门协同联动的中医药科研规划管理机制。抓好重点科研平台建设，高标准建设国家中医临床研究基地和传承创新平台，建成一批中医药省级重点实验室、临床医学研究中心和院士工作站等科研平台，推进省中医药研究院、省正骨研究院建设。大力支持中医药科技研发。运用现代科学技术和传统中医药研究方法，支持开展基础和临床研究，加快经典名方和大品种二次研发，支持新型制剂、优质饮片、配方颗粒、非药物疗法和先进中医诊疗、中药设备研发。建立多学科、跨部门的中医药协同创新共同体，促进科研成果转化。推动省级中医医院向临床研究型医院转型。建立知识产权保障机制。

陕西省重视中医药传承创新发展，2020 年陕西省印发《关于促进中医药传承创新发展的若干措施》，提到要加快推进中医药科研创新。建立科技、中医药主管部门协同联动的科研规划和管理机制，支持中医药重点研究课题申报省部级重大科技计划，优先转化与推广获奖科技成果。发挥国家和陕西省中医药重点科研机构、临床研究基地、重点实验室、工程技术中心等科研平台作用，开展疾病诊疗方案优化、中药新药、中药制药设备等研究与开发。新培育一批省级中医药科技创新平台，孵化一批优秀科研成果。加强中医药知识产权保护，落实药品上市许可持有人制度，保障知识产权和科技成果转化权益，激励中药研发创新。实施中西医联合创新行动。围绕肿瘤、疑难疾病、罕见疾病和传染性疾病，整合优质资源，实施中西医联合攻关。支持企业、医疗机构、高等院校、科研机构资源整合，联合申报省部级重点研发计划中医药现代化专项、重大疑难疾病中西医临床协作试点等项目，创新研发儿童用中成药、现代中医诊疗器械、中药产业化设备。成立省级中医药循证医学中心并争创国家分中心。

2019 年相对于 2018 年排名退位的共 14 个省（区、市），具体是河北省、山西省、浙江省、山东省、湖北省、广东省、广西壮族自治区、海南省、贵州省、西藏自治区、甘肃省、青海省、宁夏回族自治区、新疆维吾尔自治区。其中新疆维吾尔自治区退位最大，从第 10 位退至第 15 位，其次是广东省，从第 14 位退至第 18 位，海南省从第 18 位退至第 21 位，山东省从第 6 位退至第 9 位，广西壮族自治区从第 3 位退至第 5 位，其余 9 省（区、市）退位均为 1 位。其中提出建设“中医药强省”目标的有 7 个省（区、市），包括河北省（2016 年提出）、山西省（2020 年提出）、浙江省（2008 年提出）、山东省（2017 年提出）、湖北省（2016 年提出）、广东省（2006

年提出）、青海省（2017 年提出）。

3. 分区域中医药科研能力评价得分

按地理位置将 31 个省（区、市）进行区域划分，分为东、中、西部三个地区，其中东部地区 11 个省（市），中部地区 8 个省，西部地区 12 个省（区、市），各地区 2018 年、2019 年中医药科研能力平均排名如表 8 所示。

2018 年东部地区中医药科研能力指标平均排名居于三大区域第一，第二是西部地区，中部地区排在最后，但 2019 年中部地区中医药科研能力指标平均排名反超东部地区和西部地区，以 15.38 名位列第一，说明中部地区中医药科研创新事业发展势头迅猛；而东部地区和西部地区 2019 年平均排名较 2018 年却有所下降，但均不超过 1 个名次，可见这两个区域中医药科研创新事业发展基本保持稳定。

2019 年全国中医药科研能力排名前十的省（区、市），包括东部省（市）3 个，分别是北京市、山东省和江苏省，中部省 3 个，分别是吉林省、黑龙江省和湖南省，西部省（区、市）共 4 个，分别是重庆市、四川省、广西壮族自治区、内蒙古自治区，区域排名分布较为均衡，可见积极的中医药政策支持对省域中医药科研能力提升有正向影响。

表 8　2018 年、2019 年分区域中医药科研能力指标平均排名

区域	省（区、市）	2018 年	2019 年
东部地区	北京、天津、河北、辽宁、上海、江苏、浙江、福建、山东、广东、海南	15.09	15.45
中部地区	山西、吉林、黑龙江、安徽、江西、河南、湖北、湖南	16.13	15.38
西部地区	内蒙古、广西、重庆、四川、贵州、云南、西藏、陕西、甘肃、青海、宁夏、新疆	15.92	16.42

（二）中医药科研能力评价各指标深度分析

1. 每万人口中医药科学研究与技术开发机构 R&D 经费

2019 年和 2018 年“每万人口中医药科学研究与技术开发机构 R&D 经

费”指标得分及排名如表 9 所示。排名最靠前的 5 个省（区、市）分别是北京市、重庆市、江苏省、吉林省和内蒙古自治区，与 2018 年相比几乎没有变化。

北京市作为首都，拥有中国中医科学院、北京中医药大学等众多中医药科研机构，项目经费充足，而人口基数相对较小（2019 年为 2154 万人），因此连续两年其“每万人口中医药科学研究与技术开发机构 R&D 经费”这一指标处于绝对领先地位。

重庆市作为西部地区唯一的直辖市，GDP 位列西部地区第 3，居民人均可支配收入位列全国第 11，西部地区第 2，政府重视在中医临床、中医治未病、传染病中医药防控、中医药技术、中药开发研究等领域进行科研创新攻关，并在 2020 年出台《中共重庆市委重庆市人民政府关于促进中医药传承创新发展的实施意见》和《重庆市中医药科研项目管理办法》，支持中医药科研项目经费投入。

江苏省作为长三角地区的经济大省，GDP 排名全国第 2，居民人均可支配收入全国排名第 5，且在 2008 年就提出了建设“中医药强省”目标，2020 年颁布实施了《江苏省中医药条例》，出台江苏省《关于促进中医药传承创新发展的实施意见》，支持中医药研究机构、高校、医院以及企业组建跨学科、跨领域协同创新网络，建立多学科融合、集成高效的科研创新平台，构建产业技术创新战略联盟，推进产学研一体化。并提出要加大政策和资金支持力度，支持中医药领域的省级临床医学研究中心、工程研究（技术）中心、企业技术中心、技术创新中心和重点实验室建设。

吉林省地处中部区域，GDP 和居民人均可支配收入在全国 31 个省份中处于中下游，但政府非常重视中医药事业的高质量发展，在《2019 年吉林省中医药工作要点》中，提及要贯彻落实中医药科技创新政策，规范中医药科技项目管理，推进中医药科研创新平台建设，促进中药资源保护与利用，逐步构建中药质量可追溯体系，推进中药第三方质量检验机构建设。

内蒙古自治区排名第 5，取得这么好的成绩，主要原因可能是政策支持力度较大。“十三五”期间，内蒙古自治区建立完善了一系列中蒙医药政策法规，构建了中蒙医药科研创新体系，颁布了《关于加快中医药（蒙医药）科技创新体系建设的实施意见》，着力搭建中医药（蒙医药）研究平台，完善中医药（蒙医药）产学研协同创新机制，培育中医药（蒙医药）重点实验室、临床医学研究中心、工程研究中心、技术创新中心，开展中医药（蒙医药）防治常见病、多发病、疑难重症和新发突发传染病等临床研究。以政策推动中医药（蒙医药）更好地发挥特色优势，促进该地区中医药（蒙医药）科技创新工作，提升中医药（蒙医药）科技创新对医疗保健、产业进步和经济社会发展的支撑服务能力。

2019 年排名后 5 的省（区）分别是河北省、西藏自治区、青海省、宁夏回族自治区和河南省，前四个省份排名靠后的原因是该项指标统计数据的缺失。河南省 2019 年该指标相对于 2018 年有所下降，变化率为 20.14%，由于其常住人口约为 9640 万人，居全国第 3 位，因此该项指标排名仍居于下游水平。

就该指标的两年绝对数变化趋势而言，2019 年相较 2018 年有提升的共 22 个省（区、市），其中变化幅度最大的是江西省、湖南省、新疆维吾尔自治区和安徽省。2019 年广东省每万人口中医药科学研究与技术开发机构 R&D 经费为 1640 元，排名第 26，但这并不代表广东省中医药科研经费投入不足，2019 年广东省 GDP 为 107671.07 亿元，常住人口约为 11521 万人，均居全国首位。固此在计算每万人口指标排名时其相对排名靠后。广东省秉承建设“粤港澳大湾区中医药高地”的战略目标，十分重视中医药科研创新平台建设，于 2021 年 7 月颁布了《广东省中医药条例》，要求地市级以上人民政府将中医药科学研究和技术开发纳入当地科技发展规划，加大中医药科技投入，建立健全中医药科技成果转化机制，促进中医药科技成果转化应用。支持运用现代科学技术和传统中医药研究方法，开展中医药基础理论和辨证论治方法的科学研究；支持对重大疑难疾病、重大传染病防治的协同攻关和对常见病、多发病、慢性病的中医药防治研究；支持医疗机构开展中药人用经验的规范收集整理与评价。2019 年“每万人口中医药科学研究与技术开发机构 R&D 经费”指标绝对数相比 2018 年有下降的共 3 个省，分别是云南省、陕西省和吉林省。云南省下降幅度最大，为34.01%，可能与政府中医药科研经费投入不足有关；吉林省由于2019年人口仅2691万人，因此尽管指标绝对数下降，但其排名仍处在全国上游水平。

就两年指标全国排名变化而言，尽管北京市、内蒙古自治区、上海市、江西省、广东省、广西壮族自治区、海南省、重庆市、甘肃省绝对数均有显著提升，但排名未发生变化。2019年天津市、福建省、新疆维吾尔自治区该指标排名相较于2018年，分别提升了4个、2个和2个位次，该指标绝对数也均有较大提升。云南省和河南省排名相较于2018年，分别下降了4个和3个位次，河北省、湖北省、西藏自治区、青海省、宁夏回族自治区则均下降2个位次，其中河南省该指标绝对数有20.14%的增幅，但由于基数和变化绝对量较小，排名从第24位回落至第27位。

2. 中医药科学研究与技术开发机构R&D人员数

2019年和2018年中医药科学研究与技术开发机构R&D人员数指标得分及排名如表10所示。2019年排名最靠前的5个省（市）分别是重庆市、北京市、四川省、江苏省和黑龙江省，2018年排名最靠前的5个省（市）分别是重庆市、北京市、江苏省、四川省和黑龙江省。两年排名变化不大，仅四川省和江苏省的排名稍有变化。

2019年重庆市中医药科学研究与技术开发机构R&D人员数为2029人，相较于2018年增加了115人，变化幅度为6.01%。重庆市拥有4家中医药科研机构，包括全国最大的中药专业科研机构——重庆市中药研究院，设有中药生药、中药种植、中药化学、中药药理毒理、冬虫夏草、大健康创新等10个研究所（中心），拥有3个国家中医药重点学科和7个省部级科研平台，在职员工236人，是重庆市中药研发的主要技术支撑力量之一，取得了丰硕的科研成果。重庆市计划打造“高精尖特”中医药人才队伍，实施“优才”“薪火”“青苗”“春雨”四大中医人才计划。其中“优才”计划即联合国内一流高校、科研机构培养高层次中医药复合型人才50名，依托中医药重点学科、重点实验室等创新研发平台，重点支持培养高水平科研团队30个，着力培育高端中医药科研人才。在建的重庆中医药学院力争在2022

表 9　2019 年和 2018 年 31 个省（区、市）“每万人口中医药科学研究与技术开发机构 R&D 经费”指标得分及排名比较

省(区、市)	2019 年每万人口中医药科学研究与技术开发机构 R&D 经费(千元)	排名	得分	2018 年每万人口中医药科学研究与技术开发机构 R&D 经费(千元)	排名	得分	排名变化	变化幅度(%)
北　京	437. 48	1	100. 00	349. 69	1	100. 00	0	25. 11
天　津	2. 73	22	60. 25	0. 00	26	60. 00	+4	N/A
河　北	0. 00	28	60. 00	0. 00	26	60. 00	-2	N/A
山　西	5. 91	16	60. 54	5. 89	15	60. 67	-1	0. 36
内蒙古	35. 29	5	63. 23	33. 15	5	63. 79	0	6. 44
辽　宁	5. 17	19	60. 47	5. 02	18	60. 57	-1	2. 96
吉　林	49. 32	4	64. 51	50. 13	3	65. 73	-1	-1. 62
黑龙江	6. 32	15	60. 58	5. 86	16	60. 67	+1	7. 78
上　海	12. 88	11	61. 18	8. 78	11	61. 00	0	46. 79
江　苏	51. 20	3	64. 68	39. 23	4	64. 49	+1	30. 49
浙　江	15. 03	9	61. 37	8. 91	10	61. 02	+1	68. 57
安　徽	3. 31	21	60. 30	1. 73	22	60. 20	+1	91. 55
福　建	5. 75	17	60. 53	4. 46	19	60. 51	+2	28. 96
江　西	1. 69	25	60. 15	0. 20	25	60. 02	0	746. 94
山　东	5. 41	18	60. 49	5. 13	17	60. 59	-1	5. 55
河　南	0. 83	27	60. 08	0. 69	24	60. 08	-3	20. 14
湖　北	1. 98	23	60. 18	1. 91	21	60. 22	-2	3. 61
湖　南	12. 04	13	61. 10	6. 07	14	60. 69	+1	98. 36
广　东	1. 64	26	60. 15	0. 00	26	60. 00	0	N/A
广　西	24. 82	6	62. 27	22. 53	6	62. 58	0	10. 16

续表

省(区、市)	2019 年每万人口中医药科学研究与技术开发机构 R&D 经费(千元)	排名	得分	2018 年每万人口中医药科学研究与技术开发机构 R&D 经费(千元)	排名	评分	排名变化	变化幅度(%)
海　南	23.09	7	62.11	19.14	7	62.19	0	20.64
重　庆	112.23	2	70.26	94.72	2	70.83	0	18.49
四　川	20.72	8	61.89	15.35	9	61.76	+1	34.99
贵　州	1.71	24	60.16	1.02	23	60.12	-1	67.37
云　南	12.47	12	61.14	18.90	8	62.16	-4	-34.01
西　藏	0.00	28	60.00	0.00	26	60.00	-2	N/A
陕　西	6.46	14	60.59	6.82	13	60.78	-1	-5.25
甘　肃	4.92	20	60.45	2.92	20	60.33	0	68.71
青　海	0.00	28	60.00	0.00	26	60.00	-2	N/A
宁　夏	0.00	28	60.00	0.00	26	60.00	-2	N/A
新　疆	14.66	10	61.34	7.49	12	60.86	+2	95.58

注：N/A 表示没有变化或变化幅度太小忽略不计。

年9月实现开校招生，届时可填补重庆市独立设置中医药类大学的空白，为全市中医药事业发展以及中医疫病防治队伍建设提供有力的人才和科研保障。

北京市2019年中医药科学研究与技术开发机构R&D人员数为1589人，相较于2018年减少了198人，变化幅度为-11.08%，但仍保持了全国排名第2。北京市拥有14家中医药科研机构。中国中医科学院是国家中医药管理局直属的集科研、医疗、教学于一体的综合性中医药研究机构，下设17个研究所、6家医疗机构、1个研究生院，拥有2名中国科学院院士和3名中国工程院院士、5名国医大师、56名首席研究员，主要从事中医药科学研究。截至2019年底，中国中医科学院共获得院外各级科技奖励700余项，其中国家科学技术奖50余项。北京中医药大学是国务院批准最早创办的高等中医药院校，聚集了大量高级中医药人才，拥有中国工程院院士1人，国医大师6人，全国名中医3人，首都国医名师33人，"973"项目首席科学家4人，国家杰出青年科学基金项目获得者4人，"岐黄学者"9人，国家重点研发计划"中医药现代化研究"重点专项项目负责人7人，"万人计划"科技创新领军人才5人，国家自然科学基金优秀青年科学基金项目获得者3人；拥有教育部重点实验室3个，教育部工程研究中心2个，国家中医临床研究基地2个，国家中医药三级实验室14个，国家中医药重点研究室10个，获得国家科技进步二等奖8项，承担科技部"973计划"、支撑计划、重大专项、自然基金重点项目等770余项。

四川省2019年中医药科学研究与技术开发机构R&D人员数为693人，相较于2018年增加了3人，处于持续增长状态。有关四川素有"中医之乡，中药之库"和"无川药不成方"的说法。四川省自2016年开始实施"中医药强省"战略，2019年对《四川省中医药条例》进行了修订，着力加强中医药理论、临床技术、中医中药标准和规范、中药新药的研究以及中医药在预防保健、重大疾病、疑难疾病、突发公共卫生事件等方面的应用研究。四川省拥有中医药科学院和成都中医药大学，中医药科研人才济济。四川省中医药科学院是一所集科研、医疗、产业、研究和教育于一体的省属大型中医药科研院所，下设研究所5个，现有职工1352人，省学术和技术带头人、省学术技术带头人后备人选、省优专家19人，享受国务院政府特殊津贴专家、国家卫健委有突出贡献中青年专家10人，省首届十大名中医1人，省名中医20人。成都中医药大学建校于1956年，是新中国最早建立的四所中医药高等院校之一。有国医大师3人，国家“973计划”项目首席科学家1人，全国优秀科技工作者3人，长江学者2人，国家杰出青年科学基金获得者1人，国家优秀青年科学基金获得者3人，国家级特聘专家4人，岐黄工程首席科学家1人，岐黄工程多学科交叉创新团队1个，岐黄工程青年“岐黄学者”4人。

2019年该指标排名最后的5个省（区）分别是河北省、西藏自治区、青海省、宁夏回族自治区和广东省，原因是以上五省（区）该项指标统计数据缺失。2018年和2019年西藏自治区、青海省、宁夏回族自治区GDP排名全国倒数前三，落后的经济水平一定程度上制约了政府对中医药科研事业发展在人力资源上的投入与分配。

就该指标的两年绝对数变化趋势而言，2019年相较2018年有提升的共15个省（区、市），其中变化幅度较大的分别是湖北省（18.18%）、内蒙古自治区（8.58%）、重庆市（6.01%）、云南省（5.83%）和安徽省（5.45%）。2019年相较2018年有下降的共7个省（市），其中变化幅度较大的分别是江西省（-59.34%）、辽宁省（-20.35%）、山西省（-18.18%）和北京市（-11.08%）。

就两年指标全国排名变化而言，北京市、内蒙古自治区、吉林省、黑龙江省、上海市、山东省、湖南省、广西壮族自治区、重庆市、陕西省、新疆维吾尔自治区排名未发生变化，除了北京市和山东省该指标绝对数有减少，其余省份均有人数增加。2019年天津市和云南省该指标排名相较于2018年提升了2个位次，其余7个省（区、市）均提升了1个位次。江西省和贵州省排名相较于2018年，分别下降了6个位次和2个位次，江西省从2018年的91人减少为2019年的39人，降幅比较大。有9个省（区、市）均下降1个位次，包括数据缺失的5个省份。其中山西省从2018年的209人减少为2019年的171人，有明显降幅。但湖北省从2018年的22人增加为2019年的26人，有明显增幅。

3. 中医药科研机构发表科技论文数

2019年和2018年中医药科研机构发表科技论文数指标得分及排名如表11所示。2019年排名最靠前的5个省（市）分别是北京市（2464篇）、重

表 10　2019 年和 2018 年 31 个省（区、市）“中医药科学研究与技术开发机构 R&D 人员数”指标得分及排名比较

省(区、市)	2019 年中医药科学研究与技术开发机构R&D 人员数(人)	排名	得分	2018 年中医药科学研究与技术开发机构R&D*人员数(人)	排名	得分	排名变化	变化幅度(%)
北　京	1589	2	91.33	1787	2	97.35	0	-11.08
天　津	27	24	60.53	0	26	60.00	+2	N/A
河　北	0	27	60.00	0	26	60.00	-1	N/A
山　西	171	14	63.37	209	13	64.37	-1	-18.18
内蒙古	329	9	66.49	303	9	66.33	0	8.58
辽　宁	180	13	63.55	226	12	64.72	-1	-20.35
吉　林	430	8	68.48	427	8	68.92	0	0.70
黑龙江	654	5	72.89	653	5	73.65	0	0.15
上　海	130	16	62.56	127	16	62.65	0	2.36
江　苏	686	4	73.52	691	3	74.44	-1	-0.72
浙　江	90	17	61.77	87	18	61.82	+1	3.45
安　徽	58	21	61.14	55	22	61.15	+1	5.45
福　建	73	19	61.44	71	20	61.48	+1	2.82
江　西	39	23	60.77	91	17	61.90	-6	-59.34
山　东	285	11	65.62	290	11	66.06	0	-1.72
河　南	59	20	61.16	59	21	61.23	+1	0.00
湖　北	26	25	60.51	22	24	60.46	-1	18.18
湖　南	468	6	69.23	460	6	69.61	0	1.74
广　东	0	27	60.00	0	26	60.00	-1	N/A
广　西	457	7	69.01	455	7	69.51	0	0.44

续表

省(区、市)	2019 年中医药科学研究与技术开发机构 R&D 人员数(人)	排名	得分	2018 年中医药科学研究与技术开发机构 R&D 人员数(人)	排名	得分	排名变化	变化幅度(%)
海　南	76	18	61.50	76	19	61.59	+1	0.00
重　庆	2029	1	100.00	1914	1	100.00	0	6.01
四　川	693	3	73.66	690	4	74.42	+1	0.43
贵　州	21	26	60.41	22	24	60.46	-2	-4.55
云　南	218	12	64.30	206	14	64.31	+2	5.83
西　藏	0	27	60.00	0	26	60.00	-1	N/A
陕　西	309	10	66.09	295	10	66.17	0	4.75
甘　肃	48	22	60.95	48	23	61.00	+1	0.00
青　海	0	27	60.00	0	26	60.00	-1	N/A
宁　夏	0	27	60.00	0	26	60.00	-1	N/A
新　疆	150	15	62.96	144	15	63.01	0	4.17

注：N/A 表示没有变化或变化幅度太小忽略不计。

庆市（601 篇）、江苏省（355 篇）、浙江省（340 篇）和陕西省（284 篇），2018 年排名最靠前的 5 个省（市）分别是北京市（2470 篇）、重庆市（451 篇）、江苏省（400 篇）、浙江省（376 篇）和山东省（298 篇）。2019 年排名第 1 的北京市得分以绝对优势领先于其他省（区、市），排名第 2 位的重庆市与北京市相差 1863 篇，且排名前 10 的省（市）均在 200 篇以上。陕西省 2019 年中医药科研机构发表科技论文数为 284 篇，相较于 2018 年增加了 110 篇，增幅为 63.22%，从而突围进入前五位。而山东省 2019 年中医药科研机构发表科技论文数为 252 篇，相较于 2018 年减少了 46 篇，降幅为 15.44%，因此 2019 年落出前五位。2019 年排名后 5 的省（区、市）分别是河北省、西藏自治区、青海省、宁夏回族自治区和天津市，前四个省（区、市）该项指标统计数据缺失。2018 年排名后 5 的省（区、市）分别是天津市、河北省、西藏自治区、青海省、宁夏回族自治区，均存在数据缺失情况。

2018 年和 2019 年西藏自治区、青海省、宁夏回族自治区 GDP 均排名全国倒数前三，中医药科研投入（人员和经费）不足，导致产出不足。虽然 2019 年天津市中医药科研机构发表科技论文数统计仅 14 篇，但是天津市依托天津中医药大学这一历史悠久、广受赞誉的中医药高等院校，拥有完整且体系化的重大教学科研平台 30 余个，包括国家中医（针灸）临床医学研究中心、组分中药国家重点实验室、国家级国际联合研究中心——中意中医药联合实验室、科技部创新人才推进计划国家创新人才培养示范基地、现代中药教育部协同创新中心等，连续承担国家“973 计划”项目、国家科技重大专项、国家重点研发计划、国家杰出青年科学基金、优秀青年科学基金等重大科研任务。近三年新增纵向科研课题 550 余项，经费 3.3 亿多元。近年来获得了一批标志性成果，包括国家科学技术进步一等奖 2 项、二等奖 11 项；省部级科技重大成就奖 1 项、科学技术进步特等奖 1 项。近三年发表 SCI 论文 1042 篇，自主研发中药新药品种 6 项，并成功转化。天津于 2021 年 11 月通过了《天津市中医药条例》，要求市和区科技部门将中医药科学研究和技术开发纳入科技创新规划，设立中医药科技研发专项，支持中医药科研平台建设。健全中医药科技成果的评价和转化机制，组织中医药科技成果推介，促进中医药科技成果转化和推广。根据中医药发展规律和特点，协同完善中医药科技管理机制和科研评价体系，对中医药科研项目立项、评审给予扶持奖励。因此天津市中医药科研事业发展很快可以赶超上来。

就“中医药科研机构发表科技论文数”指标的两年绝对数变化趋势而言，2019 年相较 2018 年有提升的共 11 个省（区、市），其中变化幅度较大的分别是陕西省（63.22%）、辽宁省（62.92%）、四川省（55.77%）、云南省（37.88%）和重庆市（33.26%）。2019 年相较 2018 年有下降的共 14 个省（区、市），其中下降幅度较大的分别是内蒙古自治区（-32.13%）、广东省（-21.85%）、安徽省（-21.05%）和新疆维吾尔自治区（-18.71%）。

就两年指标全国排名变化而言，北京市、天津市、吉林省、江苏省、浙江省、湖北省、重庆市、贵州省、甘肃省排名保持稳定，其中指标绝对数有上升的包括湖北省、重庆市、贵州省和甘肃省，其余省（市）的中医药科研机构发表科技论文数 2019 年较 2018 年略有减少。2019 年陕西省、辽宁省和四川省排名较 2018 年分别有 5 个、4 个和 4 个位次的提升，指标绝对数的增幅分别达到了 63.22%、62.92% 和 55.77%。这显示出陕西省、辽宁省和四川省潜在的中医药科研成果竞争力。有 3 个省指标排名相较于 2018 年提升了 1 个位次，其中云南省和海南省指标绝对数增幅分别为 37.88% 和 14.71%。

2019 年内蒙古自治区该指标绝对数较 2018 年下降了 32.13%，后退了 5 个位次；山西省、山东省和广东省该指标排名较 2018 年均后退了 2 个位次，其绝对数降幅分别是 4.7%、15.44% 和 21.85%，广东省由 2018 年的 151 篇减少为 2019 年的 118 篇，相对降幅较大。有 11 个省（区、市）均后退 1 个位次，包括数据缺失的 4 个省份。其中广西壮族自治区从 2018 年的 158 篇增加至 2019 年的 167 篇。

4. 中医药科研机构专利授予数

2019 年和 2018 年中医药科研机构专利授予数指标得分及排名如表 12 所示。2019 年排名最靠前的 5 个省（区、市）分别是重庆市（129 项）、北京市（73 项）、广西壮族自治区（26 项）、上海市（16 项）和四川省(16

表 11　2019 年和 2018 年 31 个省（区、市）“中医药科研机构发表科技论文数”指标得分及排名比较

省(区、市)	2019 年中医药科研机构发表科技论文数(篇)	排名	得分	2018 年中医药科研机构发表科技论文数(篇)	排名	得分	排名变化	变化幅度(%)
北　京	2464	1	100.00	2470	1	100.00	0	-0.24
天　津	14	27	60.23	0	27	60.00	0	N/A
河　北	0	28	60.00	0	27	60.00	-1	N/A
山　西	223	9	63.62	234	7	63.79	-2	-4.70
内蒙古	169	11	62.74	249	6	64.03	-5	-32.13
辽　宁	145	13	62.35	89	17	61.44	+4	62.92
吉　林	126	15	62.05	143	15	62.32	0	-11.89
黑龙江	257	6	64.17	216	8	63.50	+2	18.98
上　海	65	19	61.06	79	18	61.28	-1	-17.72
江　苏	355	3	65.76	400	3	66.48	0	-11.25
浙　江	340	4	65.52	376	4	66.09	0	-9.57
安　徽	30	24	60.49	38	23	60.62	-1	-21.05
福　建	41	22	60.67	48	21	60.78	-1	-14.58
江　西	45	21	60.73	45	22	60.73	+1	0.00
山　东	252	7	64.09	298	5	64.83	-2	-15.44
河　南	137	14	62.22	152	13	62.46	-1	-9.87
湖　北	22	25	60.36	17	25	60.28	0	29.41
湖　南	204	10	63.31	209	9	63.38	-1	-2.39
广　东	118	16	61.92	151	14	62.45	-2	-21.85
广　西	167	12	62.71	158	11	62.56	-1	5.70
海　南	39	23	60.63	34	24	60.55	+1	14.71

续表

省(区、市)	2019年中医药科研机构发表科技论文数(篇)	排名	得分	2018年中医药科研机构发表科技论文数(篇)	排名	得分	排名变化	变化幅度(%)
重庆	601	2	69.76	451	2	67.30	0	33.26
四川	243	8	63.94	156	12	62.53	+4	55.77
贵州	15	26	60.24	12	26	60.19	0	25.00
云南	91	18	61.48	66	19	61.07	+1	37.88
西藏	0	28	60.00	0	27	60.00	-1	N/A
陕西	284	5	64.61	174	10	62.82	+5	63.22
甘肃	52	20	60.84	51	20	60.83	0	1.96
青海	0	28	60.00	0	27	60.00	-1	N/A
宁夏	0	28	60.00	0	27	60.00	-1	N/A
新疆	113	17	61.83	139	16	62.25	-1	-18.71

项)，2018 年排名最靠前的 5 个省（区、市）是北京市（56 项）、重庆市（49 项）、广西壮族自治区（48 项）、山东省（18 项）、四川省（14 项）。2019 年排名前两位的北京市和重庆市以明显优势领先于其他省（区、市），其余省（区、市）中医药科研机构专利授予数均低于 30 项。上海市 2019 年中医药科研机构专利授予数为 16 项，相较于 2018 年增加了 13 项，增幅为 433.33%，从 2018 年的第 15 位突围进入 2019 年的前 5 位，说明上海市在中医药科研创新政策激励作用下发展较快，而重庆市和北京市 2019 年中医药科研机构专利授予数分别为 129 项和 73 项，相较于 2018 年增幅分别为 163.27% 和 30.36%，保持了稳定的持续增长水平。山东省 2019 年中医药科研机构专利授予数为 14 项，较 2018 年减少了 4 项，减幅为 22.22%，因此 2019 年屈居第 6 位。2019 年和 2018 年排名最后的省份分别包括天津市、河北省、辽宁省、安徽省、江西省、贵州省、西藏自治区、青海省和宁夏回族自治区，以上 9 个省（区、市）该项指标统计数据均为缺失状态。这一定程度上反映了部分地方政府对中医药科研机构专利授予数作为反映中医药科研创新成果的重要指标重视不足。

就该指标的两年绝对数变化趋势而言，2019 年相较 2018 年有提升的共 8 个省（市），其中提升幅度较大的分别是河南省（450.00%）、上海市（433.33%）、福建省（300.00%）、重庆市（163.27%）、黑龙江省（150.00%）和陕西省（100.00%），但由于以上省（市）两年基数都较小，因此绝对值实际增长值不大。2019 年相较 2018 年下降的共有 11 个省（区），其中下降幅度较大的分别是广东省（-81.82%）、甘肃省（-80.00%）、新疆维吾尔自治区（-78.57%）、浙江省（-50.00%）。

就两年指标全国排名变化而言，天津市、河北省、山西省、辽宁省、江苏省、浙江省、安徽省、江西省、湖南省、广西壮族自治区、贵州省、西藏自治区、青海省、宁夏回族自治区共 14 个省（区、市）排名保持稳定，除 9 个省（区、市）指标数据缺失以外，其他省份 2019 年均较 2018 年略有减少。2019 年上海市、黑龙江省、福建省、河南省排名较 2018 年有9~11个位次的提升，指标绝对数增长明显，显示出这 4 省（市）中医药科研竞争力较强。

表 12　2019 年和 2018 年 31 个省（区、市）中医药科研机构专利授予数指标得分及排名比较

地区	2019 年中医药科研机构专利授予数(项)	排名	得分	2018 年中医药科研机构专利授予数(项)	排名	得分	排名变化	变化幅度(%)
北　京	73	2	82.64	56	1	100.00	-1	30.36
天　津	0	23	60.00	0	23	60.00	0	N/A
河　北	0	23	60.00	0	23	60.00	0	N/A
山　西	4	11	61.24	5	11	63.57	0	-20.00
内蒙古	3	14	60.93	3	15	62.14	+1	0.00
辽　宁	0	23	60.00	0	23	60.00	0	N/A
吉　林	3	14	60.93	5	11	63.57	-3	-40.00
黑龙江	5	9	61.55	2	18	61.43	+9	150.00
上海市	16	4	64.96	3	15	62.14	+11	433.33
江　苏	11	7	63.41	12	7	68.57	0	-8.33
浙江省	5	9	61.55	10	9	67.14	0	-50.00
安　徽	0	23	60.00	0	23	60.00	0	N/A
福　建	4	11	61.24	1	21	60.71	+10	300.00
江　西	0	23	60.00	0	23	60.00	0	N/A
山　东	14	6	64.34	18	4	72.86	-2	-22.22
河　南	11	7	63.41	2	18	61.43	+11	450.00
湖　北	3	14	60.93	3	15	62.14	+1	0.00
湖　南	3	14	60.93	4	14	62.86	0	-25.00
广　东	2	19	60.62	11	8	67.86	-11	-81.82
广　西	26	3	68.06	48	3	94.29	0	-45.83

续表

地区	2019 年中医药科研机构专利授予数(项)	排名	得分	2018 年中医药科研机构专利授予数(项)	排名	得分	排名变化	变化幅度(%)
海南	4	11	61.24	6	10	64.29	-1	-33.33
重庆	129	1	100.00	49	2	95.00	+1	163.27
四川	16	4	64.96	14	5	70.00	+1	14.29
贵州	0	23	60.00	0	23	60.00	0	N/A
云南	2	19	60.62	2	18	61.43	-1	0.00
西藏	0	23	60.00	0	23	60.00	0	N/A
陕西	2	19	60.62	1	21	60.71	+3	100.00
甘肃	1	22	60.31	5	11	63.57	-11	-80.00
青海	0	23	60.00	0	23	60.00	0	N/A
宁夏	0	23	60.00	0	23	60.00	0	N/A
新疆	3	14	60.93	14	5	70.00	-9	-78.57

有 5 个省（区、市）该指标排名相较于 2018 年提升了 1～3 个位次，其中重庆市指标绝对数增幅为 163.27%，陕西省绝对增幅为 100.00%，四川省绝对增幅为 14.29%。

2019 年广东省该指标排名较 2018 年后退了 11 个位次，由 2018 年 11 项专利减少为 2019 年 2 项专利；甘肃省则较 2018 年减少了 80.00%，后退了 11 个位次，从 2018 年 5 项专利减少为 2019 年 1 项，新疆维吾尔自治区该指标排名 2019 年较 2018 年后退了 9 个位次，由 14 项专利减少为 3 项，吉林省该指标排名 2019 年较 2018 年后退了 3 个位次，由 5 项专利减少为 3 项。有 3 个省（区、市）均后退 1 个位次。

5. 中医药科研机构在研课题数

2019 年和 2018 年中医药科研机构在研课题数指标得分及排名如表 13 所示。2019 年排名最靠前的 5 个省（市）分别是北京市（1092 项）、重庆市（690 项）、江苏省（332 项）、湖南省（222 项）和四川省（207 项）。2018 年排名最靠前的 5 个省（市）分别是北京市（1098 项）、重庆市（646 项）、江苏省（270 项）、四川省（189 项）和湖南省（187 项）。两年排名基本无变化，就指标绝对值而言，仅北京市 2019 年有轻微下降，其余 4 省（市）均有不同幅度的上升，保持了稳定的持续增长水平。两年比较，湖南省中医药科研机构在研课题数增幅达到了 18.72%，而四川省增幅仅有 9.52%，因此 2019 年湖南省该指标排名超过了四川省，跃居第 4 名。2019 年和 2018 年排名居于后 5 位的省（区、市）包括天津市、河北省、西藏自治区、青海省和宁夏回族自治区，其中后 4 个省（区）连续两年该项指标统计数据均为缺失状态，一定程度上反映了部分地方政府对中医药科研创新工作重视不够。

就该指标的两年绝对数变化趋势而言，2019 年相较 2018 年有提升的共 15 个省（区、市），其中提升幅度较大的分别是甘肃省（75.00%）、浙江省（47.06%）、贵州省（40.00%）、江西省（32.00%）、新疆维吾尔自治区（26.19%）和江苏省（22.96%）。东部地区共 2 个，中部地区 1 个，西部地区 3 个，体现了西部地区部分省份的中医药科研创新竞争力在逐年增强。

表 13　2019 年和 2018 年 31 个省（区、市）中医药科研机构在研课题数指标得分及排名比较

地区	2019 年中医药科研机构在研课题数(项)	排名	得分	2018 年中医药科研机构在研课题数(项)	排名	得分	排名变化	变化幅度(%)
北京	1092	1	100.00	1098	1	100.00	0	-0.55
天津	2	27	60.07	0	27	60.00	0	N/A
河北	0	28	60.00	0	27	60.00	0	N/A
山西	88	12	63.22	77	14	62.81	+2	14.29
内蒙古	65	18	62.38	63	17	62.30	-1	3.17
辽宁	38	20	61.39	48	19	61.75	-1	-20.83
吉林	118	7	64.32	104	9	63.79	+2	13.46
黑龙江	24	24	60.88	32	22	61.17	-2	-25.00
上海	86	13	63.15	100	11	63.64	-2	-14.00
江苏	332	3	72.16	270	3	69.84	0	22.96
浙江	50	19	61.83	34	21	61.24	+2	47.06
安徽	32	21	61.17	37	20	61.35	-1	-13.51
福建	97	11	63.55	108	8	63.93	-3	-10.19
江西	66	17	62.42	50	18	61.82	-1	32.00
山东	70	16	62.56	67	16	62.44	0	4.48
河南	72	15	62.64	70	15	62.55	0	2.86
湖北	22	25	60.81	28	24	61.02	-1	-21.43
湖南	222	4	68.13	187	5	66.81	+1	18.72
广东	143	6	65.24	128	7	64.66	+1	11.72
广西	117	8	64.29	153	6	65.57	-2	-23.53
海南	29	22	61.06	30	23	61.09	+1	-3.33

续表

地区	2019年中医药科研机构在研课题数(项)	排名	得分	2018年中医药科研机构在研课题数(项)	排名	得分	排名变化	变化幅度(%)
重庆	690	2	85.27	646	2	83.53	0	6.81
四川	207	5	67.58	189	4	66.89	-1	9.52
贵州	7	26	60.26	5	26	60.18	0	40.00
云南	76	14	62.78	79	13	62.88	-1	-3.80
西藏	0	28	60.00	0	27	60.00	-1	N/A
陕西	99	10	63.63	102	10	63.72	0	-2.94
甘肃	28	23	61.03	16	25	60.58	+2	75.00
青海	0	28	60.00	0	27	60.00	-1	N/A
宁夏	0	28	60.00	0	27	60.00	-1	N/A
新疆	106	9	63.88	84	12	63.06	+3	26.19

2019 年相较 2018 年有下降的共 11 个省（区、市），其中下降幅度较大的分别是黑龙江省（-25.00%）、广西（-23.53%）、湖北（-21.43%）和辽宁（-20.83%）。

就两年指标全国排名变化而言，北京市、天津市、河北省、江苏省、山东省、河南省、重庆市、贵州省、陕西省共 9 个省（市）排名保持稳定，除河北省和天津市指标数据缺失，北京市和陕西省指标绝对数略有下降以外，其他省（区、市）2019 年均较 2018 年有所增加。有 8 个省（区）指标排名相较于 2018 年有所提升，其中增幅较大的分别是甘肃省（75.00%）、浙江省（47.06%）、新疆维吾尔自治区（26.19%）、湖南省（18.72%）和广东省（11.72%）。海南省虽然排名进位，但是指标绝对值略有下降。2019 年共有 14 个省（区、市）该项指标排名退位，其中福建省后退 3 个位次，降幅为 10.19%；黑龙江省、上海市和广西壮族自治区各后退 2 个位次，降幅分别为 25.00%、14.00% 和 23.53%。其余省（区）均后退 1 个位次，包括数据缺失的 3 个省（区、市），其中变化幅度最大的分别是湖北省（-21.43%）和辽宁省（-20.83%）。

（三）中医药科研能力评价三大区域分析

在“每万人口中医药科学研究与技术开发机构 R&D 经费”指标方面，2019 年东部地区平均得分最高，为 64.66 分；其次是中部地区，为 61.78 分；西部地区得分最低，为 60.93 分。东部地区的平均得分高于中部和西部地区。与 2018 年进行对比发现，2019 年东部地区该指标平均得分较 2018 年有略微增加，中部和西部地区则有少许减少，但变化范围均在 0.5 分以内。东部地区的省（市）经济发展水平较高，政府对中医药科研创新投入力度较大，中部地区和西部地区在经费投入方面差别较小。

在中医药科学研究与技术开发机构 R&D 人员数指标方面，2019 年中部地区平均得分最高，为 66.99 分；其次是东部地区，为 65.62 分；西部地区得分最低，为 64.69 分。中部地区的平均得分高于东部和西部地区，但整体分数差别较小。与 2018 年进行对比发现，2019 年三个区域得分均有少许下降。但两年西部地区和东部地区的数个省（区、市）有数据缺失。因此应关注可能出现中医药科研人员储备下滑的趋势。

在中医药科研机构发表科技论文数指标方面，2019 年东部地区平均得分最高，为 65.66 分；其次是中部地区，为 62.35 分；西部地区得分最低，为 62.12 分。东部地区的平均得分高于中部和西部地区，保持了与 2018 年相同的领先优势。与 2018 年进行对比发现，2019 年中部地区得分较 2018 年有略微增加，东部和西部地区则有少许减少，但变化范围均在 0.5 分以内。东部地区 11 个省（市）有 9 所中医药大学、1 所中医学院，其中包括 1956 年成立的中国首批中医药大学中的北京中医药大学、广州中医药大学和上海中医药大学，东部地区中医药学术研究氛围浓厚，产出成果较多。中部 8 个省均有中医药高等院校，中医药科研创新政策支持力度较大，其中医药事业发展势头迅猛。

在中医药科研机构专利授予数指标方面，2019 年中部地区平均得分最高，为 64.70 分；其次是东部地区，为 63.64 分；西部地区得分最低，为 61.12 分。中部地区的平均得分高于东部和西部地区，保持了与 2018 年相同的领先优势。与 2018 年进行对比发现，2019 年东部地区和中部地区得分较 2018 年有明显下降，西部地区则有少许下降。

表 14　2019 年和 2018 年中医药科研能力指标区域平均得分对比

区域	年份	每万人口中医药科学研究与技术开发机构 R&D 经费	中医药科学研究与技术开发机构 R&D 人员数	中医药科研机构发表科技论文数	中医药科研机构专利授予数	中医药科研机构在研课题数	总分
东部地区	2019	64.66	65.62	65.66	63.64	66.46	65.20
	2018	64.58	66.37	65.81	67.60	66.24	66.11
西部地区	2019	60.93	64.69	62.12	61.12	62.95	62.35
	2018	61.04	65.16	62.13	61.88	62.66	62.56
中部地区	2019	61.78	66.99	62.35	64.70	64.26	64.00
	2018	61.93	67.10	61.96	68.10	64.06	64.62

表 15　2019 年提出建设“中医药强省”目标省（区、市）中医药科研创新能力评价得分及排名

省(区、市)	每万人口中医药科学研究与技术开发机构 R&D 经费		中医药科学研究与技术开发机构 R&D 人员数		中医药科研机构发表科技论文数		中医药科研机构专利授予数		中医药科研机构在研课题数		总得分	总排名
	得分	排名	得分	排名	得分	排名	得分	排名	得分	排名		
天　津	60. 25	22	60. 53	24	60. 23	27	60. 00	23	60. 07	27	60. 22	26
河　北	60. 00	28	60. 00	27	60. 00	28	60. 00	23	60. 00	28	60. 00	28
山　西	60. 54	16	63. 37	14	63. 62	9	61. 24	11	63. 22	12	62. 38	14
吉　林	64. 51	4	68. 48	8	62. 05	15	60. 93	14	64. 32	7	64. 07	7
黑龙江	60. 58	15	72. 89	5	64. 17	6	61. 55	9	60. 88	24	63. 99	8
江　苏	64. 68	3	73. 52	4	65. 76	3	63. 41	7	72. 16	3	67. 89	3
浙　江	61. 37	9	61. 77	17	65. 52	4	61. 55	9	61. 83	19	62. 39	13
安　徽	60. 30	21	61. 14	21	60. 49	24	60. 00	23	61. 17	21	60. 62	24
江　西	60. 15	25	60. 77	23	60. 73	21	60. 00	23	62. 42	17	60. 81	22
山　东	60. 49	18	65. 62	11	64. 09	7	64. 34	6	62. 56	16	63. 40	9
河　南	60. 08	27	61. 16	20	62. 22	14	63. 41	7	62. 64	15	61. 89	17
湖　北	60. 18	23	60. 51	25	60. 36	25	60. 93	14	60. 81	25	60. 56	25
湖　南	61. 10	13	69. 23	6	63. 31	10	60. 93	14	68. 13	4	64. 52	6
广　东	60. 15	26	60. 00	27	61. 92	16	60. 62	19	65. 24	6	61. 57	18
广　西	62. 27	6	69. 01	7	62. 71	12	68. 06	3	64. 29	8	65. 25	5
四　川	61. 89	8	73. 66	3	63. 94	8	64. 96	4	67. 58	5	66. 38	4
云　南	61. 14	12	64. 30	12	61. 48	18	60. 62	19	62. 78	14	62. 06	16
陕　西	60. 59	14	66. 09	10	64. 61	5	60. 62	19	63. 63	10	63. 08	11
青　海	60. 00	28	60. 00	27	60. 00	28	60. 00	23	60. 00	28	60. 00	28

在中医药科研机构在研课题数指标方面，2019 年东部地区平均得分最高，为 66.46 分；其次是中部地区，为 64.26 分；西部地区得分最低，为 62.95 分。东部地区的平均得分高于中部和西部地区，保持了与 2018 年相同的领先优势。与 2018 年进行对比发现，2019 年三个区域平均得分较 2018 年均有略微上升，说明地方政府积极响应国家推动中医药传承创新发展的多项政策，支持立项更多中医药科研相关课题，深入开展中医药相关科学研究，以高质量研究提升中医药在国际医学界的认可度。

就总分而言，2019 年东部地区平均得分最高，为 65.20 分；其次是中部地区，为 64.00 分；西部地区得分最低，为 62.35 分。东部地区的平均得分高于中部和西部地区，保持了与 2018 年相同的领先优势。与 2018 年进行对比发现，2019 年三个区域平均得分较 2018 年均有略微减少，提示要重视中医药科研创新政策落地效果的评估与监测，增加在中医药科研创新领域的人力资源与经费投入，同时加强科研项目管理和科研效率提升，产出更多对推动中医药事业发展有实效的高质量成果。

（四）提出建设“中医药强省”目标省份中医药科研能力评价结果分析

到 2018 年 12 月为止，我国共有 19 个省（区、市）先后提出建设“中医药强省”目标，分别是天津市、河北省、山西省、吉林省、黑龙江省、江苏省、浙江省、安徽省、江西省、山东省、河南省、湖北省、湖南省、广东省、广西壮族自治区、四川省、云南省、陕西省、青海省，以上省（区、市）中医药科研能力指标及下设三级指标得分见表 15。在中医药科研能力得分总排名前十的省（区、市）中共有 7 个提出建设“中医药强省”目标，包括江苏省、吉林省、四川省、湖南省、黑龙江省、山东省、广西壮族自治区。同时，部分建设“中医药强省”省（区、市）在中医药科研领域的效应还未完全显现出来，如青海省、河北省、天津市、湖北省、安徽省、江西省，全国排名均居于 20 位之后。但总分最高的江苏省为 67.89 分，与总分最低的青海省和河北省相比仅差 7.89 分，说明提出建设“中医药强省”目标省（区、市）之间中医药科研能力差距不大。

表16　2018～2019年是否提出建设"中医药强省"目标的省份中医药科研能力评价指标平均排名及总排名

是否提出建设"中医药强省"目标	年份	每万人口中医药科学研究与技术开发机构R&D经费平均排名	中医药科学研究与技术开发机构R&D人员数平均排名	中医药科研机构发表科技论文数平均排名	中医药科研机构专利授予数平均排名	中医药科研机构在研课题数平均排名	总排名
提出建设"中医药强省"目标的省份	2019	16.74	15.32	14.74	14.21	15.21	14.95
	2018	16.37	15.11	14.79	14.58	15.16	15.00
未提出建设"中医药强省"目标的省份	2019	14.33	16.25	17.50	14.25	16.75	17.17
	2018	14.17	16.08	17.08	14.33	16.50	16.75

按是否提出建设"中医药强省"目标将全国31个省（市、区）分为两类进行中医药科研能力排名及各三级指标平均排名比较，如表16所示。2019年提出建设"中医药强省"目标的19个省（区、市）在中医药科学研究与技术开发机构R&D人员数、中医药科研机构发表科技论文数、中医药科研机构专利授予数和中医药科研机构在研课题数四项指标上平均排名和总排名均领先于未提出建设"中医药强省"目标的省（区、市）。从两年平均排名变化来看，提出建设"中医药强省"目标的19个省（区、市）虽然在每万人口中医药科学研究与技术开发机构R&D经费、中医药科学研究与技术开发机构R&D人员数两项投入指标和中医药科研机构在研课题数这一项产出指标上排名2019年较2018年稍有下滑，但是在中医药科研机构发表科技论文数、中医药科研机构专利授予数两项产出指标上平均排名和总排名均有小幅提升，处于稳中有进状态，而未提出建设"中医药强省"目标的省（区、市）中医药科研能力指标排名除中医药科研机构专利授予数指标有微弱提升以外，其余四项指标平均排名和总排名均有所下降，说明"中医药强省"目标直接影响地方政府对中医药科研创新的经费与人员投入，进而影响中医药科研创新的产出。

四　讨论与建议

自2019年中共中央、国务院《关于促进中医药传承创新发展的意见》颁布以来，我国中医药科研创新发展迈入新阶段。围绕国家战略需求及中医药重大科学问题，国家将在中医药重点领域建设国家重点实验室，建立一批国家临床医学研究中心、国家工程研究中心和技术创新中心。中医药科研创新对推动中医药认同、构建中医药话语体系和搭建国家中医研究体系都有着至关重要的作用，但仍存在中医药科研资源分布不均衡的问题。本报告显示直辖市（北京市、重庆市）由于人口相对较少，在中医药科研能力评价得分上会有较大优势，而像广东等人口大省，在计算每万人口指标时处于劣势。部分省（区、市）处于对中医药科研创新政策驱动不足、中医药科研人员储备不足、中医药科研成果产出比较有限的困境。因此中医药科研能力评价体系建议采用科学的研究方法，发现、总结、传播中医精髓，以中医优势病种为突破口开展中医临床规范化研究，生产高质量循证证据。各省（区、市）应充分发挥本地中医药道地资源优势，出台中医药科研创新激励政策，推动开展中西医结合跨学科研究，进一步完善中医药产学研一体化创新模式。

中医药领域的科学研究和技术日新月异，改革完善中医药科研组织、验收和评价体系，避免简单套用相关科研评价方法，建立一套科学、合理、可行的中医药科研创新绩效评价指标体系，是中医药领域的管理部门、各科研单位及其管理者热切关注的问题。中医药学科繁杂，评估领域、评估目的、评估原则等影响因子诸多，绩效评价方法及指标选择又各有不同，尚无统一的评价标准。目前多采用文献计量法、数据包络分析法对中医药科学研究进行绩效评价，研究领域多涉及中医药创新成果、中医药系统评价/Meta评价、中医药院校科研效率等，但不甚全面。本报告从投入角度（经费、人员）和产出角度（论文、专利和课题）进行评价体系构建，较全面地反映了中医药科研省际竞争力比较结果和两年纵向变化趋势，但由于部分省份数据缺失，结果可能存在一定偏差，提示应进一步完善数据缺失省（区、市）中医药科研数据的采集、监测与管理制度建设，以更好地保证数据报送质量。

五 新发现

2019 年中医药科研能力评价各项指标得分与 2018 年相比略有浮动。由于各省（区、市）配套实施的中医药传承创新政策支持力度不同以及中医药科研机构分布的地区差异，有 12 个省（区、市）中医药科研能力评价指标得分排名相比于 2018 年有提升，尤其是上海市、河南省、陕西省和湖南省较为明显；同时也有 14 个省（区、市）中医药科研能力评价指标得分排名相比于 2018 年有后退。

区域比较结果显示，中医药科研能力五项三级指标得分在东、中、西部区域分布较为均衡，2018 年东部地区中医药科研能力指标平均排名领先于中部地区和西部地区，但是 2019 年中部地区中医药科研能力指标平均排名反超东部地区和西部地区，可见中部地区中医药科研创新事业发展势头迅猛。但从省际比较来看，2018 年与 2019 年北京市、重庆市、江苏省、四川省和广西壮族自治区均以显著优势领先于其他省（区、市），其中重庆市、四川省和广西壮族自治区均属于西部地区。从以上叙述可见，中西部地区地方政府对中医药科研创新越来越重视，而东部地区需不断提升中医药科研创新投入产出比以适应新的竞争环境。

提出建设“中医药强省”目标的省份在中医药科研能力评价排名上领先于未提出的省份，尤其在论文和专利两项产出上。纵向比较结果显示，相关目标提出者 2019 年总排名、论文和专利三项指标排名均较 2018 年有提升，而未提出者 2019 年总排名、人员投入、经费投入、课题和论文指标排名较 2018 年则有下降，体现了“中医药强省”战略对省际中医药科研创新竞争力的显著积极影响。

参考文献

王省良：《展开中医原创的翅膀：中医药科技创新体系的现状与未来》，中国医药科技出版社，2015。

王俊文、李宗友、李海燕等：《中医药科研机构科技创新评价方法的研究与探索》，《世界科学技术－中医药现代化》2016 年第 5 期。

徐蕴、王会梅、魏琦等：《系统评价/Meta 分析在中医药科研中的应用评价——基于中国期刊全文数据库的文献计量分析》，《科技管理研究》2017 年第 15 期。

徐燎宇、余恒先、王勇等：《基于文献计量方法的中医药科研绩效评价研究》，《贵阳中医学院学报》2018 年第 2 期。

徐嘉颜、杨雨晨、王芳等：《基于 DEA 模型的高等中医药院校科研效率评价与分析》，《中医教育》2019 年第 2 期。

李宗友、王志伟、储戟农等：《中医药科研机构绩效评价指标设计研究》，《中国中医药图书情报杂志》2014 年第 1 期。

田晓航、陈聪：《中医药振兴发展迎来大好时机》，http：//baijiahao. baidu. com/s? id = 1648180821344465078&wfr = spider&for = pc&isFailFlag = 1。

B.7

中国中医药文化与对外交流评价报告

饶远立　赵兰慧*

摘　要： 评价我国各省份中医药文化与对外交流情况，目的在于分析中医药文化与对外交流在中医药传承创新发展中的意义，评估中医药文化与对外交流板块各省份2019年的发展并与2018年比较。评价方法采取阅读相关文献，运用专家咨询法选取指标，进行综合评分。评价结果显示，中医药文化与对外交流板块与中医药医疗费用、中医药教育、中医药产业板块具有相关性。各省、自治区及直辖市该板块得分排名前五的是浙江省、江苏省、上海市、北京市、广东省。与2018年相比，2019年该板块总体变化不大，地域发展差距略有增大。从以上评价结果得出结论，中医药文化与对外交流与其他板块的发展有相互促进的作用。新形势下中医药文化与对外交流面临新的机遇与挑战。

关键词： 中医药　文化　对外交流

一　中医药文化与对外交流在中医药传承创新发展中的意义

（一）中医药文化与对外交流的概念

中医药文化与对外交流的内涵由两部分组成，一部分为中医药文化，另

* 饶远立，广州中医药大学公共卫生与管理学院管理系主任，副教授，硕士研究生导师，研究方向为卫生事业管理和医院管理；赵兰慧，广州中医药大学公共卫生与管理学院在读博士研究生，研究方向为中医药管理、临床心理。

一部分则为对外交流。近年来，随着社会经济水平与对外开放程度的提高，社会各界对于这一概念的重视度也不断提升，并对此展开了深入研究。

2005 年 8 月，中华中医药学会中医药文化分会在第八届中医药文化研讨会上第一次对“中医药文化”的内在含义进行了详细说明，即中华民族优秀传统文化中与中医药相关联的各种精神文明与物质文明的总和。[1]一些学者在研究中也对此进行了阐述，如张宗明、胡真等，其中胡真的研究成果引发了人们的广泛关注，其认为中医药文化是中华民族几千年来的优秀传统文化不可或缺的一部分，涉及哲学、文学、史学等诸多方面，包括三个组成部分，分别是精神文化、物质文化、行为文化。[2]部分学者在研究中对中医药文化的价值取向进行了较为全面、立体的分析，将中医药文化的核心价值观归纳为：仁和精诚、医道自然。基于这些学者的研究成果，可以看出，中医药文化是以儒家思想为灵魂，阴阳五行理论为基础，辨证施治为逻辑，仁和精诚为指引的理论系统。从承载主体的角度来看，中医药文化借助各种中医药典籍、文物、名家等实现传承和发展。

中医药对外交流，指的是中医药对海外的交流、传播与互动，主要借助国际旅游、对外贸易、出国留学等途径来实现。

（二）中医药文化与对外交流的作用与地位

1. 中医药文化的作用与地位

在西医进入我国之前，中医药是我国人民生病后治疗的主要手段，经过几千年的实践，积累了丰富的经验，构建出了一套极具中国特色的医药体系，其不仅局限在国内，也呈现出向周边国家辐射传播的趋势，逐渐成为中华文化对外输出的主要载体。无论是在发展过程中，还是在传播过程中，其都存在非常突出的中华文化的特征。通过对中医理论的分析，可以看出其同时兼具佛家、道家、儒家等各个流派的哲学思想，建立了一个极具中国传统文化特征的理论系统，凭借其独有的整体观、系统论为中医药思想理念的形成与发展提供了科学的指引，增强了中医药文化的前瞻性、可靠性，使其能够在历史的长河中得以传承和发展。[3]

从现阶段世界的发展趋势来看，在社会经济的发展过程中，文化的推动作用不断增强，文化在国家形象的建立、国际认同感的形成等方面发挥了非常重要的积极影响。在中华优秀传统文化构成中，中医药占有重要地位，是深入了解中华文明宝库的敲门砖。大力发展中医药文化有助于中国健康文化的丰富和完善，增强社会公众的健康意识，促进中华优秀传统文化传承体系的完善和发展。

（1）中医药文化是推动“健康中国”建设的重要支撑

随着社会的进步，人民群众对于身心健康愈发关注，党和政府也认识到了全民健康是实现全面建成小康社会这一宏伟目标的基础，并在此基础之上制定了“健康中国”的发展战略。要想实现“健康中国”这一极具前瞻性的目标，就必须加大健康文化的建设力度，引导人们转变生活方式，这对于中医药健康养生市场的扩大具有重要的推动作用。中医药文化中“治未病”的思想理念、对人体生理机能的独特看法以及“饮食有节、起居有常”养生思维至今依旧发挥着极为重要的指导作用。

（2）中医药文化是我国建设社会主义文化强国的重要着力点

文化强国简单来说就是某个国家在文化方面相较于其他国家有着极为显著的优势。我国之所以制定和实施文化强国战略，主要是提升中华文化在世界范围内的知名度与影响力，让中华民族长期积累的文化思想、价值取向传播到世界其他国家和地区。中医药文化拥有悠久的发展历史，取得了举世瞩目的医学成就，涌现出了一大批在世界范围内拥有较高知名度的医学名家。从中医针灸的出现和发展，到辨证施治核心理念的形成，再到后来《本草纲目》的问世，这些成就无一不是中国医药学长期实践的经验总结。随着西医的大面积普及，中医药受到了极大的冲击，我们需要采取有效的方式将中医药本身独特的价值展现出来，提升民族自信，借助国际交流等途径，将中医药文化传播到世界其他地区，增强中国文化的影响力。

（3）中医药文化为社会主义道德建设提供丰富资源

社会主义道德的形成和发展经历了相当长的一段时期，其并非凭空臆造，而是建立在传统美德基础之上的道德理念。在中华传统美德构成中，中医药医德尤为关键。一直以来，中医始终将病人的生命安全摆在首位，围绕“医乃仁术、济人为本”的理念来治疗病人，在几千年的历史长河中，中医学家一直以淡泊名利、全力救治的标准来要求自己，为后世从业者树立了健康、正面、积极的榜样。因此，在未来的发展阶段，相关从业者要主动学习中医药文化中的价值取向，为我国医务系统精神文明体系的构建、良好行业风气的形成以及和谐社会关系的建立提供助力，为我国经济、社会长期稳定、健康的发展保驾护航。

(4) 中医药文化的发展是实现中华民族全面复兴的必然要求

纵观中医药文明的发展历程，可以看出，在过去相当长一段时期内，其一度领先于全世界，并传播到了多个国家，一定程度上促进了人类文明的进步。但是随着时间的推移，西方国家对中国侵略，西方医学快速涌入中国，在中国建立了数量众多的西医院，过去人们仰仗的中医药开始被人们抛弃，导致其逐渐没落。自新中国成立开始，党和政府制定了“中西医并重”的发展策略，重新激发了中医药的发展活力。但是从现阶段的情况来看，相较于西医，中医药无论是在从业人口数量上，还是在医院数量上，抑或是在经济价值的创造上，都处于相对落后的状态。群众对于中医药文化的了解比较浅显，中医药文化产品也比较有限，这对于中医药文化的发展显然是不利的。在发展传统文化的过程中，中医药学能够摆脱困境尤为关键，这也是实现中华民族伟大复兴的主要方面，倘若中医药可以重新得到人们的认可、重振雄风，便能够为中华民族伟大复兴中国梦的实现提供助力。

2. 中医药对外交流的作用与地位

中医药对外交流是中医药的传承与发展的重要内容。要想让中医药传播到更广的范围，扩大国际影响力，进而通过中医药，打开国际社会认识中国的一个窗口，就必须重视中医药对外交流。中医药是中华文明中不可或缺的组成部分，在历史的长河中，中医药挽救了无数生命，是中华民族得以存续的重要保障。在对外开放程度不断提升以及民众健康意识持续增强的背景下，中医药在治疗各种疑难杂症以及养生保健方面的作用愈发凸显，得到了国际社会的一致肯定，为中医药的广泛传播、融入世界医学体系铺平了道路。[4]

（三）中医药文化与对外交流现状

1. 中医药文化现状

在十七届六中全会上，党和政府明确提出文化改革将会是未来政府工作的第一要务，以中国特色社会主义为核心，不断加大社会主义文化强国的建设力度。[5]优秀传统文化是中华民族长期发展过程中成功经验的总结，并处于动态完善的状态之中，是提高社会主义文化水平的主要力量，也是实现中华民族伟大复兴的必由之路。中医药文化在优秀传统文化构成中占有重要地位，也是中医药事业发展过程中的精神指引，如何不断完善和发展中医药文化并利用其推动中医药事业发展水平的提升成为现阶段亟待解决的问题之一。中医药文化的丰富与完善是推动中医药事业发展的有效渠道，同时也能够进一步扩大中华优秀传统文化的传播范围。[6]

在我国社会经济发展水平不断提升以及居民健康意识持续增强的背景下，中医药文化的发展获得了新的契机，也交出了令人满意的答卷。在中医药工作中，中医药文化得到了足够的重视，构建出了一个立体性较强、覆盖面较广的文化传承体系，与保健、教育、科研、产业等方面的融合度不断提升。随着“中医中药中国新”活动的推进，国内涌现出了多个极具地方特色的中医药文化宣传教育基地，借助中医院这一载体来推动中医药文化的建设，目前，“中医针灸”已经被收录人类非物质文化遗产名录中，另有41个中医药项目被纳入国家级非物质文化遗产名录中，无论是在国内，还是在国外，中医药文化的影响力都得到了极为显著的提升，中医药文化建设取得了举世瞩目的成就。但是从本质上来讲，中医药文化建设现阶段依旧停留在比较浅显的层面，中医药文化的发展并未跟上人民群众需求提升的节奏，中医药文化工作机制、发展机制存在诸多的缺陷，人们对于中医药文化的发展规律、个性特征的认识还不够全面，中医药文化人才队伍的专业能力、综合素养还比较弱，有必要采取有效的措施予以改善。

2. 中医药对外交流现状

纵观中医药对外交流的发展历程，可以看出，在西周时期，中国的五行、阴阳等思想文化就已开始传播到毗邻的朝鲜。为了进一步扩大中医药的传播范围，国家中医药管理局制定了“由内而外、以外促内；先药后医、以药带医；先文后理、以文带理；由点到面、逐步辐射；先易后难、按部就班”的发展战略。从 2004 年开始，我国陆续在全球范围内开办了 457 所“孔子学院”，中医药开始传播到世界其他国家。2010 年 11 月，联合国公布的人类非物质文化遗产名录，为中医药对外交流水平的提升提供了助力。在“一带一路”倡议的引导下，其他国家来中国学习中医药的留学生数量不断增加，从现阶段的情况来看，中医药的应用已经扩大到了全球 162 个国家，其中在法律法规中确立了中医药地位的国家有 8 个，另有 9 个国家将中医药新增到了医疗保障体系中，这对于中医药未来的发展显然是有促进作用的。2010 年，习近平同志在澳大利亚皇家墨尔本理工大学中医孔子学院授牌仪式上指出：“中医药学饱含中国几千年来的哲学思想以及丰富的实践经验，是中国古代科学的有力体现，也是推开中华文明宝库大门的敲门砖。针对中医药学进行全面、立体的分析，对于世界医学发展水平的提升具有重要的促进作用”，该论述对于中医药对外交流犹如一盏海上明灯，为其指明了前进的方向。中医药是我国独有的一种医疗资源，具有非常高的经济价值，同时也涉及文化、生态、科技等诸多方面，综合性非常强。2015 年，李克强总理在当年的政府工作报告中明确指出：“在未来的发展阶段，要进一步加大中医药、民族医药事业的发展力度。”这一论述为中医药事业的长远发展提供了科学的指引，中医药发展也由此迈入一个全新的时期。

最近一段时期，政府以及中医学家对于中医药对外交流的重视度不断提升，陆续发布了多个鼓励中医药对外交流的政策性文件，如《关于扶持和促进中医药事业发展的若干意见》《关于促进中医药服务贸易发展的若干意见》《中医药对外交流与合作中长期规划纲要（2011 - 2020）》等，这些文件的发布也从侧面印证了中医药对外交流已然成为大势所趋。在2015年举办的博鳌亚洲高峰论坛上，专家学者围绕“面向未来，中医药的国际化”这一主题对中医药未来发展发表了自己的看法，这也体现了我国政府进一步扩大中医药传播效果的决心。国家中医药管理局针对现阶段中医药对外发展的状况展开了深入分析，并为之制定了一系列政策，确保其能够与“一带一路”建设相契合。在世界局势复杂程度不断提升以及中国经济进入新常态的背景下，“一带一路”倡议的提出与现阶段中国的发展状况是相匹配的，同时也为中医药对外交流创造了良好的条件。2016年，我国制定了《中医药发展战略规划纲要（2016—2030年）》，对未来我国中医药事业的发展进行了详细规划，确立了中医药对外交流工作的核心位置，利用中医药与“一带一路”倡议的融合，促进中医药对外交流水平的提升。[7]

基于《中国中医药》白皮书中的相关内容，目前，中医药的传播范围已经扩大到183个国家和地区。基于世界卫生组织对外公布的相关数据，针灸已经得到103个国家的认可，其中针对这一疗法出台了相关法律法规的国家有29个，另有18个国家将其增加到了医疗保障体系之中。俄罗斯、古巴、越南等国家将中药纳入药品的范畴之中，并对其进行了登记注册。开设中医药院校的国家达30余个，为当地培养了数量众多的中医药人才。虽然中医药对外交流硕果累累，但是在世界体系中，中医的地位依旧较低，所以仍然具有非常大的发展潜力。除同处东亚地区的韩国、日本以外，在其他国家的医疗体系中，中医的影响力微乎其微，基本上是通过开设“个体诊所”的方式来提供医疗服务。相关数据显示，荷兰是西方国家中中医接受度比较高的国家，中医医师数量达4000余人，而开设的中医诊所却超过了1500家，每家诊所平均不到3人，无论是在教育体系方面，还是在中医标准制定方面，抑或是社会影响力方面，都处于相对落后的状态。

一直以来，中国政府对于中医药对外交流有着非常高的重视度，并为之制定了一系列扶持政策。数据显示，中央各部门以及地方政府为提高中医药行业发展水平制定的政策文件超过50份。为了进一步扩大中医药的传播范围，推动国际传统医药发展水平提升，增强中医药管理的规范性，中国政府陆续与世界多个国家政府签订了一系列合作协议，并建立了十余个中医药研究基地。[8]

二 中医药文化与对外交流指标体系构建

（一）指标选取

中医药文化与对外交流评价指标包括一个二级指标“中医药文化与对外交流”，三个三级指标——“中医药博物馆数量”“中医药百度搜索指数”“中医药来华留学生数”。其中，前两个指标体现了中医药文化的宣传效果，而中医药来华留学生数主要反映对外交流的情况。中医药博物馆既是呈现历史、彰显文化自信的载体，又是进行中医药文化传播活动的场所。中医药百度搜索指数则从当下中医药文化热点的新媒体角度对中医药文化的接受程度进行了检验。中医药来华留学生促进中医药文化“走出去”，其人数是衡量对外交流发展水平的重要指标。各个指标并不是孤立的，它们之间互相影响，同时也共同体现中医药文化与对外交流的总体情况。

1. 中医药博物馆数量

博物馆承担了对自然以及人类长期发展过程中积累的各种文化遗产进行收藏与展示的工作，并且基于物品的个性特征将其划分到不同的类别，以供社会公众欣赏，社会公众也能够丰富自身的知识体系，对历史文化传承形成更好的认识。中医药博物馆是指主要从事中医药文物的收藏与展示，对中医药文化进行研究和宣传的组织，其主要具备以下几个功能。

（1）对中医药文物进行收藏、保存、展示以及研究

在博物馆长期的发展过程中，藏品一直都承担着物质基础的角色，这也是由其个性特征决定的。在评估博物馆水平以及综合实力的过程中，藏品的数量及其质量是最重要的依据。就中医药博物馆而言，收藏的中医药工具、古代一些名著、中药材标本等决定其水平。此外，研究也是中医药博物馆最

重要的工作内容，其具备一定数量和水平的研究人员，通过这些人员对藏品深入研究与分析，利用文字与图片相结合的方式对藏品进行详细描述，社会公众能够更好地认识到中医文化的历史价值。

（2）宣传中医药文化

在我国传统文化构成中，中医药文化具有典型意义，拥有悠久的发展历史。中医药博物馆利用收藏的各种有关中医药的藏品将中国古代先民的智慧充分地展示出来。从某种角度来看，中医药博物馆是中医药文化的宣传工具，利用对藏品的全方位展示，结合专业人员的讲述，让社会公众深入了解中医药文化完整的发展过程，使他们能够产生情感上的共鸣，形成民族自豪感，并且能够让他们对传统的中医养生树立正确的认识，为未来中医药的发展铺平道路。

（3）中医药文化教育基地

在中医药世界发展水平不断提升的背景下，人们对于中医文化的认识愈发全面，通过中医药博物馆，人们能够获得身临其境的机会，加深对中医药文化的认识。从国内的情况来看，绝大部分中医药博物馆是高校建立的，高校在学科以及人才方面具有的优势得到了进一步放大，学生能够通过中医药博物馆对自身所学的知识有更好的了解，教学质量也由此得到了大幅提高。同时，中医药博物馆将古代中医名家的事迹展示出来，为学生树立标杆，有助于学生严谨认真、作风端正态度的养成，确保其能够更好地投身于中医药事业当中。此外，中医药课程教学比较枯燥，教学方式也比较单一，而利用博物馆教学，学生能够身临其境地学习中医药知识，学习的积极性得到了大幅提高，也是“寓教于乐”教学方式的体现。

省（区、市）内中医药博物馆的数量，从一个侧面反映了该省（区、市）中医药文化产物的收集和保存力度，中医药文化遗产历史积淀的深厚程度，体现了该省（区、市）向社会公众展示与传播中医药文化的硬件能力以及现阶段对中医药文化传播基础设施的投入水平。因此我们将中医药博物馆数量作为衡量各省（区、市）中医药文化与对外交流竞争力的第一个指标。

2. 中医药百度搜索指数

百度指数（Baidu Index）是一个通过对网民行为信息进行分析，了解网民关注热点的工具，一经发布，就得到了众多企业的追捧，经过长期的发展，现已成为企业制定各种决策的重要参考。百度搜索指数通过对网民搜索关键词的分析，获取网民当下的兴趣所在。通过对百度搜索指数算法的分析，可以发现，其以网民的搜索量作为依据，通过统计各种关键词出现的频次，来分析出每一个关键词的权重。在这里，我们以“中医药”为关键词，关注各省（区、市）一年内平均的百度搜索指数，了解中医药在2018年各个省（区、市）百度的搜索规模有多大，反映了当地网民对中医药的搜索和关注程度，体现了中医药文化在当地网民群众中的影响度。

截至2018年12月，中国网民数量达8.29亿人，互联网普及率已经达到59.6%，相较于上年增加了约3.8个百分点，新增网民数量为0.56亿人。移动互联网用户数量为8.17亿人，在互联网用户总数中，占比达到了惊人的98.6%，新增移动互联网用户0.64亿人。基于中国互联网络信息中心于2019年发布的相关数据，截至2019年二季度末，我国的网民数量达到了8.53亿人，与上年相比，增长幅度约为3.2个百分点；互联网普及率为61.2%，与上年相比，增长幅度约为1.6个百分点。截至2020年6月，中国网民数量达9.4亿人，相当于全球网民的1/5；互联网普及率达67%，高于全球平均水平约5个百分点；网民中使用手机上网的比例为99.2%。通过以上数据可见我国网民人数占总人口比例自2018年末已经超过50%，且此后逐年增长。加之网民中手机用户的比例逐年增加，使得网民上网变得更加便捷。互联网在文化传播中的影响力和快捷程度日益不可忽视。[9]

将中医药百度搜索指数这一指标纳入评价体系，从文化的接受方和互联网线上的角度反映各省（区、市）中医药文化传播实力。

3. 中医药来华留学生人数

随着我国经济的持续高速发展和整体实力大幅提升，中医药标准化国际化进程的加快，国外留学生的中医药教育也迈入新的发展阶段。在我国教育国际合作与交流的过程中，来华留学生教育一直都是其中的重中之重，既能够进一步提高我国高等教育的国际竞争力，也能够让中华文化的传播覆盖更大的范围。并且随着时代的进步，在国家获取更大教育市场以及提高国际影响力的过程中，留学生教育扮演的角色越来越重要。因此，中医药来华留学生数是评估该地区中医药知名度、影响力的关键依据。

中医药文化与对外交流评价指标体系，综合考虑了线上与线下两个角度、文化的传播与接受两个人群、海内与海外两个方面。

（二）数据来源

本文使用的数据主要为公开发布的数据。中医药博物馆数量统计自百度地图。中医药百度搜索指数源自2018年和2019年以“中医药”为关键词的百度搜索指数平均值。中医药来华留学生数源自国家中医药管理局发布的《全国中医药统计摘编》和国家统计局的统计数据，并选取了2018年和2019年的数据进行分析。

（三）指标权重

采用德尔菲法进行两轮专家咨询，对指标进行筛选，并确定各级指标的权重，中医药文化与对外交流板块最终入选的指标及权重结果见表1。

表1　中医药文化与对外交流评价指标及权重

一级指标	二级指标	三级指标	权重
中医药文化与对外交流	中医药文化与对外交流	中医药博物馆数量	0. 336
		中医药百度搜索指数	0. 352
		中医药来华留学生数	0. 312

三　中医药文化与对外交流评价结果

（一）中医药文化与对外交流总排名

我们将各指标加权总和后，算出2019年各省（区、市）中医药文化与对外交流总得分及其排名（见表2）。

表2 2019年各省（区、市）中医药文化与对外交流总得分及排名

省(区、市)	得分	排名	省(区、市)	得分	排名
浙　江	94.47	1	吉　林	77.15	17
江　苏	91.23	2	山　西	76.66	18
上　海	91.09	3	陕　西	76.57	19
北　京	90.06	4	云　南	76.10	20
广　东	89.87	5	重　庆	74.11	21
山　东	86.56	6	贵　州	73.62	22
天　津	82.76	7	湖　南	73.30	23
四　川	82.56	8	内蒙古	72.15	24
江　西	82.07	9	广　西	70.85	25
辽　宁	80.55	10	青　海	68.21	26
河　南	79.35	11	甘　肃	65.38	27
湖　北	79.13	12	新　疆	63.52	28
福　建	78.68	13	海　南	61.96	29
河　北	78.02	14	宁　夏	61.08	30
黑龙江	77.55	15	西　藏	60.20	31
安　徽	77.17	16			

2019年中医药文化与对外交流指标总排名前五的省（区、市）分别是浙江省、江苏省、上海市、北京市、广东省。排名后五位的省（区、市）分别是西藏自治区、宁夏回族自治区、海南省、新疆维吾尔自治区、甘肃省。参与总排名的省份共有31个。排名中位数者为第16名安徽省。

我们按照地理区域将中国划分为东部地区、中部地区和西部地区。东部地区，主要指的是濒临海岸线的省份，包括北京、江苏、上海、辽宁、海南、山东、广东、浙江、河北、天津、福建，共11个省（市）。中部地区，指的是湖北、安徽、江西、吉林、山西、湖南、黑龙江、河南，共8个省。西部地区，主要指的是甘肃、青海、内蒙古、宁夏、新疆、贵州、云南、重庆、广西、陕西、西藏、四川，共12个省（区、市）。总体而言，2019年东部地区的中医药文化与对外交流发展较好；而西部地区暂时还略微落后。东部地区的平均排名是8.55；中部地区的平均排名是20.17，暂时较东部地区落后11.62个名次；西部地区的平均排名是23.42，暂时较东部地区落后

14.87 个名次。从以上数据可以看出中医药文化与对外交流方面三大区域间的差异。

31 个省（区、市）中，2019 年有 19 个提出了建设“中医药强省”目标，它们分别是：天津市、河北省、江苏省、浙江省、山东省、广东省、山西省、吉林省、黑龙江省、安徽省、江西省、河南省、湖北省、湖南省、广西壮族自治区、四川省、云南省、陕西省、青海省。其中，该指标排名前 15 名的省（区、市）中，有 11 个提出了建设“中医药强省”目标，占比 73.33%。排在后 16 名的省（区、市）中，有 8 个提出了建设“中医药强省”目标，占比 50.00%。

总体而言，与 2018 年相比，2019 年 31 个省（区、市）中医药文化与对外交流指标总得分及排名变化不大。排名前五的省（区、市）没有变化。总得分排后五的省（区、市）中，甘肃省代替青海省成为排名后五的省份。东部地区的平均排名与 2018 年相比没有改变，中部地区的平均排名较 2018 年的第 15.50 名落后了 4.67 个名次，西部地区的平均排名较 2018 年的第 23.17 名落后了 0.25 个名次。以上数据显示，相较于 2018 年，2019 年中医药文化与对外交流板块的地域差距略有增大，东部地区较其他地区更为领先。

将中医药文化与对外交流指标与其他指标（包括中医医疗资源、中医医疗服务效率、中医医疗费用、中医康复医学、中医药养生保健、中医药教育、中药产业、中医药科研、中医药政策）进行皮尔森相关性分析，结果见表 3。

表 3　2019 年中医药文化与对外交流指标与其他指标相关性分析

类别	中医医疗资源	中医医疗服务效率	中医医疗费用	中医康复医学发展	中医药养生保健	中医药教育	中药产业	中医药科研	中医药政策
r	-0.16	0.29	0.39*	0.18	-0.18	0.64*	0.64*	0.27	0.19
p	0.38	0.11	0.03	0.33	0.33	0.00	0.00	0.14	0.30

注：$*p<0.05$，相关性具有统计学意义。

可以看到，中医药文化与对外交流与中医医疗费用、中医药教育、中药产业具有显著相关性，说明各省（区、市）中医药文化与对外交流的发展不是孤立的，它与该省（区、市）中医医疗费用、中医药教育、中药产业的发展密不可分。中医药文化是中华文化在维护人们健康中的体现，对外交流是中医药事业的内在表现形式，它们与其他板块的发展有相互促进的作用。

（二）中医药博物馆数量

2019 年各省（区、市）中医药博物馆数量指标得分的计算方法为：该省中医药博物馆数量 ÷ 排名第一的省份的中医药博物馆数量 ×20 +80。通过统计、计算和排名，结果如表 4 所示。

表 4　2019 年各省（区、市）中医药博物馆数量指标得分及排名

省(区、市)	中医药博物馆数量(家)	排名	得分
浙　江	13	1	100.00
广　东	12	2	98.46
江　苏	9	3	93.85
山　东	6	4	89.23
四　川	6	4	89.23
北　京	3	6	84.62
吉　林	3	6	84.62
福　建	3	6	84.62
山　西	3	6	84.62
上　海	2	10	83.08
辽　宁	2	10	83.08
河　南	2	10	83.08
安　徽	2	10	83.08
河　北	2	10	83.08
内蒙古	2	10	83.08
重　庆	2	10	83.08
贵　州	2	10	83.08
天　津	1	18	81.54
江　西	1	18	81.54

续表

省(区、市)	中医药博物馆数量(家)	排名	得分
湖　北	1	18	81.54
黑龙江	1	18	81.54
云　南	1	18	81.54
陕　西	1	18	81.54
青　海	1	18	81.54
湖　南	0	25	60.00
广　西	0	25	60.00
甘　肃	0	25	60.00
海　南	0	25	60.00
西　藏	0	25	60.00
宁　夏	0	25	60.00
新　疆	0	25	60.00

1. 基本情况

与2018年相比，2019年各省（区、市）中医药博物馆数量没有变化。全国大部分省（区、市）有1~3个中医药博物馆。中医药博物馆数量排名前五的省份分别是浙江省（13家）、广东省（12家）、江苏省（9家）、山东省（6家）、四川省（6家）。排名后七位的省（区）分别是湖南省、广西壮族自治区、甘肃省、海南省、西藏自治区、宁夏回族自治区、新疆维吾尔自治区，百度地图显示它们暂时还没有建立中医药博物馆。31个省（区、市）的中医药博物馆数量的均值为2.61家。排名前九的省（市）的中医药博物馆的数量超过均值，分别是浙江省、广东省、江苏省、山东省、四川省、北京市、吉林省、福建省、山西省，说明中医药博物馆建设数量在全国的分布并不均衡。东部11省（市）拥有中医药博物馆数量的平均值为4.82家，中部8省为1.63家，西部12省（区、市）为1.25家。中医药博物馆在地理区域上集中分布在东部。

由于这一指标出现并列排名，排在前十名的省（区、市）有17家，其中提出建设“中医药强省”目标的有10家，占比58.82%，与2020年相比没有变化。而排在第11~25名的省（区、市）有14家，其中提出建设

“中医药强省”目标的有9个，占比64.29%，数量上较2020年多2个。数据显示这一指标排名暂时落后的省（区、市），已经在政策上进行调整，未来随着各省（区、市）对中医药事业支持力度的加大，这一差距将会缩小。

此外，虽然百度地图尚未标注国家中医药博物馆的地理位置，但国家中医药博物馆已在北京市筹建。国家中医药管理局官方微信2020年5月22日发文，对北京中医药大学张其成教授提出的“抢修太医院，成立国家级中医药博物馆”的看法进行了详细阐述。张其成认为，太医院在中国的历史长河中扮演了极为重要的角色，从金代开始到后来的清王朝，该机构一直都处于医疗体系的核心位置，目前，太医院旧址已经很长时间没有得到维护，存在进一步损坏的风险。建议以“太医院”为主体建立“国家中医药博物馆”。从现阶段的情况来看，我国中医药事业的发展取得了长足的进步，社会经济发展水平也大幅提升，国家中医药博物馆的建立已经具备充足的条件。

首先，将“重修太医院”“建立国家中医药博物馆”纳入国家重点工程的范畴之中，为之制定详细、缜密的建设规划与投资方案。国家财政部门要为之提供相应的资金支持。其次，采取有效的方式来平衡“太医院”和“国家中医药博物馆”之间的关系。太医院旧址的面积相对较小，想要在原来的基础之上建设大型博物馆是不现实的。因此，可以在北京奥林匹克公园建设主馆，同时对太医院旧址进行重新修缮、复原，形成“一馆两址”的局面。目前，北京奥林匹克公园内已经建立多个规模较大的博物馆，将中医药博物馆建在此处能够构建出一个博物馆群体，馆内主要介绍中医药的发展历程，并利用各种先进的设备、技术来展示中医药产品。而修缮后的“太医院”则重点展示皇家医学发展史。再次，加快太医院旧址文物的腾退工作，第一步是将太医院旧址周边的文物迁移到其他地方，拆除各种杂乱不堪的建筑；第二步是对医庙进行修缮，并根据典籍中的记载恢复其他建筑。最后，在设计博物馆主馆的过程中，既要考虑功能性，也要考虑文化性，确保二者能够融合成一个整体。不仅要将中医药物质文化与精神文化的个性特征展现出来，同时也要将中医药对人类身体健康的保护功能展现出来，将中医药博物馆建设成宣传、弘扬中华优秀传统文化的基地。此外，由于国家中医药博物馆是对外交流的主要渠道，因此，在进行设计的过程中，要始终将中华优秀传统文化的传播与弘扬作为指引。[10]

可见，中医药博物馆作为中医药文化传承传播的载体之一，日益受到重视。不远的未来，将会有更多更高水平的中医药博物馆建立，使更多中医药文物得到保护和展示，更多的人可以借助博物馆领略中医药文化的风采。

2. 影响因素

（1）历史

该指标排名靠前的省份均有丰厚的中医药历史文化底蕴和沉淀。

在过去相当长一段时期内，江浙地区的文化发展远超国内其他地区，涌现出了一大批文化大家，积累了非常丰富的文化瑰宝。江浙地区民风淳朴，风景秀美，是各地文人雅士聚集之地。手工业的发展水平在国内名列前茅，物质与非物质文化遗产类型非常丰富。中医药文化在该地区也得到了蓬勃发展，这也是江苏与浙江两省中医药博物馆数量均处于全国前列的历史原因。江浙得以传承的中医药流派与名医众多，道地药材、养生膏方等都很有地方特色，中医药历史文化深厚且源远流长，使得博物馆收集与展览的素材很多。

广东省位于岭南地区，纵观该地区的中医学发展历程，可以发现其起源于中原地区，但是经过长期的发展又形成了自身独特的风格，先后涌现出了大量的中医人才，如葛洪等。但中医药文化真正在这里发展并成熟，与西医传入这里的历史时间相差并不久远。当地医药文化在清朝中晚期以及民国时期便形成中西医并重的传统。在清代同治甲子年间，两广总督阮元对《广东通志》进行了重新修订与完善，对南海何梦瑶等岭南地区的名医进行了立传，并且将岭南历代中医药文献收集其中，共计 137 卷。务实的广东人民一向不特意区分中医西医的地位，而尤重视临床疗效。近现代岭南涌现出一批中医药名家及中医流派。岭南温病学派，岭南经方派，岭南妇科、儿科、骨伤科，中西汇通派均有各自的成就和特长。通过对广东中医文献跨越年代的分析，可以发现，在 408 部中医文献中，明清时期著作数量为 343 部，占比为 84%。中医药文化在这里发展活力强劲，素材颇为丰富。广东有巴戟天、沉香、高良姜、化橘红、广陈皮、广佛手、春砂仁、广藿香、广地龙和金钱白花蛇等道地药材，自古家家户户都懂得用地道药材养生。

山东省拥有非常肥沃的土地资源，黄河从山东省东营市入海，孕育了璀璨的文明。山东历史文化土壤丰厚，历史文化遗迹遍布全省。历史上的山东英才辈出，名医扁鹊便是山东人。山东省有海麻黄、茵陈、黄芪、金银花、北沙参、阿胶等道地药材。

四川是中医药大省，是全国中药材主产区之一，一直被人们称为“中医之乡、中药之库”。民间也一直流传着“无川药不成方”的佳话。基于相关部门对外公布的数据，在四川省境内中药材种类达到了 7290 种，其中有 312 种应用非常普遍，在全国常用中药材总数中的占比达到了 85%，川芎、川黄连等药材在世界范围内都有着较高的知名度。

（2）经济

博物馆的基础设施及人力资源建设等需要当地经济作为支撑。2019 年排在前几名的省（区、市），均有较好的经济发展水平。浙江省、广东省、江苏省、山东省均处于东部沿海经济发展领跑地区。四川省虽然地处西部，但自古被誉为“天府之国”，物产丰富的四川，经济发展长期处于西部领先水平。

（3）政策

2019 年该指标排名前五的均为提出建设“中医药强省”目标的省份。在建设“中医药强省”的利好政策下，这 5 个省份中医药文化及其基础设施建设得以蓬勃快速发展。

3. 各地名中医药博物馆举隅

（1）东部地区

上海中医药博物馆建成距今已八十余年，馆内收纳的文物数量达 10000 余件，是国内规模最大的中医药博物馆之一，在长期的发展过程中，上海中医药博物馆不断转变思维理念，加大创新力度，陆续获得了包括“全国科普教育基地”“AAA 级旅游区”“中医药文化宣传基地”等在内的多项荣誉。在博物馆外面，建有一座“百草园”，面积达10000平方米，园内种植的药材种类超过了600种。上海中医药博物馆的设计别具一格，进入馆内会让人产生一种“天圆地方”的感受，首先映入人们眼中的是“中医药千年回响”地面铜雕，利用精湛的雕刻技艺将中国历史上出现的砭石、骨针以及《黄帝内经》中提到的“阴平阳秘、精神乃治、正气内存”的精髓活灵活现地展现了出来。迎面而来的是“精、气、神”雕匾，对中医药文化、中国文化做出了非常全面、具体地总结。制作于1744年的针灸铜人是该馆的镇馆之宝，位于二楼展厅。据史料记载，在清乾隆年间，著名医者吴谦等人编制了《医宗金鉴》一书，得到了乾隆皇帝的认可，并被赏赐针灸铜人以作奖励。实际上，当时制作了不止这一个铜人，但是随着时间的流逝，这些铜人逐渐流失，目前国内只剩下了这一件。“古代医疗器具”也是人们关注的重点，馆内收藏了一套南北朝时期的手术器械，这也印证了外科手术在中国拥有悠久的历史。晋代的丹丸、宋代的“内府”黑釉药罐、明朝的香炉、《本草纲目》等无一不是中医药发展史的印证。一旦历史悠久的中医药与高科技结合到一起，就能够让观众产生一种身临其境的感受。“太医院”中安装了各种各样的多媒体设备，借助这些设备，可以将整个太医院的发展历程直观地展现出来，当人们在观看时，可以融入场景之中，认真学习和了解中医药的发展历程。通过脉象仪你可直观地了解到中医中的“滑脉、悬脉、洪脉”等抽象概念；通过针灸铜人，你可以了解身体不同部位的穴位，你也可以进行实际操作，感知这种独特的治疗方法；通过四诊仪，借助多媒体的“望、闻、问、切”，你能清楚地了解自身身体存在的问题，并得到针对性的改善建议。

“津门医粹”中医药文化博物馆建于天津市中医药研究院门诊大厅，与其他博物馆不同，该馆全天候开放，在发展过程中，其始终以天津市中医药文化的宣传与弘扬为己任，展示了大量津门地区医药名家的药方、药材、典籍等，让人们能够非常直观地了解到中医药在人类繁衍生息过程中起到的作用。该馆除特殊原因闭馆外，其他时间都对外开放，普通百姓可以合理地安排自己的时间前去感受中医药文化。“津门医粹”博物馆由两部分组成，一部分为“百草园”，其中展示了各种中药材标本以及中成药；另一部分为津门医粹，展示了该地区中医药发展历程中的各种文物。

南通中医药文化博物馆建于南通市濠河之滨，是南通市范围内首家围绕中医药文化建设的博物馆。该馆收藏了南通地区一系列历经历史洪流洗涤的中医药文物、典籍，活灵活现地将南通地区中医药的曾经与现在直观地展现了出来。中医名家——朱良春从事中医药研究与治疗八十余年，其最大的期望就是建立南通中医药文化博物馆。在社会各界的大力支持下，该博物馆顺利建成，并于2016年5月18日正式对外开放，所有人可以前去参观，且不需要支付任何费用。馆内收藏了大量的文物、药材标本，如南宋时期的串铃、沉积岩龙骨化石等。此外，馆内还专门设置了中医药藏品展示区，主要展示不同时代的中医药古籍以及明清时代的药瓶、香炉、脉枕等一系列文物。

辽宁中医药大学博物馆位于辽宁中医药大学校园内，与北陵公园的距离非常近，拥有良好的生态环境，文化氛围非常浓郁。其采用分次建设的方式，时间跨度比较大，目前，已经构建出“一堂四馆”的整体格局。所谓“一堂”，是指中医文化大讲堂；所谓“四馆”，是指历史教育博物馆、校史馆、人类生命科学馆以及中医药标本馆，各个馆内安装了各种先进的信息多媒体设备，通过各种形式来弘扬中医药文化。就历史教育博物馆而言，该馆于1984年开始建设，利用壁画、多媒体、医药典籍等多种形式与渠道向参观者直观地展示了中医药的发展过程以及古文化与中医学之间的相互关系，同时借助图表、文献摘要等形式将中医药学所取得的成就一一列举出来，各种展品也极具辽宁地区的特色；就中医标本馆而言，其包括八个展室，收藏的中药材标本已经超过7000种，其中不乏非常名贵的野山参、鹿茸、冬虫夏草、犀牛角等各种药材。

广东中医药博物馆位于广州中医药大学校园内，属于国家二级博物馆。该馆目前已经完成两个独立主题展馆的建设，一个是医史馆，另一个是中药馆，馆内划分了岭南中草药标本区、互通体验区等，针灸馆、养生馆、岭南医学馆目前也在有条不紊地建设。博物馆外部建有两个中草药种植园，分别是“药王山”“时珍山”，种植的中草药种类超过了2000种，另有岐黄问对和张仲景、孙思邈等古代中医名家的雕塑，形成了非常浓郁的中医药文化氛围。在运营过程中，广东中医药博物馆一直将“岭南中医药文化”的弘扬作为自身的宗旨，馆内收藏了6000多件中医药文物、2478种中药标本。

（2）中部地区

河南中医药博物馆位于河南中医药大学校园内，藏品丰富，其包括四个独立的分馆：一是医史馆，该馆包括3个展区，分别是序厅、河南中医药文化遗迹展厅、河南历代医史展厅。展品类型众多，包括古籍、陶瓷、字画等。二是中药馆，该馆主要展示各种类型的标本，包括植物药材与动物药材两类，目前收藏的中药标本数量超过了5000种。三是仲景馆，主要介绍了著名中医药学家张仲景的各种研究成果，同时还承担对外交流、学术研究等其他工作。四是校史馆，主要对河南中医药大学的发展历程、杰出校友、发展成就、未来展望等方面进行了展示，让参观者能够非常直观地了解学校发展过程中所经历的辛酸与辉煌。

（3）西部地区

云南中医药民族医药博物馆位于云南中医学院校园内，一共建有12个独立的展馆，其中以“神农本草经”主题馆最具代表性，《神农本草经》是目前国内发现的历史最为久远的药物学专著，该馆建于1985年，基于品质的差异，将收藏的药材划分为上、中、下三种不同的品级对外展示，并且还展示了历经百年、千年的各种古籍文献以及中药制作工具。另外，民族医药馆也吸引了大量的参观者，该馆中收藏的民族医药文物超过了600件，来自25个民族，另收藏有200多种云南当地的特色药材产品。

（三）中医药百度搜索指数

2019年中医药百度搜索指数各省（区、市）分数的计算方法为：该省中医药百度搜索指数（2019年平均值）÷排名第一的省份的中医药百度搜索指数×40+60。通过统计、计算和排名，结果如表5所示。

表5 2019年各省（区、市）中医药百度搜索指数得分及排名

省(区、市)	中医药百度搜索指数	排名	得分
北　京	144	1	100.00
广　东	141	2	99.17
山　东	132	3	96.67
浙　江	124	4	94.44
江　苏	120	5	93.33
四　川	118	6	92.78
河　南	114	7	91.67
上　海	111	8	90.83
河　北	105	9	89.17
湖　南	98	10	87.22
安　徽	94	11	86.11
湖　北	89	12	84.72
福　建	88	13	84.44
辽　宁	87	14	84.17
江　西	86	15	83.89
陕　西	82	16	82.78
黑龙江	77	17	81.39
广　西	76	18	81.11
云　南	71	19	79.72
山　西	70	20	79.44
吉　林	70	20	79.44
天　津	68	22	78.89
重　庆	65	23	78.06
贵　州	60	24	76.67
甘　肃	47	25	73.06
内蒙古	45	26	72.50
新　疆	36	27	70.00
海　南	20	28	65.56
宁　夏	11	29	63.06
青　海	10	30	62.78
西　藏	2	31	60.56

1. 基本情况

百度搜索指数可以简单理解为基于互联网用户对于关键词的搜索次数、频率，对不同关键词的搜索热度进行排名，从而将互联网用户对关键词搜索关注程度及持续变化情况展现出来。2019 年中医药百度搜索指数排名前五的省（市）分别是北京市、广东省、山东省、浙江省、江苏省。排名后五的省（区）分别是西藏自治区、青海省、宁夏回族自治区、海南省、新疆维吾尔自治区。百度搜索指数这一指标存在并列排名的情况，排名中位数的是陕西省第 16 名。百度搜索指数的平均值为 79.39，较 2018 年的 75.32 提高 4.07。排名结果显示，2019 年中国网民在互联网上对中医药相关问题的关注度增加。提出建设“中医药强省”目标的省（区、市）的百度搜索指数的平均值为 91.84，大大高于未提出这一目标的省（区、市）的平均值 59.67。这显示出建设“中医药强省”目标的提出对于中医药文化传承和发展具有重大影响。2019 年东部地区的百度搜索指数的平均值为 103.64，中部地区为 87.25，西部地区为 51.92。这说明 2019 年东部地区的中医药在互联网上被关注的程度高于中部和西部地区。2018 年，东部地区的百度搜索指数的均值为 101.82，中部地区为 82.25，西部地区为 46.42。从以上数据可以看到，2019 年中、东、西部地区的中医药百度搜索指数均高于 2018 年，说明 2019 年中、东、西部互联网网民对中医药的关注度同步增长，且中部、西部地区较东部地区的增幅大。这显示出中部和西部地区中医药线上关注度的提升潜力。

此外，在本书指标的选取中，由于考虑到中医药百度搜索指数能够反映线上某省（区、市）中医药文化的关注程度，故选取了“中医药百度搜索指数”作为一个指标进行评价，以期更合理、多角度地评价中医药文化的分省排名。但中医药百度资讯指数亦可以从媒体的层面展示线上中医药文化的发展情况（见表 6）。

中医药百度资讯指数排名前五的省（市）是广东省、山东省、江苏省、北京市、浙江省。排名后五的省（区）是西藏自治区、青海省、宁夏回族自治区、海南省、新疆维吾尔自治区。与百度搜索指数的排名结果基本一致。排在中位数的是江西省，排名第 16。东部地区的中医药百度资讯

表6　2019年各省（区、市）中医药百度资讯指数及排名

省(区、市)	中医药百度资讯指数	排名
广　东	15538	1
山　东	13221	2
江　苏	13125	3
北　京	12651	4
浙　江	11352	5
河　南	10681	6
上　海	10666	7
四　川	9001	8
河　北	7623	9
重　庆	6732	10
湖　北	6722	11
安　徽	6528	12
湖　南	6278	13
陕　西	5311	14
辽　宁	4815	15
江　西	4666	16
天　津	4515	17
福　建	3917	18
山　西	3863	19
云　南	3601	20
广　西	3294	21
吉　林	3206	22
黑龙江	3140	23
内蒙古	3076	24
贵　州	2817	25
甘　肃	2387	26
新　疆	1608	27
海　南	969	28
宁　夏	661	29
青　海	497	30
西　藏	171	31

指数的平均值为 8944. 73，中部地区为 5635. 50，西部地区为 2645. 58。东部地区的百度资讯指数较中部地区、西部地区高。提出建设“中医药强省”目标的省份的中医药百度资讯指数的平均值为 6955. 89，超过未提出这一目标的省份的平均值 4205. 83。这也与百度搜索指数的分地区结果相一致。这反映搜索指数与资讯指数之间评价效果具有一致性。

图 1 体现了使用百度关注“中医药”这一关键词的网民的年龄分布。TGI 指数表明不同特征用户关注问题的差异情况，其中 TGI（Target Group Index）指数等于 100，表示平均水平，高于 100 代表该类用户对某类问题的关注程度高于整体水平。可以看到，≤19 岁这一年龄段的网民对中医药问题的关注度高于整体水平，20 ~ 29 岁以及 40 ~ 49 岁年龄段的网民对中医药问题的关注处于平均水平。30 ~ 39 岁年龄段的网民对中医药问题的关注低于平均水平。≥50 岁年龄段的网民对中医药的关注度最低。这说明随着国学、传统文化在新一代青少年中掀起热潮，中医药在他们中间的关注度很高，且年轻一代习惯在互联网上关注和了解信息。中医药文化在互联网飞速发展的今天颇有发展潜力。30 ~ 39 岁的人群可能由于工作繁忙而忽视健康问题，从而减少了对中医药话题的关注。而≥50 岁的人群虽然对健康的关注度高，但是可能更多从线下渠道去关注中医药的信息，因而线上的关注度反而最低。

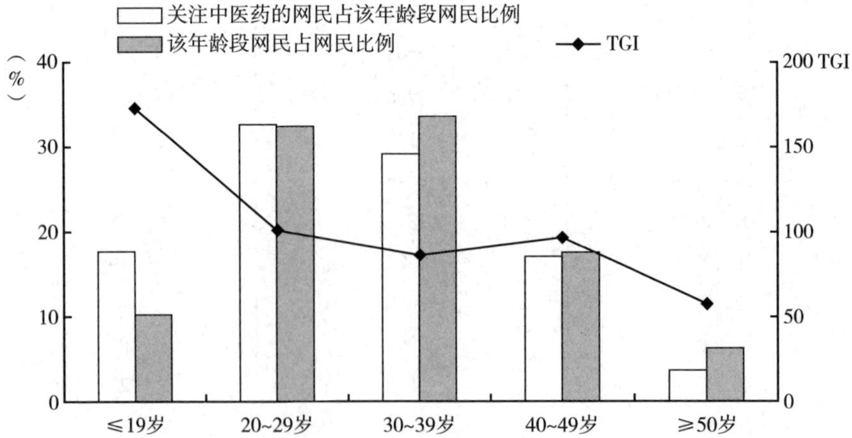

图 1　关注“中医药”关键词网民年龄分布情况

图 2 是使用百度关注“中医药”这一关键词的性别分布。从 TGI 来看，男性和女性对中医药的关注度差别不大，男性略高于女性。这说明男性和女性同样关注中医药相关的信息。

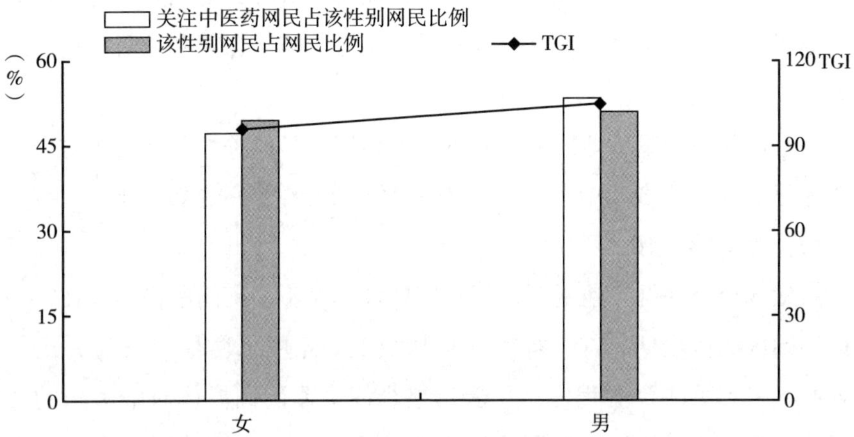

图 2　关注“中医药”关键词网民性别分布

2. 影响因素

（1）经济

该指标排名靠前的省（区、市）经济发展均较好，为东部沿海地区。排名靠后的均为西部少数民族自治区以及海南省。这可能与经济发展水平较高的地区人民更关心健康保健的话题，从而对“中医药”进行了更多搜索有关。

（2）生活

一些省（区、市）的中医文化群众基础较好，中医药文化深入当地人民群众的日常生活习惯、饮食文化中，导致这样的省份搜索“中医药”关键词的指数较高。比如广东省气候湿热，一向有喝凉茶、煲汤的习俗。这些“凉茶”其实都是中医药方剂，而“煲汤”使用常见的中药材。因此一些基础的清热解毒化湿的中医药知识深入当地人民的心中，成为生活常识。广东佛山等地中医骨伤科发展较好，群众基础好，民国时期即有黄飞鸿这样家喻户晓的人物一边开武馆，一边治疗跌打损伤。当地百姓骨病伤痛常向中医师寻药治疗。因此搜索中医药的较多。

江浙地区重视滋补膏方养生。春生、夏长、秋收、冬藏，根据中医理论，冬季是一年四季中进补的最好季节，而冬令进补，更以膏方为最佳。当地冬令服膏方的人很多，使得中医药日常调理身体、保健和预防疾病的思想深入人心。

一些西部少数民族地区可能对本民族传统医学的关注程度高于对中医药的关注程度，因此将“中医药”作为关键词进行搜索的指数较低。

（3）互联网使用

虽然现今互联网飞速发展，但我国区域发展不平衡问题仍然存在，一些地区的网民比例较低。这一指标只是从线上的角度来衡量中医药文化“深入人心、受到关注”的程度，可能对整个线下非网民群体对中医药的关注度无法考察。西部地区原本网民总量较东部地区小，这可能也是其排名较靠后的一个因素。此外，互联网用户整体年龄较小，比较吸引年轻人，学习就业等机会多的地区拥有更多的互联网使用人群。

（四）中医药来华留学生数

中医药来华留学生数是指2019年高等中医药院校留学生在校生数。由于《中国中医药统计年鉴2019》该数据只有全国总数，而没有各分省份的数据，该部分排名与得分根据2018年全国总数及各分省份数据进行推测。推测方法为：2019年该省份中医药来华留学生数＝2018年该省份中医药来华留学生数÷2018年中医药来华留学生全国总数×2019年中医药来华留学生全国总数。分数的计算方法为：该省中医药来华留学生数÷排名第一的省份的中医药来华留学生数×40＋60。通过统计、计算和排名，结果如表7所示。

1. 基本情况

由于各分省（区、市）的来华留学生数、排名、分数是推测所得，在这里仅作为呈现和参考，不用做比较和分析。

表7　2019年各省（区、市）中医药来华留学生数排名及得分

省(区、市)	中医药来华留学生数(人)	排名	得分
上　海	1241	1	100.00
浙　江	887	2	88.55
天　津	883	3	88.43
江　苏	810	4	86.02
北　京	765	5	84.70
江　西	641	6	80.60
辽　宁	428	7	73.73
山　东	381	8	72.29
湖　南	371	9	71.93
广　西	340	10	70.96
湖　北	316	11	70.24
广　东	314	12	70.12
黑龙江	275	13	68.92
吉　林	202	14	66.51
云　南	192	15	66.14
福　建	181	16	65.78
山　西	153	17	64.94
陕　西	130	18	64.22
四　川	121	19	63.86
甘　肃	77	20	62.53
河　南	46	21	61.45
安　徽	23	22	60.72
河　北	0	23	60.00
内蒙古	0	23	60.00
海　南	0	23	60.00
重　庆	0	23	60.00
贵　州	0	23	60.00
西　藏	0	23	60.00
青　海	0	23	60.00
宁　夏	0	23	60.00
新　疆	0	23	60.00

2019 年，中医药来华留学生全国总数为 8777 人，较 2018 年的 8325 人略有增加，显示全国中医药来华留学生人数逐年增加。

从全国所有领域来华留学生的情况来看，2019 年来华留学生的数量出现了一定幅度的提高，生源结构的合理性也大幅增强。2019 年全国留学生数量为 397635 人，相较于上年增加了 20581 人，提高了约 5.46%。接收留学生的高校、科研机构数量也提高到了 411 个。相关数据显示，2019 年，我国共有 397635 名留学生，这些学生来自世界 202 个国家和地区，分布在国内 811 所高校、科研机构。从留学生来源结构来看，亚洲国家来华留学的学生数量相对较多，达到了 240154 人，欧洲国家的留学生数量排名第二，为 66746 人，非洲国家的留学生数量位列第三，共计 34934 人。从留学生地域分布来看，北京、上海、浙江是国外留学生的聚集地，北京地区的留学生最多。在留学生总数中，出于学历教育的留学生数量为 184799 人，相较于上一年提高了约 12.41%，其中硕士学历的留学生占比达到了 13.47%，与上一年相比出现了小幅提升，学历结构的合理性得到有效增强。随着“一带一路”倡议的实施，在未来的发展阶段，留学生生源国覆盖范围将会逐渐扩大。相较于 2018 年，2019 年的留学生生源国家数量并未发生太大的变化，国家仅仅是排名上出现了细微的变化，前十名依旧是韩国、美国、泰国、印度、俄罗斯、巴基斯坦、日本、哈萨克斯坦、印度尼西亚、法国。在这些国家中，韩国、印度、巴基斯坦、哈萨克斯坦的生源数量出现了一定幅度的提升，尤其是后三个国家，相较于上年度的数据，增幅均达到了 10% 以上。此外，虽然非洲留学生数量相对较少，但是增幅却非常惊人，达到了 19.47%。[11]

中医药来华留学生数在这一背景下也呈现稳步增长的态势。其中，2019 年中医药来华留学生男生人数为 4404 人，女生为 4373 人，男女基本持平，显示中医药来华留学生性别比平衡。接受学历教育的人数为 8181 人，占比 93.21%，体现我国中医药学历教育的优势。其中，研究生（包括博士、硕士）占中医药来华留学生的 18.18%，超过全国所有领域来华留学生研究生占比（13.47%），显示中医药领域高层次学历教育对海外来华留学生的吸引力，中医药领域的来华留学生有更为优化的学历结构。2018 年所有领域来华留学生数排前三位的省份，也均居于中医药来华留学生数的前五位。说明各省份中医药领域来华留学生数与其他领域的来华留学生数具有一定的一致性。在留学生学历教育中，中医药来华留学生本科生人数最多，占74.38%，说明本科学历留学是中医药来华留学生的重点。这与国外中医药学校本科学历教育开设少有关（见表8、表9）。

表 8　2019 年中医药来华留学生性别分布

单位：人

性别	男生	女生	总计
人数	4404	4373	8777

表 9　2019 年中医药来华留学生学历分布

单位：人

学历	博士	硕士	本科	专科	培训
人数	641	955	6528	57	596

2. 影响因素

通过对学者研究成果的梳理，可以看出，对中医药来华留学生数量存在影响的因素多种多样，涉及经济、教育、文化等诸多方面，整体而言，区域经济、教育水平、科学技术、传统文化四个方面因素对于他们来华留学具有决定性作用。经济发达、教育科技水平高、文化底蕴深厚的地区通常能吸引更多的中医药来华留学生。[12]

此外，由于本书主要考察和评价国内各省（区、市）中医药传承创新发展的情况，故选取反映国内情况的中医药来华留学生数作为评价指标。但实际上，中医药对外交流不可忽视国内、国外两个方面。最近一段时期，在中医药疗效不断提升、安全性持续增强的背景下，越来越多的国家开始接受中医药。同时明星效应为中医药的发展提供了源源不断的动力。2016 年，在巴西奥运会游泳比赛上，美国著名游泳运动员菲尔普斯身上的火罐印引发了全球媒体的热议，甚至掀起了一股“火罐风”，许多运动员都开始采用这一疗法来恢复身体。这对于中医药对外交流水平的提升显然是有利的。

中医药对外交流能够取得丰硕的成果也有国外立法监管的功劳。在 20 世纪 90 年代以前，中医药诊疗方法在英国大面积普及，在治疗疑难杂症、慢性病方面都表现出了非常大的作用，英国媒体也对此进行了大量报道。但是英国政府并未对此展开有效的监管，导致一些水平较差的中医诊所浑水摸鱼，损害了中医诊疗的社会形象。21 世纪初发生的“中药致癌”事件则彻底压垮了中医药事业，这种影响直到现在也没有得到完全消除。中国政府要进一步加大药材加工、包装、存储、运输等各个环节的监管力度，只有这样，中药材的质量才能够得到有效保证。

未来，中医药对外交流要将人才供应链、产业供应链以及金融供应链的构建作为重点关注的对象。要想提高对外交流水平，扩大传播效果，就必须基于中医药的个性特征建立与之相匹配的政策体系、市场体系、研发体系、人才培养体系，并且要建立一个集种植、加工、存储、运输、销售于一体的完整产业链；借助人参、鹿茸、冬虫夏草等经济价值较高的药材，结合发展水平不断提升的金融渠道，为中医药产业的长远发展提供强有力的支持，为中医药国际化目标的实现奠定坚实的基础。

四　小结与讨论

一是中医药文化是中华文化在维护人们健康中的体现，对外交流是中医药事业的内在表现形式，它们与其他板块的发展有相互促进的作用。

二是 2019 年与 2018 年数据相比，中医药文化与对外交流板块的变化不大。我国中医药文化与对外交流区域发展不平衡，东部地区较中部和西部地区有优势。相较于 2018 年，2019 年中医药文化与对外交流区域差距略有增大。

三是虽然百度地图上的数据尚没有变化，但国家中医药博物馆已在北京市筹建，中医药博物馆作为中医药文化传承传播的载体之一，日益受到重视。

四是2019年中东西部地区的中医药百度搜索指数均高于2018年，且中部、西部地区较东部地区的增幅大。互联网是消除中医药文化与对外交流差异的载体之一。

五是2019年中医药来华留学生人数增加。我国中医药学历教育具有优势，中医药领域高层次学历教育对海外来华留学生具有吸引力。

中医药学是中国古代科学的杰出代表，是深入了解中华文明的最佳切入点。正确认识中医药文化，增强民族自信心，能够为健康中国目标的实现提供助力。从某种角度来看，中医药是宣传中华文化的重要工具之一，如何使其充分发挥作用，是当代人需要深入思考的问题。中华文明包罗万象，既有古人的成功经验，也有浓厚的哲学思想，对于中华民族发展的影响不容忽视。在以中医药为切入点了解中华文明的过程中，要将中医药理论作为中心，利用长期实践积累的丰富经验，保护人民群众的身体健康，进而促进中医药事业发展水平的提升。同时，还要针对中医药事业相关政策、机制中存在的缺陷进行修正，稳步推进《中医药法》的具体要求落实，确保中医药保护、传承、利用的有效性，为国民健康保驾护航。要加大中医药的创新力度，进一步丰富中医药理论内容，推出适应当下发展实情的中医药医疗保健服务形式，确保人民群众的医疗需求能够得到有效满足。要着力加大基层中医药人才的培养力度，完善人才培养机制，构建起一个兼具人文精神与专业能力的人才队伍，确保各项工作能够稳步推进。此外，还要采取相应的措施来促进中医药迈出国门，为全人类的健康提供保障，进而得到其他国家的认可，为我国特色社会主义进程提供良好的外部环境。中医药学是历经千年的经验传承，在疾病预防与治疗方面有着自身独特的优势，也是中华文化的重要分支。例如“治未病”理念，强调对疾病预防；“医乃仁术”理念，体现了中医从业人员的医疗观念。这些优秀的理念让医生与患者能够更好地了解中医，并且对其他领域也产生了一定程度的影响。

在世界一体化进程不断深化以及各个国家关联度不断提高的背景下，传统中医学的影响力逐渐凸显，使得国际医药卫生合作进一步加深。特别是在“一带一路”倡议提出以后，中医药在世界的影响力进一步扩大，越来越多的国家开始重视中医药学，中医药学成为我国对外交流的重要工具之一。此外，海外国家对中医药态度的改变，也推动了学习中医药学氛围的形成，对于中国正面国家形象的树立大有裨益。

五　新发现

中医药文化与对外交流在新形势下有了新的机遇与挑战。随着我国综合国力的提高，以中医药文化为代表的中华文化有了更高的文化自信和更广泛的传播途径，对外交流也有了更丰富的内容和层次。互联网和新媒体是中医药文化与对外交流的新契机。

参考文献

[1] 张其成、周晓菲：《认识中医药文化的内涵》，《中国中医药报》2009 年 7 月 16 日。

[2] 智广元、张建华：《论中医药文化自信》，《中国医学伦理学》2021 年第 6 期。

[3] 尚慧霞、蒋祥龙：《弘扬中医药文化的意义和途径》，《淮海工学院学报》（人文社会科学版）2017 年第 3 期。

[4] 张亚斌、路绪锋：《改革开放以来中医药对外交流合作的内容及影响》，《医学与社会》2015 年第 4 期。

[5]《中医药文化建设“十二五”规划》，《中国中医药报》2012 年 5 月 11 日。

[6] 王国强：《加强中医药文化建设奉献社会》，《人民日报》2012 年 8 月 18 日。

[7] 秦大平、张晓刚、宋敏、曹林忠、蒋宜伟：《“一带一路”战略下加强我国中医药文化对外交流与传播新优势的分析与思考》，《西部中医药》2018 年第 3 期。

[8] 刘殿刚、毛和荣、顾赤：《“一带一路”战略视野下湖北中医药文化对外传播研究》，《时珍国医国药》2015 年第 8 期。

[9] 钟融融、栾兰：《纸媒新闻产品视频化趋势研究》，《视听》2019 年第 8 期。

[10] 张其成:《抢修“太医院”尽快建立国家中医药博物馆》,《中国政协》2020年第6期。

[11] 蔡玲娥:《互联网背景下我国高等教育国际化研究》,东南大学硕士学位论文,2016。

[12] 李冬梅、游蓉洁:《中医药院校来华留学生规模的影响因素分析——基于2005—2015年统计数据的实证分析》,《中医教育》2019年第2期。

B.8 中国中医药政策评价报告

周尚成　黎倩欣*

摘　要： 近年来，以习近平同志为核心的党中央对中医药工作的一系列论述聚焦在促进中医药传承创新发展的课题上，党中央对中医药事业发展给予了政策上的关注和支持。基于此背景，本报告归纳了中医药政策在中医药传承创新发展中的地位和作用，简略总结了我国中医药传承创新发展政策的制定情况，并着重关注目前各省（区、市）的中医药传承创新政策的颁布，设计了中国中医药政策评价体系，选取了四个指标，采用德尔菲法赋予每个指标相应的权重，运用该指标体系评价各省（区、市）中医药政策的发展差异，并通过对比2018年和2019年的数据，发掘两年间的共性特点、变化趋势和问题本质，并针对这些问题做出相应的分析和理解。在对比不同地区间的政策发展水平差异的过程中，建议中医药政策欠完善地区进一步加快完善中医药政策，以推动中医药政策和中医药事业的全面均衡发展，让中医药政策改革助力健康中国建设、实现中华民族伟大复兴的中国梦。

关键词： 中医药政策　政策评价　评价指标

---

* 周尚成，管理学博士，广州中医药大学教授，博士生导师，研究方向为中医药管理、卫生管理与医疗保障；黎倩欣，广州中医药大学公共卫生与管理学院在读硕士研究生，研究方向为卫生经济、卫生事业管理和卫生政策。

一　中医药政策在中医药传承创新发展中的意义

（一）中医药政策在中医药传承创新发展中的地位与作用

近年来，随着医学模式和人民群众的健康观念的转变，以及党中央政策的支持，中医药越来越呈现出广阔的发展前景。中医药事业的发展离不开政府政策的支持和引导，与国家的中医药政策息息相关。

1. 中医药政策是中医药传承创新发展的基本保障，奠定发展基础

中医药是我国独具特色的医药卫生资源，在我国全民健康和全球人类健康与世界文明中发挥着重要的作用，产生了积极影响。中华民族繁衍至今，有着数千年的历史，其中中医药发展的历史也是与各种疾病抗争的漫长历史。翻开中医药历史的扉页，会发现中华民族在与疾病几千年来的对抗中，诞生了一批批的名医，而他们的经验也一代代地传承下来，形成了具有体系化和逻辑化的中医药理论。数千年来，中医药学先辈不断总结经验、推陈出新，创新发展，积累了丰富的辨证论治经验，形成了传承至今的中医药基础理论。中医药学凝聚着中华民族的博大智慧，是人们治病祛疾、强身健体、延年益寿的重要手段。中医药的发展离不开政府政策的支持和引导。2011年以来，国家针对中医药的发展现状，制定和颁布了一系列振兴发展中医药的扶持政策。这些政策为全面深入科学地开展中医药服务提供了可以遵循的根本依据。中医药政策实则是一个方向性、纲领性的保证，具有很强的指导性。制定中医药政策可以明确中医药事业发展的主要目标和任务，以及为顺利完成任务和达成目标而制定相应的组织和保障措施。政策的制定能够从一个大局观和全局观的角度去把握整个国家的中医药事业的发展趋向，让中医药向更好的方向发展，更好地服务群众，更好地传承创新，也更好地走向世界。

2. 中医药政策评价是检验政策效果的基本方法，决定政策走向

中医药政策评价是检验政策执行效果的基本方法，中医药政策规划、政策执行、政策评估、政策终结等各环节缺一不可。一项中医药政策从产生到终结，必然要经过评价阶段，没有评估结果，也必然会缺少政策修正或政策终结的实践依据。在中医药政策动态运行过程中，中医药政策评估关联着中医药政策执行和中医药政策修正或中医药政策终结，从而成为中医药政策动态运行的必要环节。执行一项中医药政策，没有政策评价过程，便不能正确反馈中医药政策的实施效果。在一个科学化的中医药政策评价过程中得出的中医药政策评价结果能够决定政策的改革走向，也能为落实政策提供保障。

3. 对比不同城市间中医药政策发展水平差异，借鉴优势经验

不同城市间，在社会、经济、政治、中医药文化、中医药环境等各方面的发展水平均有差异，这是政府政策对各方面的关注和重视程度不一而导致的。中医药在健康教育、预防保健、疾病诊治、康复护理等方面都具有优势，因此通过政策引导中医药事业的全面发展是很有必要的，这也符合全体人民群众追求生命健康的长期愿景。所以，通过中医药政策评价，能够对比不同城市间中医药政策发展水平的差异，让各省（区、市）之间互相借鉴优势，互相学习，发挥特长，提升决策科学化、民主化，进一步推动中医药事业全面协调可持续发展。

4. 可督促政策欠完善地区加快发展中医药事业，促进政策完善

中医药是中华民族数千年来的智慧结晶，融汇了祖先关于生命和生活的哲理性的思考，中医药是包罗万象的，也是经久不衰的，因此也是其能够在这片大地上传承创新、发展至今的原因。但是随着社会科学化的发展，“中医无用论”的声音时常充斥于耳。维护好、传承好、发展好中医药事业，政策就是目前最有力的保障措施。因此，构建中医药政策评价体系，对于督促中医药政策欠完善地区进一步加快完善中医药政策有着非常重要的指导性意义，对推动发展中医药事业有着重要的积极作用。

（二）中医药传承创新发展政策的制定现状

我国的中医药事业体系自新中国成立以来逐步形成。近年来，习近平同志对中医药工作的一系列论述重点聚焦于促进中医药传承创新发展的课题上。随着新医改重磅文件《关于深化医药卫生体制改革的意见》的颁布，2009 年 5 月，国务院出台了《关于扶持和促进中医药事业发展的若干意见》，这是新医改背景下的重要配套文件。其中，文件强调了中医药事业在深化医疗卫生体制改革中的重要作用。文件从宏观层面指明了中医药事业发展的方向，并强调要按照中医药的特点和规律管理和发展中医药，并坚持中西医结合、并重、相互补充、协调发展。自此，中医药传承创新发展开始加速，国家层面陆续颁布中医药的相关政策，各省（区、市）、各部门也纷纷响应。2019 年 10 月，中共中央、国务院发布《关于促进中医药传承创新发展的意见》，成为我国中医药产业发展的纲领性文件；如今，在新冠肺炎疫情的助推下，我国中医药事业迎来了高速发展时期。

二　中医药政策评价指标体系

（一）指标选取

中医药政策评价体系的指标选取将遵循三大原则：第一，客观与公正原则，严格按照评价标准，实事求是、公平合理地确定中医药政策评价指标。第二，定量与定性原则，坚持以客观数据为依据，辅助以定性描述，加强和深化中医药政策评价分析结果。第三，可及性原则，中医药政策评价指标的选取要保证其可获取性。

（二）数据来源

本书选取了中国 31 个省（区、市）作为研究对象，根据表 1 所列的指标体系，选取 31 个省（区、市）相关的中医药政策评价数据，第一个指标“中医药年人均财政投入”原始人口统计数据来源于国家统计局、中医药财政投入数据来源于国家中医药管理局规划财务司的《全国中医药统计摘编》。第二个指标“省级政府机关中医药卫生政策占卫生政策比例”和第三个指标“省级卫健委中医药卫生政策占卫生政策比例”数据来源于31个省（区、市）级政府机关官方网站以及卫健委的官方网站，以“中医药”“医药卫生”为关键词，进行搜索、筛选并统计得出政策条文数量。第四个指标“是否提出建设‘中医药强省’目标”是结合现有文献资料、各个省（区、市）的省级政府机关官方网站以及省级卫健委官方网站的相关政策文献资料，整理并归纳31个省（区、市）提出建设“中医药强省”目标的实际情况。

（三）指标权重

根据德尔菲专家咨询两轮结果，按照一、二、三级指标进行汇总，建立中医药政策评价指标体系，如表1所示。

表1　2021版中医药政策评价指标及权重

一级指标	二级指标	三级指标	权重
中医药政策	中医药政策颁布	中医药年人均财政投入	0.271
		省级政府机关中医药卫生政策占卫生政策比例	0.252
		省级卫健委中医药卫生政策占卫生政策比例	0.238
		是否提出建设“中医药强省”目标	0.238

（四）地理区域划分

本报告的地理区域划分，根据《中国卫生统计年鉴》的区域划分标准，将我国31个省（区、市）划分为东中西部三个区域，如表2所示。

表2　中国东、中、西部区域划分标准

区域	个数	省(区、市)
东部地区	11	北京、天津、河北、辽宁、上海、江苏、浙江、福建、山东、广东、海南
中部地区	8	山西、吉林、黑龙江、安徽、江西、河南、湖北、湖南
西部地区	12	内蒙古、广西、重庆、四川、贵州、云南、西藏、陕西、甘肃、青海、宁夏、新疆

三　中医药政策评价结果

（一）中医药政策评价省际分析结果

1. 2019年中医药政策评价省际分析结果

根据中国中医药评价指标体系，将通过“中医药年人均财政投入”、“省级政府机关中医药卫生政策占卫生政策比例”、“省级卫健委中医药卫生政策占卫生政策比例”和“是否提出建设‘中医药强省’目标”这四方面对我国31个省（区、市）中医药政策的情况进行综合评价，分别对上述四个指标赋予0.271、0.252、0.238、0.238的权重值。

结合最后加权计算后的结果，2019年省际中医药政策评价得分居前十位的分别是广东省、山西省、黑龙江省、四川省、天津市、湖北省、陕西省、河北省、西藏自治区和江苏省。其中，排名前十的省（区、市）中，目前已有九个省份先后提出建设“中医药强省”的目标。而省际中医药政策评价排名后十的省（区、市）分别为重庆市、贵州省、内蒙古自治区、福建省、宁夏回族自治区、安徽省、山东省、江西省、上海市和新疆维吾尔自治区。在排名较落后的省（区、市）中，超过半数的省（区、市）暂未提出建设“中医药强省”目标。该部分省（区、市）在中医药政策评价中得分较低、排名落后主要原因包括截至本书写作的统计年份（2019年），仍未提出建设“中医药强省”目标或提出目标的时间较为靠后，对该部分省（区、市）的评分和排名产生较大的影响。

在31个省（区、市）中医药政策评价中，广东省以84.85分高居榜首。其中80分以上的共有8个省（区、市），分别为广东省、山西省、黑龙江省、四川省、天津市、湖北省、陕西省、河北省。其次70~80分段共有19个省（区、市），占比超六成；60~70分段有4个，分别为山东省、江西省、上海市、新疆维吾尔自治区。省际中医药政策评价得分的极差为16.67（见表3）。

表3　2019年31个省（区、市）中医药政策评价各指标得分及综合得分与排名

省(区、市)	中医药年人均财政投入指标得分	省级政府机关中医药卫生政策占卫生政策比例指标得分	省级卫健委中医药卫生政策占卫生政策比例指标得分	是否提出建设“中医药强省”目标指标得分	综合得分	排名
北　京	88.90	72.52	66.32	60	72.50	20
天　津	70.45	68.55	87.09	100	80.98	5
河　北	67.22	100.00	73.94	80	80.14	8
山　西	74.48	68.89	100.00	90	82.85	2
内蒙古	89.32	66.44	66.60	60	71.15	24
辽　宁	64.43	75.79	88.36	60	71.95	21
吉　林	75.04	70.26	74.06	80	74.79	14
黑龙江	70.87	89.89	77.71	90	81.86	3
上　海	78.04	61.88	74.32	60	68.78	30
江　苏	71.24	63.44	76.09	100	77.28	10
浙　江	76.16	67.94	63.98	100	76.86	11
安　徽	65.75	65.77	69.47	80	70.04	27
福　建	69.93	73.62	80.59	60	71.04	25
江　西	71.75	61.88	61.64	80	68.82	29
山　东	66.39	65.31	67.61	80	69.65	28
河　南	67.72	73.60	70.01	80	72.68	19
湖　北	69.77	77.33	77.79	100	80.79	6
湖　南	65.69	70.31	62.48	100	74.27	15
广　东	74.90	84.41	81.48	100	84.85	1
广　西	69.07	69.74	68.39	90	74.07	17
海　南	88.43	70.61	75.79	60	74.15	16
重　庆	71.68	80.15	74.96	60	71.81	22
四　川	71.71	79.69	75.43	100	81.35	4
贵　州	74.22	73.30	78.95	60	71.73	23
云　南	70.24	68.51	61.64	100	74.85	13
西　藏	100.00	69.56	78.84	60	77.74	9
陕　西	79.43	81.02	80.76	80	80.28	7
甘　肃	76.88	83.34	72.55	60	73.45	18
青　海	95.79	61.88	61.64	80	75.33	12
宁　夏	82.21	69.48	68.47	60	70.43	26
新　疆	75.84	70.98	64.70	60	68.18	31

2.2018年、2019年中国中医药政策评价省际分析结果对比

从表4总体排名变化看，可以发现2018年排名较前的省（区、市）变化幅度较大，排名基本退步，反观2018年排名较靠后的省（区、市），排名总体上有了进步。在排名退步的14个省份中，东部地区一共有7个，分别为上海市、山东省、浙江省、江苏省、福建省、辽宁省和河北省。中部地区一共有4个，分别为安徽省、吉林省、湖南省和江西省。西部地区一共有3个，分别为内蒙古自治区、甘肃省和宁夏回族自治区。在排名进步的15个省份中，东部地区一共有4个，分别为海南省、广东省、北京市和天津市。中部地区一共有4个，分别为河南省、黑龙江省、山西省和湖北省。西部地区一共有7个，分别为青海省、云南省、陕西省、重庆市、广西壮族自治区、四川省、西藏自治区。可以看到，在2019年中医药政策评价中，东部地区的省（市）退步较多，西部地区的省（区、市）进步较多。

2018年排名前五的省（市）分别为吉林省、湖南省、浙江省、江苏省、上海市，2019年排名前五的省（市）分别为广东省、山西省、黑龙江省、四川省、天津市。在2018年排名靠后的5个省（区、市）分别为湖北省、重庆市、西藏自治区、天津市、新疆维吾尔自治区，2019年排名靠后的5个省（区、市）为安徽省、山东省、江西省、上海市和新疆维吾尔自治区。从总体情况来看，2018年和2019年绝大多数省（区、市）的排名发生巨大变化，整体由于政策颁布指标以及“中医药强省”目标提出省份数量的更新，综合得分排名产生较大的波动。相较2018年，2019年多数省（区、市）的分数有所降低，但对比两年省际评价结果，可以发现分数极差变小了，由2018年的24.93分下降为2019年的16.67分。经过“中医药强省”数据的重新调整，各省（区、市）的评价分数差距在缩小。

按照东、中、西部地区进行分析（见表5），从东中西部地区的平均排名来说，2019年西部地区有较多的省（区、市）排名获得了较大的进步，因此其地区平均排名较上年有所提升，同时对比东部与中部地区的平均排名，东、中部的平均排名较为接近，这两年内平均排名稍显退步，但东、中

表4 2018年、2019年31个省（区、市）中医药政策评价得分及排名比较

省(区、市)	2018年		2019年		排名变化
	得分	排名	得分	排名	
北　京	71.89	26	72.50	20	6
天　津	69.87	30	80.98	5	25
河　北	80.33	7	80.14	8	-1
山　西	77.51	15	82.85	2	13
内蒙古	79.42	9	71.15	24	-15
辽　宁	73.93	19	71.95	21	-2
吉　林	91.54	1	74.79	14	-13
黑龙江	77.83	13	81.86	3	10
上　海	82.95	5	68.78	30	-25
江　苏	83.49	4	77.28	10	-6
浙　江	84.22	3	76.86	11	-8
安　徽	77.93	12	70.04	27	-15
福　建	73.46	21	71.04	25	-4
江　西	75.59	18	68.82	29	-11
山　东	79.97	8	69.65	28	-20
河　南	72.69	24	72.68	19	5
湖　北	70.80	27	80.79	6	21
湖　南	87.95	2	74.27	15	-13
广　东	82.51	6	84.85	1	5
广　西	72.34	25	74.07	17	8
海　南	73.62	20	74.15	16	4
重　庆	70.77	28	71.81	22	6
四　川	75.77	17	81.35	4	13
贵　州	72.95	23	71.73	23	0
云　南	76.35	16	74.85	13	3
西　藏	70.52	29	77.74	9	20
陕　西	79.15	11	80.28	7	4
甘　肃	79.16	10	73.45	18	-8
青　海	77.64	14	75.33	12	2
宁　夏	73.28	22	70.43	26	-4
新　疆	66.61	31	68.18	31	0

表 5　2018 年、2019 年分区域中医药政策评价平均排名

区域	2018 年平均排名	2019 年平均排名
东部地区	13. 55	15. 91
中部地区	14. 00	14. 38
西部地区	19. 58	17. 17

部地区的政策评价结果仍然优于西部地区。因此，西部地区更需要加强中医药政策方面的调整和改进。

（二）中医药政策评价各项指标深度分析

根据评价结果，我们按照分数高低进行排名，并对各项指标的评价结果进行描述和分析。

1. 中医药政策评价各指标分析

（1）中医药年人均财政投入

①2019 年中医药人均财政投入分析结果

中医药年人均财政投入能够从侧面反映某地政府对中医药政策的关注度和重视程度。根据结果，“中医药年人均财政投入”指标下，各省（区、市）2019 年中医药人均财政投入为 44. 16 元，投入排名第一的西藏自治区为 115. 64 元，排名最后一位的辽宁省为 12. 82 元，极差高达 102. 82 元，可以观察到省际中医药年人均财政投入存在一定的差距。

从总体排名来看，2019 年各省（区、市）中医药人均财政投入排名前五的分别是西藏自治区、青海省、内蒙古自治区、北京市和海南省。其得分依次是 100. 00 分、95. 79 分、89. 32 分、88. 90 分、88. 43 分。可以发现，前五名中，既有国内的经济发达城市，如北京市，也不乏经济发展较为落后的省（区），如西藏自治区、青海省等，这些省级区域由于常住人口数相对较少，中医机构财政拨款保持在一定水平，加上国家财政的支持和补贴，最终提升了其相对指标“中医药年人均财政投入”的数值。

从表6“2019年中医机构财政拨款”和“2019年末常住人口”两个原始数据来看，广东省以绝对优势排名中医机构财政拨款数的第一，总额是496328.05万元，远超排名第二的四川省（283559.92万元），同时广东省的年末常住人口数也位居全国第一，广东省在如此庞大的人口基数下，中医药年人均财政投入水平低，但广东省仍然保持了较大的中医机构财政拨款数额，使得2019年中医药人均财政投入仍然保持在全国第13位，广东省对中医药事业发展的投入力度和重视程度可见一斑。

另外还可以看到，2019年中医药人均财政投入排名后五的分别是河北省、山东省、安徽省、湖南省、辽宁省，其得分依次是67.22、66.39、65.75、65.69、64.43。其中，在排名靠后的省份中，有常住人口超一亿大省——山东省，同时，河北省常住人口超7000万，湖南省和安徽省的常住人口也超6000万，较大的人口基数不可避免地会对这些省份的中医药年人均财政投入产生影响，导致这些省份2019年中医药人均财政投入水平低，排名并不突出。

②2018年、2019年中医药人均财政投入对比结果

从2018年、2019年31个省（区、市）中医药人均财政投入的评价结果来看，可以发现2019年排名进步最大的是新疆维吾尔自治区，由第31位上升到第11位，上升20个名次。此处主要问题在于官方统计数据，2018年新疆维吾尔自治区的中医药人均财政投入量过小，形成了异常的统计数据。其次，该指标排名退步较大的分别是江苏省、吉林省和广西壮族自治区，分别退步11个、10个、9个名次。2018年中医药人均财政投入排名前五的省（区、市）分别为北京市、吉林省、青海省、内蒙古自治区、西藏自治区，2019年排名前五的省（区、市）分别为西藏自治区、青海省、内蒙古自治区、北京市、海南省。2018年排名靠后的5个省（区）分别为湖南省、安徽省、山东省、辽宁省、新疆维吾尔自治区，2019年排名靠后的5个省份为河北省、山东省、安徽省、湖南省、辽宁省。从总体情况来看，2018年和2019年绝大多数省（区、市）的排名较为稳定，变动较小。

表 6　2019 年 31 个省（区、市）中医机构财政拨款、年末常住人口、中医药人均财政投入情况

省(区、市)	2019 年中医机构财政拨款(万元)	2019 年末常住人口（万人）	2019 年中医药人均财政投入（元）	得分	排名
北　京	179971. 73	2154	83. 55	88. 90	4
天　津	47175. 26	1562	30. 20	70. 45	21
河　北	158546. 83	7592	20. 88	67. 22	27
山　西	156124. 89	3729	41. 87	74. 48	14
内蒙古	215333. 78	2540	84. 78	89. 32	3
辽　宁	55796. 06	4352	12. 82	64. 43	31
吉　林	117029. 32	2691	43. 49	75. 04	12
黑龙江	117848. 77	3751	31. 42	70. 87	20
上　海	126661. 05	2428	52. 17	78. 04	8
江　苏	262331. 95	8070	32. 51	71. 24	19
浙　江	273276. 59	5850	46. 71	76. 16	10
安　徽	105762. 38	6366	16. 61	65. 75	29
福　建	113999. 79	3973	28. 69	69. 93	23
江　西	158529. 30	4666	33. 98	71. 75	16
山　东	186119. 28	10070	18. 48	66. 39	28
河　南	215137. 03	9640	22. 32	67. 72	26
湖　北	167377. 75	5927	28. 24	69. 77	24
湖　南	113873. 04	6918	16. 46	65. 69	30
广　东	496328. 05	11521	43. 08	74. 90	13
广　西	130078. 66	4960	26. 23	69. 07	25
海　南	77676. 09	945	82. 20	88. 43	5
重　庆	105509. 21	3124	33. 77	71. 68	18
四　川	283559. 92	8375	33. 86	71. 71	17
贵　州	148923. 50	3623	41. 11	74. 22	15
云　南	143771. 28	4858	29. 59	70. 24	22
西　藏	40589. 24	351	115. 64	100. 00	1
陕　西	217734. 75	3876	56. 18	79. 43	7
甘　肃	129141. 02	2647	48. 79	76. 88	9
青　海	62906. 59	608	103. 46	95. 79	2
宁　夏	44628. 67	695	64. 21	82. 21	6
新　疆	115554. 51	2523	45. 80	75. 84	11

表7　2018年、2019年31个省（区、市）中医药人均财政投入得分与排名比较

省(区、市)	2018年		2019年		排名变化
	得分	排名	得分	排名	
北　京	108.2	1	83.55	4	-3
天　津	25.5	22	30.20	21	1
河　北	20.8	25	20.88	27	-2
山　西	38.1	12	41.87	14	-2
内蒙古	81.0	4	84.78	3	1
辽　宁	11.3	30	12.82	31	-1
吉　林	94.7	2	43.49	12	-10
黑龙江	31.1	17	31.42	20	-3
上　海	35.9	14	52.17	8	6
江　苏	45.7	8	32.51	19	-11
浙　江	41.7	11	46.71	10	1
安　徽	15.9	28	16.61	29	-1
福　建	24.0	23	28.69	23	0
江　西	29.0	19	33.98	16	3
山　东	15.5	29	18.48	28	1
河　南	21.4	24	22.32	26	-2
湖　北	19.8	26	28.24	24	2
湖　南	17.2	27	16.46	30	-3
广　东	37.5	13	43.08	13	0
广　西	32.7	16	26.23	25	-9
海　南	49.7	7	82.20	5	2
重　庆	26.5	21	33.77	18	3
四　川	27.7	20	33.86	17	3
贵　州	32.8	15	41.11	15	0
云　南	29.0	18	29.59	22	-4
西　藏	57.1	5	115.64	1	4
陕　西	43.4	10	56.18	7	3
甘　肃	44.5	9	48.79	9	0
青　海	92.0	3	103.46	2	1
宁　夏	52.7	6	64.21	6	0
新　疆	0.2	31	45.80	11	20

表 8　2018 年、2019 年分区域中医药人均财政投入平均排名

区域	2018 年	2019 年
东部地区	16. 64	17. 18
中部地区	19. 38	21. 38
西部地区	13. 17	11. 33

按照东、中、西部地区分析 2018 年、2019 年中医药人均财政投入平均排名，西部地区获得了较大的进步，东中部地区的排名要落后于西部地区，并且 2019 年较 2018 年的平均秩次均发生了退步。观察两年数据，可以发现西部地区此项指标有 3 个省（区）排名前五以内，可见西部地区在中医药人均财政投入一项上有较为亮眼的成绩单。

（2）省级政府机关中医药卫生政策占卫生政策比例

①2019 年省级政府机关中医药卫生政策占卫生政策比例分析结果

据表 9，在“省级政府机关中医药卫生政策占卫生政策比例”指标测算中，先对测算比例进行标准化，后得出该指标排名第一的是河北省，省级政府机关中医药卫生政策占卫生政策比例为 425. 97%，上海市、江西省和青海省并列排名最后一位，省级政府机关中医药卫生政策占卫生政策比例为 20%，该指标的得分极差为 38. 12，可以看出省际政府机关中医药卫生政策占卫生政策比例存在一定的差距。

其中，该指标超过 300% 的省份有 2 个，为黑龙江省和河北省；该指标比例在 100% ~300% 的省份有 18 个，分别为宁夏回族自治区、西藏自治区、广西壮族自治区、吉林省、湖南省、海南省、新疆维吾尔自治区、北京市、贵州省、河南省、福建省、辽宁省、湖北省、四川省、重庆市、陕西省、甘肃省、广东省，可见，指标位于该占比区间（100% ~300%）的省（区、市）数最多，已过半数；占比在 100% 以下的省（区、市）有 11 个，分别为上海市、江西省、青海省、江苏省、山东省、安徽省、内蒙古自治区、浙江省、云南省、天津市、山西省。

②2018 年、2019 年省级政府机关中医药卫生政策占卫生政策比例对比结果

从总体排名变化看（见表 10），可以发现 2018 年该指标排名较前的省

表9　2019年31个省（区、市）省级政府机关卫生政策、中医药卫生政策及其占比情况

省(区、市)	省级政府机关中医药卫生政策数量(条)	省级政府机关卫生政策数量(条)	省级政府机关中医药卫生政策占卫生政策比例(%)	得分	排名
北　京	16485	12360	133.37	72.52	13
天　津	1553	1706	91.03	68.55	22
河　北	154292	36221	425.97	100.00	1
山　西	7139	7537	94.72	68.89	21
内蒙古	1963	2863	68.56	66.44	25
辽　宁	972	578	168.17	75.79	9
吉　林	3090	2827	109.30	70.26	17
黑龙江	853	268	318.28	89.89	2
上　海	—	—	20.00	61.88	29
江　苏	641	1748	36.67	63.44	28
浙　江	6699	7926	84.52	67.94	24
安　徽	567	923	61.43	65.77	26
福　建	1188	819	145.05	73.62	10
江　西	—	—	20.00	61.88	29
山　东	735	1299	56.58	65.31	27
河　南	2664	1839	144.86	73.60	11
湖　北	1279	693	184.56	77.33	8
湖　南	6197	5642	109.84	70.31	16
广　东	1300	500	260.00	84.41	3
广　西	1752	1689	103.73	69.74	18
海　南	1015	898	113.03	70.61	15
重　庆	959	447	214.54	80.15	6
四　川	2915	1390	209.71	79.69	7
贵　州	792	559	141.68	73.30	12
云　南	783	864	90.63	68.51	23
西　藏	633	622	101.77	69.56	19
陕　西	1455	650	223.85	81.02	5
甘　肃	1588	639	248.51	83.34	4
青　海	—	—	20.00	61.88	29
宁　夏	505	500	101.00	69.48	20
新　疆	1662	1422	116.88	70.98	14

注：上海市、江西省政府官网搜索中仅出现“加载更多”，无具体条文数和页数，无法具体统计；青海省政府官网“无法搜索”，因此赋予其20.00%比例，补充缺失值。

表10　2018年、2019年31个省（区、市）省级政府机关中医药卫生政策占卫生政策比例得分及排名比较

省(区、市)	2018年		2019年		排名变化
	得分	排名	得分	排名	
北　京	62.70	31	72.52	13	18
天　津	86.97	7	68.55	22	-15
河　北	95.40	5	100.00	1	4
山　西	80.17	13	68.89	21	-8
内蒙古	85.45	8	66.44	25	-17
辽　宁	82.22	10	75.79	9	1
吉　林	98.51	3	70.26	17	-14
黑龙江	74.79	21	89.89	2	19
上　海	99.38	2	61.88	29	-27
江　苏	77.56	18	63.44	28	-10
浙　江	83.39	9	67.94	24	-15
安　徽	91.96	6	65.77	26	-20
福　建	70.62	27	73.62	10	17
江　西	74.44	23	61.88	29	-6
山　东	79.14	16	65.31	27	-11
河　南	67.22	28	73.60	11	17
湖　北	72.04	26	77.33	8	18
湖　南	98.30	4	70.31	16	-12
广　东	75.80	20	84.41	3	17
广　西	77.61	17	69.74	18	-1
海　南	73.87	24	70.61	15	9
重　庆	76.29	19	80.15	6	13
四　川	79.15	15	79.69	7	8
贵　州	80.83	12	73.30	12	0
云　南	64.09	30	68.51	23	7
西　藏	74.62	22	69.56	19	3
陕　西	81.08	11	81.02	5	6
甘　肃	100.00	1	83.34	4	-3
青　海	65.39	29	61.88	29	0
宁　夏	80.16	14	69.48	20	-6
新　疆	72.25	25	70.98	14	11

（区、市）变化幅度较大，排名前十中，共有8个省（区、市）发生了退步，平均退步11.8个名次。反观2018年排名后十的省（区、市），排名总体上有了进步，平均进步9.4个名次。2018年排名前五的省（市）分别为甘肃省、上海市、吉林省、湖南省和河北省，2019年排名前五的省份分别为河北省、黑龙江省、广东省、甘肃省和陕西省。其中，两年时间内河北省和甘肃省仍然保持在前五名内。2018年排名靠后的5个省（市）分别为福建省、河南省、青海省、云南省、北京市，2019年排名靠后的5个省为山东省、江苏省、上海市、江西省、青海省。其中，两年时间内青海省仍然保持在后五名内，通过对比发现，上海市从2018年的前五位，退步到2019年的后五位。从总体情况来看，相较2018年，2019年全国31个省（区、市）省级政府机关中医药卫生政策占卫生政策比例的指标平均得分从80.04下降至72.78，2018年和2019年绝大多数省（区、市）的排名发生变化，由于政策颁布会随着网站管理发生变化，因此导致排名产生较大波动。

按照东、中、西部地区划分来进行分析，从东中西部地区的省级政府机关中医药卫生政策占卫生政策比例的平均排名来看，西部地区取得了进步，东、中部地区则有所退步（见表11）。但是，从2018年、2019年三个区域的省级政府机关中医药卫生政策占卫生政策的比例来看都是较为接近的，无明显的差异。

表11　2018年、2019年分区域省级政府机关中医药卫生政策占卫生政策比例指标平均排名

区域	2018年	2019年
东部地区	15.36	16.45
中部地区	15.50	16.25
西部地区	16.92	15.16

（3）省级卫健委中医药卫生政策占卫生政策比例

①2019年省级卫健委中医药卫生政策占卫生政策比例分析结果

由表 12 可知，在“省级卫健委中医药卫生政策占卫生政策比例”指标测算中，先对测算比例进行标准化，后得出排名第一的是山西省，比例为 486.96%，并列排名最后一位的分别江西省、云南省和青海省，比例为 20.00%，该指标得分极差为 38.36，大于省级政府机关中医药卫生政策占卫生政策得分的极差。

其中，在“省级卫健委中医药卫生政策占卫生政策比例”指标中，占比超过 300% 的省（市）有 3 个，分别为山西省、辽宁省、天津市；占比在 100% ~300% 的省（区、市）有 19 个，分别为广东省、陕西省、福建省、贵州省、西藏自治区、湖北省、黑龙江省、江苏省、海南省、四川省、重庆市、上海市、吉林省、河北省、甘肃省、河南省、安徽省、宁夏回族自治区和广西壮族自治区。可见，指标位于该占比区间（100% ~300%）的省（区、市）数最多，已过半数；占比在 100% 以下的省（区）有 9 个，分别为山东省、内蒙古自治区、北京市、新疆维吾尔自治区、浙江省、湖南省、江西省、云南省、青海省。从比例均值来说，对比省级政府机关的中医药卫生政策占卫生政策比例，省级卫健委中医药卫生政策占卫生政策的比例要稍微高一点，因此其与中医药相关文件的涵盖范围会更广。

②2018 年、2019 年省级卫健委中医药卫生政策占卫生政策比例对比结果

从总体排名变化看（见表 13），可以发现 2018 年排名较前的省（区、市）变化幅度较大，排名前十的省（市）中，共有 8 个省（市）发生了退步，平均退步 9.1 个名次。而 2018 年排名靠后的省（区、市），2019 年排名总体上有了进步，平均进步 11.0 个名次，与上述省级政府机关中医药卫生政策占卫生政策比例指标的两年对比情况基本一致。2018 年该指标排名前五的省（市）分别为上海市、山东省、福建省、吉林省、辽宁省，2019 年排名前五的省（市）分别为山西省、辽宁省、天津市、广东省、陕西省。2018 年排名靠后的 5 个省（区、市）分别为青海省、湖北省、西藏自治区、天津市、北京市，2019 年排名靠后的 5 个省分别为浙江省、

表12　2019年31个省（区、市）省级卫健委卫生政策数量、中医药卫生政策数量及其占比情况

省(区、市)	省级卫健委中医药卫生政策数量(条)	省级卫健委卫生政策数量(条)	省级卫健委中医药卫生政策占卫生政策比例(%)	得分	排名
北　京	3625	4710	76.96	66.32	25
天　津	2140	649	329.74	87.09	3
河　北	6585	3880	169.72	73.94	17
山　西	112	23	486.96	100.00	1
内蒙古	2068	2573	80.37	66.60	24
辽　宁	1136	329	345.29	88.36	2
吉　林	113	66	171.21	74.06	16
黑龙江	248	115	215.65	77.71	10
上　海	2149	1233	174.29	74.32	15
江　苏	4428	2260	195.93	76.09	11
浙　江	1151	2377	48.42	63.98	27
安　徽	14310	12406	115.35	69.47	20
福　建	8306	3313	250.71	80.59	6
江　西	—	—	20.00	61.64	29
山　东	1478	1595	92.66	67.61	23
河　南	887	728	121.84	70.01	19
湖　北	2001	924	216.56	77.79	9
湖　南	4355	14399	30.25	62.48	28
广　东	3400	1300	261.54	81.48	4
广　西	7148	7000	102.11	68.39	22
海　南	1557	810	192.22	75.79	12
重　庆	967	531	182.11	74.96	14
四　川	1860	990	187.88	75.43	13
贵　州	1788	775	230.71	78.95	7
云　南	—	—	20.00	61.64	29
西　藏	133	58	229.31	78.84	8
陕　西	3243	1283	252.77	80.76	5
甘　肃	84	55	152.73	72.55	18
青　海	—	—	20.00	61.64	29
宁　夏	423	410	103.17	68.47	21
新　疆	641	1121	57.18	64.70	26

注：江西省政府官网搜索中仅出现“加载更多”，无具体条文数和页数，无法具体统计；云南省和青海省政府官网“无法搜索”，因此赋予20.00%比例，补充缺失值。

表 13　2018 年、2019 年 31 个省（区、市）省级卫健委中医药卫生政策占卫生政策比例得分及排名比较

省(区、市)	2018 年		2019 年		排名变化
	得分	排名	得分	排名	
北　京	60.40	31	66.32	25	6
天　津	62.30	30	87.09	3	27
河　北	79.68	13	73.94	17	-4
山　西	76.24	22	100.00	1	21
内蒙古	80.13	11	66.60	24	-13
辽　宁	90.60	5	88.36	2	3
吉　林	91.68	4	74.06	16	-12
黑龙江	76.31	21	77.71	10	11
上　海	100.00	1	74.32	15	-14
江　苏	80.97	10	76.09	11	-1
浙　江	79.68	13	63.98	27	-14
安　徽	75.27	23	69.47	20	3
福　建	95.31	3	80.59	6	-3
江　西	78.12	18	61.64	29	-11
山　东	97.54	2	67.61	23	-21
河　南	76.73	20	70.01	19	1
湖　北	64.41	28	77.79	9	19
湖　南	90.42	6	62.48	28	-22
广　东	82.26	7	81.48	4	3
广　西	79.43	16	68.39	22	-6
海　南	81.36	9	75.79	12	-3
重　庆	76.89	19	74.96	14	5
四　川	74.51	25	75.43	13	12
贵　州	78.57	17	78.95	7	10
云　南	82.21	8	61.64	29	-21
西　藏	64.29	29	78.84	8	21
陕　西	79.94	12	80.76	5	7
甘　肃	79.61	15	72.55	18	-3
青　海	68.90	27	61.64	29	-2
宁　夏	72.04	26	68.47	21	5
新　疆	74.98	24	64.70	26	-2

湖南省、云南省、江西省和青海省。其中，两年时间内青海省仍然保持在后五名内，进步最大的是天津市（上升27名），退步最大的是湖南省（下降22名）。与省级政府机关中医药卫生政策占卫生政策比例指标的情况相似，相较2018年，2019年全国31个省（区、市）省级卫健委中医药卫生政策占卫生政策比例的指标平均得分从79.05下降到73.60。

按照东、中、西部区域进行分析（见表14），从东、中、西部地区的省级卫健委中医药卫生政策占卫生政策比例的平均秩次来说，2019年中、西部地区获得了进步，东部地区则有所退步。但是，根据两年的平均秩次来看，三个地区的平均秩次由沿海到内陆逐渐下降，东部地区明显优于中、西部地区。

表14　2018年、2019年分区域省级卫健委中医药卫生政策占卫生政策比例平均排名

区域	2018年	2019年
东部地区	11.27	13.18
中部地区	17.75	16.50
西部地区	19.08	18.00

（4）是否提出建设“中医药强省”目标

①2019年是否提出建设“中医药强省”目标分析结果

本报告统计了19个省（区、市）提出建设“中医药强省”目标的政策文件，目标提出年份以及目标相关具体内容。根据收集情况，目前共有19个省（区、市）明确提出了建设“中医药强省”（包含民族医药强省）的目标，提出建设“中医药强省”目标的省份占比为61.29%。由表15可以发现，提出建设“中医药强省”目标的相关政策文件均由省（区、市）人民政府提出，表明“中医药强省”建设得到了各省（区、市）政府的高度重视和关注。截至2020年，仅广东省和山西省制定了与“中医药强省”建设相关的具体实施方案和条例，提出了有针对性的政策文件指引。

而广东省、四川省、天津市、湖南省、江苏省、浙江省、湖北省、云南省8省（市）早在“十一五”期间（2006~2010年）就提出此目标。在“十二五”期间（2011~2015年），有3个省（区）明确提出建设“中医药强省”的目标，分别是黑龙江省、广西壮族自治区和山西省。其次，在“十三五”期间（2016~2020年），先后有8个省份出台相应的政策文件，明确提出建设“中医药强省”的目标，分别是河北省、吉林省、安徽省、江西省、山东省、河南省、陕西省和青海省。可以看到“十一五”和“十三五”时期分别为两个提出“中医药强省”目标的高峰。“十三五”期间，国务院印发《中医药发展战略规划纲要（2016—2030年）》，受国家政策影响，国内各省（区、市）相继出台了中医药事业发展规划纲要，并提出建设“中医药强省”的目标，从政策层面给予中医药事业传承创新发展的空间和动力。

本文根据各省（区、市）的“中医药强省”目标提出年份，以每个五年规划时间为分层标准，越早提出，则意味着该省（区、市）的政策越重视和关注中医药事业的发展。因此，将在“十一五”期间提出建设“中医药强省”目标的省份赋予100分，在“十二五”期间提出目标赋予90分，在“十三五”期间提出目标赋予80分，目前暂未明确提出建设“中医药强省”目标的，仅赋予基础分60分。根据表15数据，共有8个省（市）获得满分，分别为广东省、四川省、天津市、湖南省、江苏省、浙江省、湖北省、云南省。其次赋予黑龙江省、广西壮族自治区和山西省90分，赋予河北省、吉林省、安徽省、江西省、山东省、河南省、陕西省和青海省共8个省80分，余下12个省（区、市）均赋予基础分60分。

表15　各省（区、市）建设“中医药强省”目标提出情况

省(区、市)	目标提出年份	文件发布单位	“中医药强省”目标相关政策文件	具体内容	得分	排名
北京	—		—	—	60	20
天津	2007	天津市人民政府	《天津市加快推进中医药事业发展规划（2007－2015年）》	到“十二五”期末，将天津市建成中医药综合实力全国领先的中医药强市	100	1

续表

省(区、市)	目标提出年份	文件发布单位	“中医药强省”目标相关政策文件	具体内容	得分	排名
河北	2016	河北省人民政府	河北省《贯彻〈中医药发展战略规划纲要(2016—2030年)〉实施方案》	到2020年,河北初步建成中医药强省。到2030年全面建成中医药强省。两个阶段性发展目标	80	12
山西	2013	山西省人民代表大会常务委员会	《山西省发展中医药条例》《关于建设中医药强省的实施方案(2020)》	把“建设中医药强省”的目标写入法规	90	9
内蒙古	—		—	—	60	20
辽宁	—		—	—	60	20
吉林	2016	吉林省人民政府	《关于加快推动全省中医药发展的意见》	到2020年,实现中医药强省的战略目标,中医药发展走在全国前列	80	12
黑龙江	2011	黑龙江省人民政府	《关于扶持和促进中医药事业发展的实施意见》	到2020年,将黑龙江省建设成为中医药强省	90	9
上海	—		—	—	60	20
江苏	2008	江苏省人民政府	《关于进一步加快中医药事业发展的意见》	通过5年左右的努力,逐步实现由中医药大省到中医药强省的转变,部署了中医药强省建设的目标任务	100	1
浙江	2008	浙江省人民政府	《关于进一步促进中医药事业发展的意见》	到2020年,实现“中医药强省”的目标	100	1
安徽	2016	安徽省人民政府	《安徽省国民经济和社会发展第十三个五年规划纲要》	提出要加快中医药强省建设	80	12
福建	—		—	—	60	20
江西	2016	江西省人民政府	《关于加快中医药发展的若干意见》	提出努力打造中医药强省。到2020年,初步实现中医药强省目标	80	12
山东	2017	山东省人民政府	《关于贯彻落实国家中医药发展战略规划纲要(2016—2030年)的实施方案》	2030年实现由中医药大省向中医药强省的战略性转变	80	12

续表

省(区、市)	目标提出年份	文件发布单位	“中医药强省”目标相关政策文件	具体内容	得分	排名
河南	2017	河南省人民政府	《河南省中医药发展战略规划(2016—2030年)》	到2020年,中医药强省建设初见成效;到2030年,全面建成中医药强省,综合实力全面提升,主要指标居全国前列	80	12
湖北	2008	湖北省人民政府	《关于加快中医药事业发展的决定》	大力发展中医药事业,把湖北省逐步建成中医药强省	100	1
湖南	2007	湖南省人民政府	《关于加快中医药发展的决定》	建设中部地区中医药强省,到2020年,建成中医药强省	100	1
广东	2006	广东省人民政府	《中共广东省委广东省人民政府关于建设中医药强省的决定》	2020年建成综合实力全国领先的中医药强省	100	1
广西	2011	广西壮族自治区人民政府	《关于加快中医药民族医药发展的决定》	努力跻身于中医药民族医药西部强省(区)行列	90	9
海南	—		—	—	60	20
重庆	—		—	—	60	20
四川	2006	四川省人民政府	《关于加快中医药发展的决定》	由中医药大省向中医药强省转变	100	1
贵州	—		—	—	60	20
云南	2010	云南省人民政府	《关于扶持和促进中医药事业发展的实施意见》	到2020年,实现中医药强省的目标	100	1
西藏	—		—	—	60	20
陕西	2017	陕西省人民政府	《陕西省中医药发展战略规划(2017—2030年)》	到2020年,基本建成中医药强省;到2030年,全面建成中医药强省	80	12
甘肃	—		—	—	60	20
青海	2017	青海省人民政府	《青海省关于贯彻〈中医药发展战略规划纲要(2016—2030年)〉的实施意见》	2020年初步建成藏医药强省	80	12
宁夏	—		—	—	60	20
新疆	—		—	—	60	20

②2018 年、2019 年是否提出建设“中医药强省”目标对比结果

在本次写作中，笔者更新文献和资料，对 2018 年提出建设“中医药强省”目标情况进行修改和调整，将四川省、湖北省、山西省提出目标的年份分别修改为 2006 年、2008 年和 2013 年。新增提出目标的天津市和广西壮族自治区，年份分别为 2007 年和 2011 年，具体情况见表 16。

（三）中医药政策评价结果及各指标深度分析

1. 中医药政策评价排名前五与后五省（区、市）分析比较

由表 17 可知，中医药政策评价结果得分排名前五的省（市），分别为广东省、山西省、黑龙江省、四川省和天津市。其中，东部地区有 2 个省（市），分别是广东省、天津市，中部地区的省有 2 个，分别是山西省和黑龙江省，西部有 1 个省四川省。在排名前五位省（市）中，“中医药年人均财政投入”、“省级政府机关中医药卫生政策占卫生政策比例”、“省级卫健委中医药卫生政策占卫生政策比例”和“是否提出建设‘中医药强省’目标”各项指标的平均秩次分别为 17.0、11.0、6.2 和 4.2。在排名前五位的省（市）中，“省级卫健委中医药卫生政策占卫生政策比例”以及是否提出建设“中医药强省”目标对政策评价结果的贡献程度较大，尤其是“中医药强省”目标的是否提出，提出时间的早晚，对整个评分结果产生较大的影响。

其次，中医药政策评价结果得分排名后五的省（区、市）分别为安徽省、山东省、江西省、上海市和新疆维吾尔自治区。其中，东部地区的省（市）有 2 个，分别是山东省和上海市；中部地区的省份有 2 个，分别是安徽省和江西省；西部地区的省份有 1 个，是新疆维吾尔自治区；在排名后五的省（区、市）中，“中医药年人均财政投入”、“省级政府机关中医药卫生政策占卫生政策比例”、“省级卫健委中医药卫生政策占卫生政策比例”和“是否提出建设‘中医药强省’目标”各项指标的平均秩次分别为 18.4、25.0、22.6 和 15.2。可以发现，在排名后五的省（区、市）中，“是否提出建设‘中医药强省’目标”对政策评价结果的贡献程度最大。

表 16　2018 年、2019 年各省（区、市）建设“中医药强省”目标提出情况变化

类别	2018 年				2019 年		
	地区	提出年份	相关文件	目标	提出年份	相关文件	目标
修改	四川省	2016	《关于印发四川省中医药健康服务发展规划（2016—2020 年）的通知》	到 2020 年，实现从中医药大省向中医药强省转变	2006	《关于加快中医药发展的决定》	由中医药大省向中医药强省转变
	湖北省	2016	《省人民政府关于全面推进中医药发展的实施意见(2016 年)》	到 2020 年，初步建成中医药强省	2008	《关于加快中医药事业发展的决定》	逐步建成中医药强省
	山西省	2020	《关于建设中医药强省的实施方案》	到 2030 年，全面建成中医药强省	2013	《山西省发展中医药条例》《关于建设中医药强省的实施方案》	把“建设中医药强省”的目标写入法规；2020 年颁布《关于建设中医药强省的实施方案》
新增	天津市	—	—	—	2007	《天津市加快推进中医药事业发展规划（2007－2015 年）》	到“十二五”期末，将天津市建成中医药综合实力全国领先的中医药强市
	广西壮族自治区	—	—	—	2011	《关于加快中医药民族医药发展的决定》	努力跻身中医药民族医药西部强省（区）行列

表 17　中医药政策评价排名前五的省（市）各指标得分与排名

省(市)	中医药年人均财政投入		省级政府机关中医药卫生政策占卫生政策比例		省级卫健委中医药卫生政策占卫生政策比例		是否提出建设“中医药强省”目标	
	分数	排名	分数	排名	分数	排名	分数	排名
广　东	74.90	13	84.41	3	81.48	4	100	1
山　西	74.48	14	68.89	21	100.00	1	90	9
黑龙江	70.87	20	89.89	2	77.71	10	90	9
四　川	71.71	17	79.69	7	75.43	13	100	1
天　津	70.45	21	68.55	22	87.09	3	100	1
平均秩次	—	17.0	—	11.0	—	6.2	—	4.2

表 18　中医药政策评价排名后五的省（区、市）各指标得分与排名

省(区、市)	中医药年人均财政投入		省级政府机关中医药卫生政策占卫生政策比例		省级卫健委中医药卫生政策占卫生政策比例		是否提出建设“中医药强省”目标	
	分数	排名	分数	排名	分数	排名	分数	排名
安　徽	65.75	29	65.77	26	69.47	20	80	12
山　东	66.39	28	65.31	27	67.61	23	80	12
江　西	71.75	16	61.88	29	61.64	29	80	12
上　海	78.04	8	61.88	29	74.32	15	60	20
新　疆	75.84	11	70.98	14	64.70	26	60	20
平均秩次	—	18.4	—	25.0	—	22.6	—	15.2

从表 17、表 18 可以看到，中医药政策评价各项指标得分排名前五和后五的省（区、市）平均秩次差距最大的是“省级卫健委中医药卫生政策占卫生政策比例”一项，平均秩次差距最小的是“中医药年人均财政投入”。因此各省（区、市）应当结合自身实际，有针对性地进行改进。另外，总体排名较靠后的省（区、市）应该着重加强中医药卫生政策的宣传工作。

2. 提出与未提出建设“中医药强省”目标的省（区、市）分析比较

为进一步探究是否提出建设“中医药强省”目标及提出年份是否会对各省（区、市）的中医药事业发展产生影响，接下来进一步比较“十一五”“十二五”“十三五”规划期间提出建设“中医药强省”目标的省份以

表 19 “十一五”期间提出建设“中医药强省”目标省（市）情况

省(市)	目标提出年份	中医医疗服务	中医药养生保健	中医药教育	中医药产业	中医药科研	中医药政策	中医药文化与对外交流	总分	排名
广东	2006	67.50	58.89	77.50	87.24	61.57	84.85	89.87	75.05	3
四川	2006	75.39	61.00	74.45	78.27	66.38	81.35	82.56	74.23	5
天津	2007	60.65	56.96	76.33	69.29	60.22	80.98	82.76	69.37	19
湖南	2007	68.98	65.34	76.20	75.27	64.52	74.27	73.30	71.11	12
江苏	2008	69.56	59.58	73.44	74.64	67.89	77.28	91.23	73.11	6
浙江	2008	79.76	61.97	71.45	78.53	62.39	76.86	94.47	74.94	4
湖北	2008	72.40	63.34	72.82	75.40	60.56	80.79	79.13	72.07	10
云南	2010	67.53	78.78	71.98	79.73	62.06	74.85	76.10	72.72	8
平均得分/秩次	—	70.22	63.23	74.27	77.30	63.20	78.90	83.68	72.83	8.38

及至今仍未提出建设“中医药强省”目标的省份在中医药事业发展上的差异。

由表19可知，在“十一五”期间提出“中医药强省”目标的8个省（市），分别为广东省、四川省、天津市、湖南省、江苏省、浙江省、湖北省、云南省，它们在全国所有省（区、市）的评分中处于中上水平，平均秩次为8.38。这些省（市）由于“中医药强省”政策提出较早，在推动中医药事业等工作方面开始较早，因此综合排名相对较好。根据8省（市）的各指标平均得分，其中中医药科研和中医药养生保健两个指标整体得分较低，因此还需要根据自身情况，调整发展策略和重点，扬长处，补短板，提高中医药事业发展的综合实力。

黑龙江省、广西壮族自治区和山西省在“十二五”期间提出建设“中医药强省”目标，但这三个省份的中医药事业发展综合评分并不高，三省的平均秩次为22.33（见表20）。根据三省各项指标平均得分，其中中医医疗服务、中医药养生保健、中医药科研三个指标得分低是导致其排名较低的共同原因，说明黑龙江省、广西壮族自治区和山西省在“中医药强省”的建设过程中，可能存在一些政策层面的指导性问题，如在中医医疗服务、中医药养生保健以及中医药科研的投入、关注和工作等方面存在不足，因此不利于这些省（区）的中医药事业发展和整体政策效果评价。

在“十三五”期间，共有8个省份提出建设“中医药强省”目标（见表21），整体排名的平均秩次为16.63，8省的得分排名存在一定的差异，组内最高得分为陕西省（72.92分，全国排名第7），组内最低得分为青海省（66.65分，全国排名第28），其余6个省份排名集中在第11～23。根据8省的各指标平均得分，其中中医药科研、中医药养生保健两个指标整体得分较低。

此外，至今仍未提出建设“中医药强省”目标的包含12个省（区、市）。2019年仍未提出建设“中医药强省”目标的省（区、市）总得分平均秩次为19.08（见表22）。直辖市在政治、经济、科技、文化和交通等方面具有得天独厚的优势，对比目前已经提出建设“中医药强省”目标的天

表 20 “十二五”期间提出建设“中医药强省”目标省（区）情况

省(区)	目标提出年份	中医医疗服务	中医药养生保健	中医药教育	中医药产业	中医药科研	中医药政策	中医药文化与对外交流	总分	排名
黑龙江	2011	64.99	55.93	69.64	74.57	63.99	81.86	77.55	69.71	17
广　西	2011	62.21	58.95	73.10	70.24	65.25	74.07	70.85	67.75	26
山　西	2013	61.36	60.76	67.78	67.46	62.38	82.85	76.66	68.30	24
平均得分/秩次	—	62.85	58.55	70.17	70.76	63.87	79.59	75.02	68.59	22.33

津市（全国排名第19），未提出建设“中医药强省”目标的3个直辖市北京市、上海市、重庆市分别在全国31个省（区、市）中排名第1、第9、第2，可能由于北京作为全国医疗资源中心，具有辐射带动作用，再加上地理位置优势，天津市可以较为方便地共享其中医药服务资源。其余9个省（区）包括4个少数民族自治区（分别为内蒙古自治区、西藏自治区、宁夏回族自治区、新疆维吾尔自治区），这9个省（区）得分均位于中下游水平。从七个一级指标的评价结果可以看出，在一级指标中，9个省（区）的中医药养生保健、中医药科研和中医药产业平均得分较低，提示这9个省（区）在中医药事业发展过程中需要着重关注这些方面的发展。

综上所述，大部分提出建设“中医药强省”目标省（区、市）的得分居于全国的中上游水平，位于沿海地区或经济发达地区的省份，排名会相对靠前，如广东省、浙江省、江苏省等。直辖市北京、上海、重庆虽然都没有提出建设“中医药强省”目标，但由于其政治、文化、科技、地理位置等的特殊性以及较高的经济发展水平，中医药事业发展强劲，因此这3个市的各项指标得分较高，中医药事业综合得分也较高。此外，从提出建设“中医药强省”目标的年份来看，可以发现一个规律：目标提出年份越晚，其平均秩次越低。比如在“十一五”时期提出建设“中医药强省”目标的省（市）大部分综合排名在全国前十，而在“十三五”时期提出建设“中医药强省”目标的省份大部分综合排名处于全国中等水平。而目前暂未提出建设“中医药强省”目标的省（区、市），中医药事业综合得分均低于全国平均水平，显然说明提出建设“中医药强省”目标，会对各省（区、市）的中医药事业发展产生导向和引领作用。“十二五”时期提出建设“中医药强省”目标的3个省（区）（黑龙江省、广西壮族自治区和山西省）总得分及排名都比较低，但造成这种落后的结果的原因，不能单独从各项指标的得分简单判断。尽管目标已经明确提出，但仍可能会因为省（区）内的政治经济发展、管理运行统筹、组织保障等多方面因素的影响，它们的中医药事业发展稍显落后，这还有待日后做进一步的研究和探讨。

3. 中医药政策评价指标区域差异分析

从表23可以看到，东部省（市）中，“中医药年人均财政投入”、“省级

表 21 “十三五”期间提出建设“中医药强省”目标省份情况

省份	目标提出年份	中医医疗服务	中医药养生保健	中医药教育	中医药产业	中医药科研	中医药政策	中医药文化与对外交流	总分	排名
河　北	2016	65. 33	58. 75	72. 97	75. 73	60. 00	80. 14	78. 02	70. 03	15
吉　林	2016	66. 95	80. 65	71. 80	69. 71	64. 07	74. 79	77. 15	71. 89	11
安　徽	2016	67. 77	59. 94	70. 96	72. 96	60. 62	70. 04	77. 17	68. 40	23
江　西	2016	66. 47	58. 46	74. 86	69. 62	60. 81	68. 82	82. 07	68. 56	22
山　东	2017	66. 33	60. 06	75. 98	76. 68	63. 40	69. 65	86. 56	70. 93	13
河　南	2017	71. 87	56. 98	73. 49	77. 42	61. 89	72. 68	79. 35	70. 52	14
陕　西	2017	69. 50	73. 83	72. 96	75. 07	63. 08	80. 28	76. 57	72. 92	7
青　海	2017	64. 35	70. 71	65. 89	62. 32	60. 00	75. 33	68. 21	66. 65	28
平均得分/秩次	—	67. 32	64. 92	72. 36	72. 44	61. 73	73. 97	78. 14	69. 99	16. 63

表 22　2019 年仍未提出建设“中医药强省”目标省（区、市）情况

省(区、市)	中医医疗服务	中医药养生保健	中医药教育	中医药产业	中医药科研	中医药政策	中医药文化与对外交流	总分	排名
北　京	76.75	71.19	94.32	74.26	94.81	72.50	90.06	81.86	1
内蒙古	79.68	63.50	67.77	67.05	63.16	71.15	72.15	69.50	18
辽　宁	65.20	58.21	73.71	64.93	61.54	71.95	80.55	67.89	25
上　海	72.39	63.25	76.48	72.96	62.58	68.78	91.09	72.26	9
福　建	71.46	57.61	75.92	66.07	61.48	71.04	78.68	68.97	21
海　南	54.93	62.86	66.25	62.49	61.32	74.15	61.96	63.32	31
重　庆	81.55	71.98	69.03	74.13	85.00	71.81	74.11	75.53	2
贵　州	66.51	64.72	74.09	72.81	60.21	71.73	73.62	69.02	20
西　藏	54.02	62.62	68.12	60.98	60.00	77.74	60.20	63.34	30
甘　肃	77.16	68.24	69.30	72.91	60.71	73.45	65.38	69.88	16
宁　夏	78.75	71.98	65.06	62.75	60.00	70.43	61.08	67.55	27
新　疆	70.00	54.02	69.25	67.72	62.18	68.18	63.52	65.27	29
平均得分/秩次	70.70	64.18	72.44	68.25	66.08	71.91	72.70	69.53	19.08

政府机关中医药卫生政策占卫生政策比例”、“省级卫健委中医药卫生政策占卫生政策比例”和“是否提出建设‘中医药强省’目标”各项指标的平均排名分别为17.18、16.45、13.18和11.64，总排名的平均排名为15.91。可以看出，在东部省（市）中，“是否提出建设‘中医药强省’目标”和“省级卫健委中医药卫生政策占卫生政策比例”对政策评价结果的贡献程度较大。

表23　东部区域各省（市）中医药政策评价指标情况

省(市)	中医药年人均财政投入		省级政府机关中医药卫生政策占卫生政策比例		省级卫健委中医药卫生政策占卫生政策比例		是否提出建设“中医药强省”目标		总排名
	分数	排名	分数	排名	分数	排名	分数	排名	
北　京	88.90	4	72.52	13	66.32	25	60	20	20
天　津	70.45	21	68.55	22	87.09	3	100	1	5
河　北	67.22	27	100.00	1	73.94	17	80	12	8
辽　宁	64.43	31	75.79	9	88.36	2	60	20	21
上　海	78.04	8	61.88	29	74.32	15	60	20	30
江　苏	71.24	19	63.44	28	76.09	11	100	1	10
浙　江	76.16	10	67.94	24	63.98	27	100	1	11
福　建	69.93	23	73.62	10	80.59	6	60	20	25
山　东	66.39	28	65.31	27	67.61	23	80	12	28
广　东	74.90	13	84.41	3	81.48	4	100	1	1
海　南	88.43	5	70.61	15	75.79	12	60	20	16
平均秩次	—	17.18	—	16.45	—	13.18	—	11.64	15.91

从表24可以看到，在中国中部省份中，“中医药年人均财政投入”、“省级政府机关中医药卫生政策占卫生政策比例”、“省级卫健委中医药卫生政策占卫生政策比例”和“是否提出建设‘中医药强省’目标”各项指标的平均排名分别为21.38、16.25、16.50和8.50，总排名的平均排名为14.38，列三区域第一。可以看出，在中部省份中，“是否提出建设‘中医药强省’目标”对中医药省际政策评价结果的贡献程度最大。

表 24　中部区域各省中医药政策评价指标情况

省份	中医药年人均财政投入		省级政府机关中医药卫生政策占卫生政策比例		省级卫健委中医药卫生政策占卫生政策比例		是否提出建设“中医药强省”目标		总排名
	分数	排名	分数	排名	分数	排名	分数	排名	
山　西	74.48	14	68.89	21	100.00	1	90	9	2
吉　林	75.04	12	70.26	17	74.06	16	80	12	14
黑龙江	70.87	20	89.89	2	77.71	10	90	9	3
安　徽	65.75	29	65.77	26	69.47	20	80	12	27
江　西	71.75	16	61.88	29	61.64	29	80	12	29
河　南	67.72	26	73.60	11	70.01	19	80	12	19
湖　北	69.77	24	77.33	8	77.79	9	100	1	6
湖　南	65.69	30	70.31	16	62.48	28	100	1	15
平均秩次	—	21.38	—	16.25	—	16.50	—	8.50	14.38

从表 25 可以看到，在中国西部省（区、市）中，“中医药年人均财政投入”、“省级政府机关中医药卫生政策占卫生政策比例”、“省级卫健委中医药卫生政策占卫生政策比例”和“是否提出建设‘中医药强省’目标”各项指标的平均排名分别为 11.33、15.17、18.00 和 17.17，总排名的平均秩次是三个区域中最低的，为 17.17。可以看出，在西部省（区、市）中，“中医药年人均财政投入”指标的贡献程度最大，具体原因已经在单项指标深入分析中阐述过，此处不再赘述。

表 25　西部区域各省（区、市）中医药政策评价指标情况

省(区、市)	中医药年人均财政投入		省级政府机关中医药卫生政策占卫生政策比例		省级卫健委中医药卫生政策占卫生政策比例		是否提出建设“中医药强省”目标		总排名
	分数	排名	分数	排名	分数	排名	分数	排名	
内蒙古	89.32	3	66.44	25	66.60	24	60	20	24
广　西	69.07	25	69.74	18	68.39	22	90	9	17
重　庆	71.68	18	80.15	6	74.96	14	60	20	22
四　川	71.71	17	79.69	7	75.43	13	100	1	4
贵　州	74.22	15	73.30	12	78.95	7	60	20	23

续表

省(区、市)	中医药年人均财政投入		省级政府机关中医药卫生政策占卫生政策比例		省级卫健委中医药卫生政策占卫生政策比例		是否提出建设“中医药强省”目标		总排名
	分数	排名	分数	排名	分数	排名	分数	排名	
云　南	70.24	22	68.51	23	61.64	29	100	1	13
西　藏	100.00	1	69.56	19	78.84	8	60	20	9
陕　西	79.43	7	81.02	5	80.76	5	80	12	7
甘　肃	76.88	9	83.34	4	72.55	18	60	20	18
青　海	95.79	2	61.88	29	61.64	29	80	12	12
宁　夏	82.21	6	69.48	20	68.47	21	60	20	26
新　疆	75.84	11	70.98	14	64.70	26	60	20	31
平均秩次	—	11.33	—	15.17	—	18.00	—	14.58	17.17

在中国东中西部三个区域内，就“中医药年人均财政投入”一项指标而言，东部和中部的平均秩次整体落后于西部，这与西部区域的人口基数较小有关。其次，在“省级政府机关中医药卫生政策占卫生政策比例”一项中，中、东部的平均秩次较为接近，且在对比之下，西部在政策公开和宣传工作方面略胜一筹，因此就这一方面而言，中、东部区域的政府机关单位需要加强中医药政策的宣传。而在“省级卫健委中医药卫生政策占卫生政策比例”一项中，东部地区省级卫健委的政策公开工作做得较好，中部和西部的平均秩次较东部低。在“是否提出建设‘中医药强省’目标”一项中，由于西部地区仍有较多省（区、市）未提出建设“中医药强省”的目标，所以与东、中部地区相比较西部地区存在较大的差距。

四　小结和讨论

从“中医药年人均财政投入”指标一项来看，2018 年、2019 年排名前五的基本保持着三个或三个以上发展较落后的偏远地区，如青海省、内蒙古自治区、西藏自治区等，存在政府中医药总体投入不足、各省（区、市）

发展极不平衡的问题。2019 年中医药人均财政投入最高的西藏自治区为 115.64 元，而最低的辽宁省仅为 12.82 元，前者是后者的 9 倍。尤其是 2019 年排名靠后的 5 个省（河北省、山东省、安徽省、湖南省、辽宁省），这 5 个省份除辽宁省外，其他均已提出建设“中医药强省”的目标，但是从“六位一体”的评价角度来看，其资源和财政投入却并没有跟上“中医药强省”目标建设的步伐。比如在 2019 年中医药传承创新发展评价的总排名中，“中医药年人均财政投入”指标落后的安徽省和辽宁省在总报告中的评价总排名分别为第 23 和第 25，其中医药人均财政投入减少会影响其中医药事业发展，各省（区、市）的政府可以通过其财政投入根据各地的中医药事业发展的现状更好地引导地区的中医药卫生事业的发展。同时，也建议经济发展较好的地区，适时提出相应的中医药传承创新发展建设目标，在更有规划和目标的前提下发展和前进。

关于“省级政府机关中医药卫生政策占卫生政策比例”“省级卫健委中医药卫生政策占卫生政策比例”两项指标，2018 年与 2019 年相比指标数据变动较大，该两项指标在一定程度上能够反映各省（区、市）政府对于中医药事业政策的关注度和敏感度，但是由于该两项指标的数据收集依赖于各省（区、市）政府机关和卫健委网站的手动搜索数据，所以不稳定性会比较大。但可以发现，两年间省级卫健委中医药卫生政策占卫生政策比例变动幅度要比省级政府机关中医药卫生政策占卫生政策比例变动幅度大，从比例均值来说，显然省级卫健委中医药卫生政策占卫生政策比例要稍微高一些，因此卫生部门的政策文件与中医药政策文件相关的涵盖范围会更广。这也从侧面反映在实际的工作中，全国各省（区、市）卫健委较各省（区、市）政府机关更为关注和聚焦中医药卫生事业的发展。但在各省（区、市）卫健委发展中医药事业时，如果省（区、市）政府的关注和重视程度不够，会给推进中医药政策带来一定的阻碍和难度。

经过两年分析结果对比，笔者发现建设“中医药强省”目标的提出会对评价结果产生较大的影响，总的来说，越早提出目标，评价结果会更佳。本报告在 2018 年“中医药强省”目标提出年份的基础上做出新增和调整修改，调整后的2019年中医药政策评价整体评分结果的差距缩小。自2006年广东省提出建设“中医药强省”的目标以来，近15年越来越多的省（区、市）结合本地的中医药文化基础及优势，提出了建设“中医药强省”的目标。但一方面，鲜有省（区、市）如山西省一样，政府部门专门制定与“中医药强省”发展相关的规划和指导性文件，且各省（区、市）提出目标的文件中也少有体现和明确“强”的指标，同时也少有学者研究建设“中医药强省”综合评价指标体系，“强”的概念仍缺乏量化指标。另一方面，“中医药强省”的建设更应重视中医“六位一体”全方位的协调。从“中医药强省”的政策目标视角来观察我国各省（区、市）中医药事业的发展，当前最为薄弱的两个方面是中医药养生保健和中医药科研，而且目前对中医药教育、文化、科研和预防保健方面如何“强”的研究还较少，今后政府、学界、业界可以着重关注和加强中医药养生保健和中医药科研创新两个方面的工作，以点带面，以“中医药政策”的调整带动“六位一体”的全面发展。全面加强中医药事业各个方面的工作，做优中医药服务，让简便验廉的中医药更多地惠及群众，努力实现“中医药强省”乃至建成“中医药强国”的宏伟目标。

五　新发现

通过中医药政策评价两年结果对比，各省（区、市）的中医药年人均财政投入极不均衡，地区之间差异较大。在2019年中医药人均财政投入排名靠后的河北省、山东省、安徽省、湖南省、辽宁省中，除辽宁省外，其他均已提出建设“中医药强省”的目标，但是从“六位一体”的评价角度来看，其资源和财政投入却并没有跟上“中医药强省”目标建设的步伐。建设“中医药强省”，还有赖于政府财政的投入，其实际投入量会影响中医药事业的发展。

近15年来，越来越多的省（区、市）提出了建设“中医药强省”的目标，但少有省（区、市）政府部门专门制定与“中医药强省”发展相关的规划和指导性文件，提出目标的文件中也少有体现和明确“强”的指标，且从现状看，中医药事业的发展呈现长短板共存状态，中医药养生保健和中医药科研成为当前各省（区、市）最为薄弱的两个方面，“中医药强省”的建设及“六位一体”全方位的协调仍有待加强。

参考文献

黄茜茜、徐庆锋、庞震苗、易颖：《近十五年我国中医药强省实施发展的文献研究》，《现代医院管理》2021 年第 3 期。

刘雪竹、田侃、刘秋风：《多源流理论视角下中医药法政策分析》，《中医杂志》2018 年第 11 期。

刘玉莲、高巍、俞曹平、王涌：《某市基层中医药服务能力提升工程政策实施分析及建议——基于“控制柄”理论分析框架》，《中国农村卫生事业管理》2015 年第 10 期。

邓月明、聂海洋：《基于政策工具的我国中医药传承创新政策分析》，《中国药房》2021 年第 1 期。

宋晓庆、熊季霞、姚育楠：《基于政策工具的我国中医药政策研究》，《医学与社会》2019 年第 11 期。

胡永干：《中国共产党领导发展中医药事业研究》，武汉大学博士学位论文，2017。

贾洪涛：《建国以来中医药政策法规问题研究与建议》，黑龙江中医药大学硕士学位论文，2015。

刘秋风、田侃、沈夕坤、刘雪竹：《中医药政策实施效果评估》，《中医杂志》2018 年第 10 期。

程兆盛、方明金：《中医药政策概述》，《中医药管理杂志》2013 年第 11 期。

桑滨生：《关于我国的中医药政策》，《中医药管理杂志》2006 年第 6 期。

谢天喜：《新医改背景下制定和落实中医药扶持政策的思考》，《中医药管理杂志》2017 年第 22 期。

唐丽灵、朱锡光：《建国以来我国中医药总政策初探》，《重庆医学》2009 年第 10 期。

庞震苗、彭玉琳、徐庆锋、林安琪、闫志来：《广东省中医药强省建设状况研究》，《中医药导报》2018 年第 3 期。

黄亚博、冯广清：《中医药强省建设综合评价指标体系构建研究——关于加快推进江苏中医药强省建设战略的思考与建议》，《江苏中医药》2019 年第 1 期。

专题篇

Special Topic

B.9
ICD纳入中医编码为主的传统医学章节历程及思考

周尚成　赵兰慧*

摘　要： 本专题梳理中医药标准化、国际化历程，通过阐述ICD－11传统医学章节诞生的背景与历史，展现ICD－11传统医学章节的现状并举隅有关ICD－11传统医学章节的研究，展望ICD－11纳入传统医学章节后带来的影响。描绘ICD－11传统医学章节的过去、现在与未来的图景，使读者对ICD－11传统医学章节产生更多了解。

关键词： ICD－11传统医学章节　中医药　标准化　国际化

* 周尚成，管理学博士，广州中医药大学教授，博士生导师，研究方向为中医药管理、卫生管理与医疗保障；赵兰慧，广州中医药大学公共卫生与管理学院在读博士研究生，研究方向为中医药管理、临床心理。

“民族的就是世界的。”在全球化高速发展的今天，中医药面临着前所未有的机遇与挑战。如何在新的时期“科学”与“世界”的语境下，更好地发展和传播中医药文化，使中医在秉承优良传统的同时，被更广泛地接纳与应用，惠及更多的人群，维护各国中医药从业者的合法权益，成为重要话题。中医药标准化、国际化由此成为关注热点。ICD－11 传统医学章节在此背景下应运而生，成为中医药标准化、国际化的里程碑。

一 ICD－11传统医学章节诞生的背景

制定统一的中医药国际标准的初衷主要是确保中医药能够在其他国家合法合规，使其更好地被其他国家接受，进而实现中医药国际化的目标。[1]具体来说，首先要与国际社会展开深入地沟通与交流，让他们深入理解中医药蕴涵的科学含义，认识到中医药标准与西医药标准之间存在的差异，求同存异，基于中医药的特征，制定出适合不同国家和地区的具体标准。一旦中医药标准建设得到国际社会的广泛认可，那么中医药就能够在世界医学领域逐渐从过去的参与者转变为主导者之一，首先，要采取有效的手段来提高中医药国家标准以促进其走出国门，并结合国际环境的实际情况，对其进行相应的完善和更新；其次，要做好基础性工作，针对实际需求梳理亟待建立国际标准的中医药项目，当时机成熟时推动建立国际标准。当前需要对国内实施的标准进行深入分析，找出这些标准中对中医药国际化构成阻碍的问题，主要包括疾病名称、证候等，并制定与之相匹配且能够得到国际社会广泛认可的标准。2019 年 5 月 25 日，《国际疾病分类第十一次修订本（ICD－11）》在瑞士日内瓦召开的第 72 届世界卫生大会上正式获得通过，该文件第一次将建立在中医药基础之上的传统医学纳入其中，这也标志着中医药开始正式走出国门，走向全世界。基于北京中医药文化传播重点研究室等诸多机构对外发布的蓝皮书《中国中医药发展报告（2019）》中的相关内容，在未来的发展阶段，中医药事业在发展过程中要将优势资源整合到一起，在展示中医药个性特征的同时，将其在诊疗方面的优势充分发挥出来。只有这样，才能增强中医药的国际竞争力，扩大传播范围，为中医药未来的传承奠定坚实的基础。

在过去相当长的一段时期内，在对中医药与中医药文化进行国际传播的过程中，往往将中医药特色作为关注的重点，但是这种特色只能证明中医药与西医药之间存在差异，并不能将中医药在治疗疾病上的优势表现出来。针对这一问题，该蓝皮书指出，在宣传中只是突出中医药的特色显然是不全面的，需要在宣传特色的同时将中医药在诊疗方面有别于西医药的优势彰显出来，只有这样，中医药国际化水平才能够得到有效提升。

通过对中医药文化的发展历程以及具体实践分析，蓝皮书对中医药所具有的优势进行了系统性的总结与归纳。

理论优势——以简驭繁。中医在对人体与疾病进行分析的过程中，大多是以人体所对外呈现的“象信息”为依据，站在整体的角度对动态变化且复杂程度较高的人体生理、病理情况进行评估。这种方法最大的好处就是可以实现复杂问题的简单化，将原本复杂程度较高的病情基于中医辨证法将其划分为不同的类型，并采取针对性的方式进行治疗，以实现缓解病人症状的效果。

思维优势——以不变应万变。西医在治疗病症的过程中往往会以物质实体的视角去探究导致生病的原因，只有在找到原因的情况下，才会使用相应的药物来进行治疗。而中医则与之不同，其通过辨证施治，不管病变的复杂程度有多高，都能够较为准确地分辨出病人或寒或热、或虚或实的身体属性，并在此基础之上采取相应的治疗方式。

治疗优势——以人为中心。在治疗病症的过程中，中医始终是围绕“人”来进行的，简单来说，就是基于病人在年龄、性别、生病时间、身体表现等方面的差异，制定与之相契合的个性化治疗方案，这与西医针对同一病症采用相同治疗方法的理念截然不同。就临床优势而言，中医在治疗感染性疾病、心理疾病、失调性疾病以及其他疑难杂症方面具有显著优势。除此以外，对于部分医疗设备无法发现疾病，但是身体却表现出强烈不适感的病人，他们通过中医治疗也能够得到一定程度的改善。并且中药的副作用相较于西药来说较小，药效能够维持相当长一段时间。

养生优势——防患于未然。中医药不仅对人类健康做出了突出贡献，同时在养生方面也有着西医药无法比拟的优势。在现实生活中，各种慢性病、疑难杂症基本上是因为生活方式不规律、不合理或者长期劳累，所以，倘若能够将药膳、中医按摩等各种有助于身心健康的养生项目大规模推广，那么通过这种方式就能够降低疾病出现的概率。

医疗经济优势——减少医疗支出。“诊断简单、治疗便捷、疗效突出、价格低廉”是中医药最突出的优势。不断提升中医药事业的发展水平，将中医药保护身体健康的作用充分发挥出来，不仅能够为我国经济发展水平的提升提供助力，同时还能够减轻政府的医疗负担。

此外，蓝皮书还指出，尽管中医药国际化已经取得长足的进步，但是与中医药全面国际化的目标仍然存在相当长一段距离，有必要在标准化、国际合作等方面继续加大投入力度。针对这一问题，蓝皮书制定了与现阶段中医药发展实际情况相契合的国际化战略。第一，要采取有效的方式来增强国际社会对中医药文化的价值认同感，让他们能够更好认识中医药的内涵，同时构建一个以全球为对象的中医药传播体系；第二，要对现阶段我国制定并实施的有关中医药的各种法律法规进行针对性的完善，为其他国家出台有关传统医药的法律法规提供科学的参考；第三，进一步加大中医药学术知识体系的创新力度，基于中医药的特征，构建一个能够在市场竞争中占据优势的运行机制，这关乎中医药未来的长远发展。[2]

二　从中医药标准化到 ICD - 11 传统医学章节

（一）其他标准

2006 年 2 月 10 日，国家中医药管理局（SATCM）《中医药标准化项目管理暂行办法》的下发，提出了中医药标准化项目管理程序，提高了科学性以及中医标准制定的可行性。7 月 13 日，国家中医药管理局发布《中医药标准化发展规划（2006 - 2010）》，提出中医药标准化建设目标——建设国家中医药标准体系。9 月 18 日，中国针灸学会制定发布国家标准“GB/T 12346－2006：腧穴名称与定位”。12 月 10 日，中华中医药学会（CACM）开发并发布了两个行业标准，即《中医亚健康临床指南》和《中医常规护理技术操作规程》。

2007 年 7 月 28 日，CACM 开发和发布了 15 项行业标准，包括中医糖尿病防治指南。9 月 7 日，国家中医药管理局提出并启动准备计划，将设立 5 个中医技术委员会。

2008 年 4 月 23 日，12 项国家耳穴命名和定位标准、针灸操作规范、图解穴位位置等制定发布。7 月 22 日，CACM 制定并发布了 153 项行业标准，包括中医常见内科疾病诊疗指南、中医肿瘤诊疗指南等。10 月 16 日，由中国、韩国、日本等国专家共同编撰的世卫组织西太平洋地区传统医学国际标准术语表以国际统一英文名称出版，包括 3000 多个中医药术语。12 月 28 日，由世界中医药学会联合会主办，历时 4 年余，来自 68 个国家和地区的 200 多位专家共同努力，完成了《国际标准汉英中医药基本命名法》（WFCMS），为世界中医师、高校教师和学生、研究人员和医疗管理人员提供了统一的标准。

2009 年 2 月 6 日，中国医学会制定并发布了 GB/T 21709.11－2009《针灸规范化操作规范第 11 部分：电针》等 9 项国家标准。3 月 26 日，CACM 制定并发布了行业标准《中医体质分类与判定》。11 月 19 日，SATCM 成立了中医药标准化办公室（隶属于中国中医科学院基础临床医学研究所），承担中医药标准化工作的组织、管理和实施工作。12 月 22 日，上海中医药研究所正式承担新设立的 ISO/TC 249 秘书处工作，标志着我国实质性参与国际中医药标准化工作。

2010 年 1 月 4 日，SATCM 批准中国中医科学院中医临床基础医学研究所为 ISO/TC 249 国内对口单位并参与相关标准化活动。1 月 25 日，中医药标准化国际研讨会为全球中医药标准制定者提供了难得的相互学习交流的机会，也为国际中医药标准或组织的工作带来了较大的帮助。2 月 8 日，CACM 制定并发布了 11 项行业标准，包括中医养生防病技术规范——拔罐。

2011 年 5 月 2 日，ISO/TC 249 第二次全体会议召开，讨论了商业计划书、主席顾问组（CAG）、新工作项目提案、工作组等问题。在大家的努力下，与会人员就成立 CAG 和 5 个中医工作组达成了共识材料：中药产品、针灸针、中医药装备和中医药信息标准框架，并决定将中国作为中医药材料和针灸针工作组的召集人和中医药信息工作组的联合召集人。同时，会议还决定将泛欧中医药学会联合会（PEFOTS）作为合作伙伴。2011 年 6 月 7 日，ISO/TC 249 第一次全体会议在北京举行，14 个参与成员方（中国、美国、德国等）和 2 个观察员国（新加坡和奥地利）以及来自其他国际组织，如 WHO、WFCMS 和世界针灸学会联合会（WFAS）等的代表参加了会议。会议讨论了技术委员会的名称和工作范围，决定与 WHO、ISO/TC 215、WFCMS 和 WFAS 建立合作关系。8 月 24 日，中医药标准化战略研讨会在北戴河顺利召开。时任国家卫计委副主任王国强同志在会上表示，在未来的工作中，要深入理解中医药标准化对于中国发展的意义，借助标准化来增强中医药的科学性，按部就班、循序渐进地开展中医药标准化工作。9 月 10 日，SATCM 开始筹建中医药标准化专家委员会。11 月 26 日，首届省级中医药标准化技术委员会在广东成立。12 月 28 日，CACM 制定并发布了《中医养生保健技术规范——脊椎推拿》等 8 项行业标准。12 月 29 日，国家中医药管理局与广州中医药标准化研究推广基地建设单位举行座谈会。SATCM 副主任于文明出席座谈会，指出要正确处理标准化与 SATCM 整体工作的关系，标准化与重点专科、学科、实验室、临床研究基地等工作的关系以及标准化与中医药在深化医疗改革中的作用之间的关系。

2012 年 6 月 5 日，ISO/TC 249 在韩国举行的第三次全体会议由来自 14 个成员国的代表出席。中国专家提出的关于皮内针、人参种苗的提案顺利通过委员会草案。7 月 1 日，中华中医药学会制定发布《中医外科、妇科、儿科常见病诊疗指南》等行业标准 239 项。9 月 28 日，国家中医药标准化工作座谈会在贵阳召开。王国强在座谈会上表示，标准化是中医药事业走向世界的必由之路，其具有非常强的综合性、基础性、战略性，对指导和支持中医药进一步发展具有重要意义。10 月 13 日，CACM 制定并发布了《脊柱骨科常见病诊治指南》等 25 项行业标准。10 月 31 日，上海市中医药标准化委员会正式成立，这也标志着地方中医药标准工作进入一个新阶段。

2013 年 5 月 20 日，ISO/TC 249 第四次全体会议在南非德班召开。12 月 1 日，中国医学会制定并发布了 GB/T 30233 - 2013《腧穴主治》等 6 项国家标准。

2014 年 2 月 3 日，ISO 正式发布了 ISO 17218：2014《一次性使用无菌针灸针》，这是中医领域首个 ISO 国际标准。2014 年 6 ~ 7 月，考虑到国际中医药信息标准化的需求，ISO 正式发布了两项国际标准，一项是《健康信息学——传统中医药学语言系统的语义网络框架》，编号为 ISO/TS 17938：2014；另一项是《健康信息学——中医药文献元数据》，编号为 ISO/TS 17948：2014。[3]

2015 年 2 月 4 日，SATCM 发布总体工作计划，旨在更好地开展中医临床诊疗指南和中医药防病标准的制定和修订工作。6 月 1 日，ISO/TC 249 第六次全体会议在北京召开。TCM 作为委员会的临时名称，通过讨论和委员会投票最终被确定并正式写入会议决议。

（二）ICD -11传统医学章节诞生

ICD 的全称为 International Classification of Diseases，翻译为“国际疾病分类”，是世卫组织编制的疾病分类，在卫生信息标准体系中占有重要地位，为全球各国的临床研究、医疗监测提供了科学的指引。ICD 是世卫组织国际分类家族最核心的知识库，也是众多医疗领域的标准。第一版 ICD 分类诞生于 1893 年，至今已有近 130 年的历史。此后不断更新，以反映健康和医学的发展，目前采用的是第 10 版。完整的 ICD 的统计范畴涵盖了死因、疾病、伤害、症状、就诊原因、疾病的外部原因等方面，被广泛应用于临床研究、医疗监测。ICD 包含了能够在全球各国通用的统一医疗信息语言，借助 ICD 代码，来自各个国家的医疗机构、保险公司能够快速分享各自掌握的数据，大大增强和提升了医疗信息、医疗费用管理的准确性、效率。基于世界卫生组织对外发布的相关数据，在世界范围内，以 ICD 编码形式记录的医疗信息在医疗信息总数中所占的比例超过了70%。ICD代表国际疾病分类的标准，它的代码包含了关于流行病学、健康损害和治疗条件的关键信息。医院使用ICD代码记录和确认健康状况。保险公司的理赔人员使用ICD代码对疾病进行分类，并决定是否符合理赔条件。精算师还可以使用ICD编码分析健康发展趋势，并追踪发病率和死亡率。比如，在我国的重大疾病保险定义中，恶性肿瘤（癌症）要求“临床诊断属于世界卫生组织《疾病和有关健康问题的国际统计分类》的恶性肿瘤范畴”。我们正处于“大数据”时代。健康和医疗记录是个人最宝贵的数据，也是最有价值的信息，通过对不同来源、不同维度、不同时间大量个体数据的分析，可以揭示采用常规医学研究方法发现不了的趋势。在2017年中美智能医疗大数据峰会上，哥伦比亚大学副教授翁春华介绍，大量的医疗数据不正确、不完整并且不可用。她举了一个例子：纽约长老会医院是一所著名的医院，拥有450万病人的电子病历记录，可以说数据是非常庞大的，但翁教授衡量数据后发现“我们的实验中纳入了390万个病人信息，只有一半左右的病例满足其中一种完整性标准；1/4满足更严格的数据完整性要求，比如其文本信息和来访时间记录吻合或有多个来访记录等；仅有小部分有充分信息或有研究价值；只有0.6%的病历完全符合4种数据完整性定义。”“有一次做研究需要寻找高血压病人，结果我们发现所有病例记录没有关于高血压的ICD9/10数据，医生说因为所有人有高血压，所以懒得把信息放在病历里，病人患其他疾病时才会把信息放在病历里。”可以看到，电子病历的很多信息记录是基于记录人的需要，之后信息会被重复使用或做其他研究分析，如果不知道当初记录信息时的筛选标准，有可能产生误导。对于医疗行为而言，所有参数的核心指向就是疾病，可以说，ICD是医疗大数据的通行证。真正进入医疗大数据领域，第一步是规范化地收集数据。对于数据分析而言，怎样强调原始数据质量的重要性都不过分。用数据分析师的行话讲，“进来的是垃圾，出去的也是垃圾”（Garbage In，Garbage Out）。ICD是基于疾病诊断分组付费的主要依据。2017年6月28日，国务院出台了《关于进一步深化基本医疗保险支付方式改革的指导意见》，明确指出，在未来的发展阶段，要进一步加大疾病分类编码 ICD、手术与操作编码系统的建设力度，为病种付费的顺利实施奠定坚实的基础。按部就班、有条不紊地推进疾病诊断相关分组付费工作。

据估计，使用 ICD－10 会导致医生和医院降低 10%～50% 的生产力。实施 ICD－11 后，医生的工作效率会不会更低？如何解放已经不堪重负的医生，或许人工智能可以帮忙。第一手 ICD 记录由医生来操作最合适。但是 ICD 编码数以万计，症状也有上万种，医生很难记住，即使手动操作也很费时间。在这个方面，人工智能可成为一个得力助手，辅助诊断。目前人工智能系统能够"学习"大量病历资料、病理切片、影像资料、疾病诊疗指南等，从而建立不同种类的疾病模型。利用对核心信息的深入分析，能够较为准确地判断疾病所属的类型。IBM 的 Watson 就是这方面的例子。

在美国，语音识别公司 Nuance（苹果的 Siri 就是采用其技术）专门开发了 ICD－10 的智能解决方案，它可以通过医生的谈话来识别和记录疾病，并且找到对应的 ICD 编码，大幅提高了医生的工作效率，使其能够有更多的时间和精力投入其他工作中。相关数据显示，目前，每年借助 Nuance 推出的临床语音识别技术来记录病人数据的次数达到了约 1 亿次。与 ICD－10 相比，ICD－11 无论是在编码方式上，还是在内容上，抑或是系统架构上，都出现了一定的变化。这些变化最终的目的是与电子病历、新系统有效地融合成一个整体，增强医疗事业的信息化程度。ICD－11 是多个国家反复商讨，结合先进的互联网技术，共同搭建起来的一种"电子化医疗结构模型"。在未来的发展阶段，ICD－11 必然会对大健康行业的发展提供源源不断的助力。

中医诊断名称与 ICD 分类差异较大，我国 1990 年代初的第一篇论述 ICD 与中医疾病编码的论文就对临床中的不足进行了系统性的阐释，不同的临床医师所使用的疾病诊断名称存在一定的不同，他们通常会基于自身长期养成的习惯、思维方式选择相应的诊断名称。此外，因为医师对于国际疾病分类的了解程度不够深入，所以没有将疾病诊断、病史等信息详细地记录下来，进而导致相同疾病的编码存在很大的差异，说明我国中医不论是理论还是实践上都需要与国际分类接轨。国际上也发现了传统医学标准化程度较低的问题，为了妥善解决这一问题，世界卫生组织推出了 ICTM 项目，全称为“International Classification of Traditional Medicine”，试图通过这种方式将传统医学与国际疾病分类整合成一个有机的整体。为了增强传统医学管理的统一性，世卫组织专门成立传统医学管理部门，主要承担传统医学教育、药材质量控制、药物标准化、提升疗效等工作。[4]除此以外，世卫组织还与部分实践经验丰富的机构共同组建了二十余个传统医学合作中心。1981 年 3 月，世卫组织与美国芝加哥伊利诺伊大学药学院合作成立了全球第一个传统医学合作中心，5 月，世卫组织与上海医科大学成立了中国境内第一个传统医学合作中心，主要从事中医药的研究、推广、应用等工作，完善全球医药交流体系，加大国际传统医学合作力度。截至目前，世界卫生组织在中国境内组建的传统医学合作中心数量已经达到七个，剩余的合作中心分布在欧洲、北美等经济发达程度相对较高的地区。[5]

WHO ICD－11 传统医学疾病分类项目负责人、上海中医药大学传统医学国际疾病分类与评价中心主任窦丹波表示，在 ICD－11 发布之前，传统医学长期游离于国际疾病分类体系之外，国际标准化程度比较低，既对传统医药推广范围的扩大产生了巨大的阻碍作用，也导致国际疾病分类系统无法将传统医药卫生统计信息纳入其中，进而造成传统医学陷入“信息孤岛”的困境之中。传统医药纳入世卫组织“国际疾病分类”，将改变这一格局。

2009 年，国家中医药管理局委托原上海市卫生局（现上海市卫生健康委员会）牵头，承担 ICD 第 11 版中医药部分的研究制定工作，同时组建由中国工程院张伯礼院士以及上海中医药大学严世芸教授牵头的 36 人全国审评专家团队与由 7 人组成的术语专家团队。整个研究过程涉及全国 26 个省近 170 名专家，上海市中医药发展办公室陆续派遣了 12 名志愿者配合世卫组织的相关工作，力争建立既符合 ICD 规则又体现传统医学特点的传统医学疾病分类标准。

十年磨一剑，项目研究历时近 10 年，项目的研究过程充分体现了各国专家的合作和努力，中国上海专家组与韩国、日本、美国、澳大利亚等国专家达成共识，创新性地建立了“病、证内容模板和病证分类框架”。传统医学章节共有具体疾病名（包括脏腑系统疾病、外感病、精神情志疾病等）、证候（包括八纲证、脏腑证、气血津液证等）等。各国专家认为，该框架能够将中医理论系统的个性特征展现出来，与中医传统医学病症的内容有着高度的一致性，并且纳入其他国家的传统医学知识。

为了确保项目能够顺利推进，各国专家组按照 ICD 编制的要求，还开展了大量的基础性工作，其中，中国专家组完成了 9597 种中医病、证国家标准的英文翻译，总字数突破了 80000 字；组织国内知名权威专家开展了两次术语审评工作，摘取术语条目共计 1400 多条，专家意见 4928 条，并基于国家标准中的相关内容对其分别进行了中英文定义；将国际上不同版本的指南、手册中的内容翻译成了中文。

2018 年 5 月，上海专家组选择上海市域范围内的二级医院、中西医结合医院为对象，对 ICD－11 中的传统医学章节病证编码体系与中医相关国际代码库同时进行了测试。结果显示，在研究对象中，病证编码体系疾病分类匹配率达到了 90.18%，而证候匹配率仅有 71.77%，证候部分未能匹配的主要涉及日本和韩国的传统医学证候。相关数据佐证了病症分类框架体系的科学性、合理性。

目前，为做好中医病证分类与代码和 ICD－11 的衔接，推动 ICD－11 传统章节本土化，国家中医药局修订了《中医病证分类与代码》和《中医临床诊疗术语》。[6] 从 2021 年开始，各级中医医疗机构、中医临床科室以及各种从事中医药服务的场所，都必须基于新发布的《中医病证分类与代码》和《中医临床诊疗术语》等规范中医病案首页填报及中医病历书写。

三　ICD－11传统医学章节的现在

（一）关于 ICD－11传统医学章节的研究

目前对 ICD－11 传统医学章节的研究仍不多，大部分学者对 ICD－11

传统医学章节持正面态度。在 ICD－11 中收入中医药不仅是 ICD 发展的里程碑，而且是中医药发展的里程碑：它使统计数据能够涵盖西医以外的信息，从而反映了 WHO 成员国之间医疗体系的真实情况。该举措符合《世卫组织传统医学战略（2014～2023 年）》，表明世卫组织赞赏中医药过去在世界范围内对卫生保健的贡献，并正在响应其成员国的需求。白求恩国际和平医院质量管理科郑卫萍在其研究中提到，ICD－11 另一个优势就是将中国传统医学的相关内容纳入其中，涉及中医诊断、治疗等诸多方面；尽管政治、学术、意识形态方面存在非常大的压力，但是世卫组织依旧对亚洲传统医学新增至 ICD－11 中达成了一致意见，为中国传统医学走出国门、走向世界拓宽了渠道，同时也为中医治疗过程、效果相关信息的收集提供了良好的条件。[7] ICD－11 针对传统医学设置了一个单独的章节，即“Traditional Medicaine Module 1”，中文翻译为“传统医学模块 1”，简称为“TM1”，该章节的分类标准主要采用了三个国家的标准，分别是中国、日本、韩国，其内容大多是中国的中医学，主要是为了记录发病率。其包括两个组成部分，一部分为“Disorder”，是传统医学疾病；另一部分为“Pattern”，即传统医学证候，是传统医学从业者、专业学者经过反复讨论制定出的国际标准。通过这种方式能够让来自各个国家的临床资料采用完全一致的标准，确保使用者能够快速找到参考数据，促进传统医学发病率报告可比性增强。但有的研究也指出，在 ICD－11 中包括中医诊断可能并没有办法促进中药治疗的评估。

一些研究对 ICD－11 传统医学章节的应用进行了探讨。Seung-hoon Choi 运用现代数字技术开发了一套东方医学证型识别和专家系统，以作为 ICD－11 传统医学部分推广使用的补充配套部分。上海中医药大学中医药国际标准化研究所比较和探索了中医肝系疾病分类体系的构建，并指出在对中医疾病进行分类的过程中，要进一步增强中医病名、定义的规范性，选择某一种属性为分类轴心，并本着共性的原则，制定一系列次分类轴心，以弥补主分类轴心的不足。根据中医药学理论以及对疾病的基本认知，不同的使用者可以利用交叉/映射关系的建立来对其进行针对性完善。[8]

也有一部分学者对其翻译问题进行了研究。李照国在一项研究中从WHO/ICD－11 和 ISO/TC249 两个角度探讨了中医术语国际标准化的问题。他指出中医术语在标准化国际化过程中翻译上存在的若干问题，提出在翻译中医术语的过程中，要始终本着儒家提出的“和”“同”的理念来进行；这有助于未来我国参与国际事务、进行对外交流、展开国际合作。叶欣欣等在对 ICD－11 传统医学章节的翻译问题的研究中指出，关于中医病证的翻译要关注语言维、文化维、交际维三个维度加注。

总之，现有的研究大多肯定了 ICD－11 传统医学章节在中医药标准化和国际化中的价值。目前对于这一章节的研究，尤其是应用研究，仍然不多。根据 ICD－11 中传统医学章节的内容，对中医疾病分类展开深入分析，是在中医药标准化与国际化的框架下对中医药管理的新探索。

在国际社会对传统医学的认知持续深入的背景下，传统医学对于全球卫生事业的重要性愈发突出，且得到了世界各国的普遍认可。在 2019 年召开的第 72 届世界卫生大会上，《国际疾病分类第十一次修订本（ICD－11）》正式获得了通过，传统医学第一次被纳入其中。在世卫组织长期坚持不懈的努力下，ICD－11 基于传统中医药的相关内容[9]，参考了日韩传统医学中有关病证分类体系的内容，将传统医学中 150 条疾病、196 条证候加入传统医学章节之中。ICD－11 的发布对我国构建一个能够与国际标准相契合且能够展现我国中医药卫生服务的信息体系具有重要的促进作用，借助直观的数据将我国中医药服务在人类健康服务中所扮演的角色展现出来，推动中医药国际交流水平提升，使中医药充分融入全球医疗卫生体系之中，让其他国家正确认识中医药的意义，扩大中医药的应用范围，提高中医药的世界知名度与影响力。

（二）ICD－11的基本情况简介

1. 结构特点

ICD－11 最引人关注的创新之处就是，其对传统分类单元的定义模式进行了优化与调整，基于对症状、临床表现、病因学、疾病发展、治疗效果等方面的分析，对 ICD 中的不同分类进行详细描述，并在此基础之上提炼出了 12 个参数，分别是时间特征、特定属性、诊断标准、关键词、文本定义、实体标题、治疗特征、环境关系、病因学特征、子属性严重程度、症状学特征、遗传因素，从多个视角将不同分类单元的内在含义直观地展现了出来。将描述与参数集中到一起就能够构建出一个 ICD 实体模型，所有的实体包含了这 12 个参数，所以其同时存在各个维度的分类属性。基于用途、分类方法的差异，基础组建能够演化出多种类型的子集，即线性组合。例如，在 ICD－11 中筛选出统计发病率、死亡率的实体，就能够建立死亡率（Mortality）与发病率（Morbidity）统计线性组合，即 ICD－11MMS。

2. 编码方式及规则

ICD－11 在对不同章节、内容进行编码的过程中，采用了英文字母与阿拉伯数字相结合的方式。编码范围为 1A00.00～ZZ9Z.ZZ，以“X”开头的属于扩展码，同时为了避免数字“0”与“1”被错看成字母，剔除了字母中的“O”“I”。编码第一位代表的是章节，范围是 1～9、A～Z；第二位为字母 A～Z，与 ICD－10 有着显著区别；第三位为数字 1～9，避免编码组合成单词；第四位的 Y、Z 代表的是剩余分类。为了确保编码体系的稳定性，ICD－11 所有的章节中预留了编码空间，以备未来进行更新和完善。ICD－11 新增了扩展码，在某种意义上与 ICD－10 中的肿瘤形态学分类等附加码有着高度的相似性，主要是为了对疾病信息、健康状况进行准确描述，但是需要注意的是，在使用扩展码的过程中，要和主干编码一起使用。之所以要使用扩展码，主要是因为部分疾病、健康信息无法通过主干编码来描述，通过这种编码方式，能够妥善解决这一问题。ICD－11 扩展码既可以全面、准确地记录疾病信息、医疗信息，又可以将病程、家族史、罕见病等信息准确、直观地描述出来。

3. 章节内容

就章节数量方面而言，ICD－10 由 22 个章节组成，而 ICD－11 包括 27 个章节。就主要内容方面而言，ICD－11 与 ICD－10 有着高度的相似性，其中第三章、第四章、第七章、第十七章属于新增章节。第一章——疾病与死亡的外因是对 ICD－10 中相关内容的重组与拓展。并且，ICD－11 中新增了两个 ICD－10 中完全没有涉及的章节，分别是传统医学模块 1、扩展码。除此以外，ICD－11 还对一些章节的名称进行了优化。ICD－11 对 ICD－10 中的分类结构进行了重新调整，涉及术语、ICD 实体分类位置、分类单元等诸多方面。例如，在 ICD－10 中，在不同的章节中都涉及传染病的相关内容，但是 ICD－11 中，全部传染病病种被归结到了传染病与寄生虫病这一章节中，基于临床症状、传播途径、病原方面的差异进行分组，只有极少数依旧存在过去的章节中。ICD 大多数内容选择了目前主流的标准术语集，如国际功能、残疾与健康分类（ICF）、国际伤害外部原因分类（ICECI）等。既能够为数据统计与交流创造良好的条件，也能够大幅增强临床诊断的标准化程度。

4. ICD－11中的传统医学模块

ICD－11 针对传统医学设置了专门的章节，即第 26 章——传统医学模块 1，英文名称为“Traditional Medicine Module 1”，简称“TM1”，该章节与西方医学内容章节相邻，TM1S 是传统医学从业者、专业学者经过反复讨论制定出的国际标准。通过这种方式能够让来自各个国家的临床资料采用完全一致的标准，确保使用者能够快速找到参考数据，促进传统医学发病率报告可比性的增强。

TM1 分为两个组成部分，一部分为“Disorder”，即传统医学疾病，分为六个类目，分别是脏腑系统疾病、其他身体系统疾病、气血津液病、外感病、儿童期与青少年期病、精神情志病类等一共包括 148 种具体疾病；另一部分为“Pattern”，即传统医学证候，分为九个类目，分别是脏腑证、经络证、三焦证、四象医学病证、外感证、六经证、卫气营血证、气血津液证、八纲证，一共包括 196 种具体疾病。上述各个分类与西医基本一致，都通过代码的形式来代表特指或未特指的状况。

TM1 中所用到的各种术语未必是传统医学术语的英文翻译，以“三焦”为例，国内往往会用拼音来翻译，即“Sanjiao”，英语则将其翻译为“Triple Energizer”。再以“太阴”为例，英文翻译为“Greater yin”，国际上往往会用“Taiyin”来代表。在传统医学与西医学中的定义有着非常大的差异，尤其是人体解剖的相关概念，以“心”为例，在西医的理解中，“心”指的就是心脏，而在中医中，“心”不仅包括心脏，还涉及精神层面的内容，尽管翻译的词汇完全一致，但是内在含义却有着天壤之别。

TM1 在描述分类概念的过程中，以“疾病”“证候”为依据，就“疾病”而言，指的是借助体征、症状来评估机体功能是否处于正常状态，基于症状、病因、病程、治疗效果等要素来进行定义。就“证候”而言，指的是病人在某一时间范围内的健康情况，基于症状学、体质特征等进行定义。实际上，TM1 针对“疾病”“证候”的定义并不全面，存在诸多的缺陷，有必要进一步完善。首先，中日韩三国在医学、文化认知方面并不相同；其次，当时国内有关中医的国家标准并没有出台，因此，有关“疾病”“证候”概念的解释不得不更多地参考日韩两国的医学认知。

TM1 章节的代码能够应用于住院、门诊病历，但是无法用于死因申报。在使用过程中，可以借助两种方式来进行，一种是综合编码，也就是与其他章节结合起来使用；另一种是独立编码，简单来说就是只使用 TM1 中的代码。ICD－11 指出，在条件允许的前提下，TM1 代码要尽可能地与西方医学章节中的代码结合起来使用，从而降低国际比较的难度。具体而言，可以同时选择多个疾病、证候的代码，并基于重要性的差异来确定先后顺序，然后再进行编码。

从现阶段的情况来看，国家制定了一系列有关中医疾病与证候分类的标准，如《中医临床诊疗术语（疾病部分）》（GB/T 16751.1－1997）、《中医临床诊疗术语（证候部分）》（GB/T 16751.2－1997）、《中医病证分类与代码》（GB/T 15657－1995）（以下简称《国标》）。《国标》对中医病证术语、分类进行了详细规定；《中医临床诊疗术语》对病种的定义进行了详细规定，但是这两个标准所选择术语、分类方法有着很大的不同。《国标》选择的是与 ICD－11 完全一致的疾病与证候相结合的分类编码方式，基于病情的状况来进行排列组合。以外感风邪咳嗽为例，按照《国标》中的要求，可以编为外感咳嗽/风邪证，相对应的编码为 BNF011/ZBF000；按照 TM1 中的要求，可编为咳嗽/风淫证，相对应的编码为 SA70/SE80。

TM 选择了 ICD－11 的编码方式，字母、数字和分类单元的内在含义之间没有显著关联；《国标》通过汉语拼音的第一个字母来体现内涵，以“BNF”为例，“B”是“病”汉语拼音“bing”的首字母，“N”是“内科”汉语拼音“neike”的首字母，“F”是“肺系”汉语拼音“feixi”的首字母，与 TM1 编码方式相比，TM1 国际适用性处于更高的水平。TM1 对中医学中各式各样的分类标准进行了系统性的整理，主要包括按照临床科别、脏腑辩病、气血津液辩病等，有效解决了《国标》中分类标准单一的问题，增强了分类与统计结果的准确性、可靠性。TM1 中既包括中医辩证体系，同时也引入日本汉方医学、韩国四象医学的辩证体系，国际化特征表现得尤为明显。从证候与疾病数量的视角来看，相较于《国标》，TM1 中所记录的证候与疾病数量相对较少，主要是两个方面的原因造成的，首先，《国标》对病证的分类更加细致，TM1 则比较笼统，更多的是依靠组配的方式将复杂程度较高的信息表达出来；其次，TM1 中仍然存在大量需要进一步完善的病症，这也意味着 TM1 的成长空间非常巨大。

四　ICD－11传统医学章节研究举隅

（一）ICD－11传统医学章节分析——以心系疾病为例

1. ICD－11传统医学章节整体结构与现行国家标准的对比

从现阶段的情况来看，我国实施的中医标准主要包括两种，一种是《中医病证分类与代码》，编号为 GB/T 15657－1995；另一种是中医临床诊疗术语，包括三个组成部分，分别是疾病（GB/T 16751.1－1997）、治法（GB/T 16751.3－1997）、证候（GB/T 16751.2－1997）。

ICD－11 传统医学章节、《中医病证分类与代码》（95 国标）、《中医临床诊疗术语》（97 国标）在整体结构上存在不同[10]（见表 1）。

表 1　ICD－11 传统医学模块整体结构与 95、97 国标的对比

类别	疾病描述方式	疾病系统分类	有无诊断概念	纳入疾病术语名数量	证候分类
95 国标	病名＋证候	7 个科别类目	无	506 种	6 大类
97 国标	病名＋症状性术语＋证候	19 个类目	有	930 种＋症状性术语 49 条	14 大类
ICD－11 传统医学	病名＋证候（可以应用附加码描述疾病的部位和性质）	6 个疾病类目	尚待完善	疾病 150 种，证候 196 种	9 大类

通过对比可以看到，在疾病描述方式上，95 国标、97 国标与 ICD－11 传统医学章节均采用了病名＋证名的方式。中医诊断采取辨病与辨证相结合，这样的方式与中医临床诊断相契合。97 国标较 95 国标完善的地方在于，加入症状性术语，可以进行症状方面的描述，使对病情的描述更加完整。而 ICD－11 有一套可以配合主编码使用的附加码，可以在病名、证名明确的基础上对一些疾病发生的部位、性质等进行描述。这种新的方式，使编码所表达的内容更加全面，同时比使用症状性术语更加简洁灵活。

在疾病的系统分类上，95 国标将疾病主要分为 7 个科别类目，分别为内科病、外科病、妇科病、儿科病、眼科病、耳鼻喉科病、骨伤科病。97 国标分为 19 个类目，分别为传染病、寄生虫病，脑系病，心系病，肺系病，脾系病，肝系病，肾系病，男性前阴病，颈部病、乳房病，疮疡病，皮肤病，妇女经、带、杂病，胎、产及其疾病，新生儿病、小儿特发病，眼病，耳鼻咽喉口齿病，肛肠病，躯体痹、萎证、瘤等病，时行病、中毒及其他病类。ICD－11 传统医学章节分为 6 个类目，①脏腑系统疾病（包括肝系病类、心系病类、脾系病类、肺系病类、肾系病类）；②其他身体系统疾病（包括皮肤粘膜系统病类、女性生殖系统病类、骨关节和肌肉系统病类、眼、耳、鼻和喉系统病类、脑系病类）；③气血津液病；④精神情志病类；⑤外感病；⑥儿童期与青少年期病类。ICD－11 与现在中医院的临床科室分科最为接近，更适合临床实际情况。

在证候分类方面，ICD－11 传统医学章节有完整详尽的证候分类体系，与中医“辨证论治”的思想相统一，将方便中医药临床多角度辨证。

在诊断概念方面，95 国标没有诊断概念标准，97 国标有诊断概念标准。ICD－11 传统医学部分目前尚只有分类框架结构，诊断概念正在完善的进程中。

在纳入疾病名术语数量方面，95 国标纳入中医疾病名术语 506 种，97 国标纳入 930 种，ICD－11 传统医学章节中现有 150 种疾病术语，这也说明该章节的结构严谨科学，但需要加速进行知识结构、知识图谱方面的研究，将中医临床实际运用的疾病名术语纳入 ICD－11 的框架体系。另外，ICD－11 运用更加科学先进的疾病描述方式，也减少了下位类目的需求，使疾病分类更加简洁。

总之，相较于现行国家标准，ICD－11 传统医学章节在整体疾病分类体系上更加科学、详细、简洁，与中医临床更加契合。随着 ICD－11 传统医学章节相关研究的进展，其将在中医药领域得到良好的应用。

2. ICD－11 传统医学章节心系疾病与现行国家标准的对比

（1）ICD－11 传统医学章节与现行国家标准对比的基本情况

通过对 ICD－11 传统医学章节与 95 国标、97 国标中有关心系疾病内容的比较分析，可以看出其中不同（见图 1）。

心系疾病在 95 国标中共有 17 个疾病名术语，包括惊悸、怔忡、心（动）悸、心衰、胸痹心痛病、卒心痛病、不寐病、多寐病、健忘病、癫狂病、癫病、昏迷病、神昏病、痴呆病、抽搐病、薄厥病、卒死病。

在 97 国标中共有 20 个疾病名术语，包括胸痹、真心痛、心（动）悸、心衰、心痹、心瘅、高原胸痹、心厥、风眩、虚眩、蓄血病、血劳、髓劳、紫癜病、血溢病、恶核、血脱、液脱、肺心病、支饮。

在 ICD－11 传统医学章节中共有 11 个疾病名术语，包括心（动）悸、胸痹、真心痛、惊悸、怔忡、其他特指的心悸、未特指的心悸，其他特指的胸痹、其他未特指的胸痹，其他特指的心系疾病、未特指的心系疾病。

其中，95 国标、97 国标、ICD－11 传统医学章节均纳入的疾病名术语

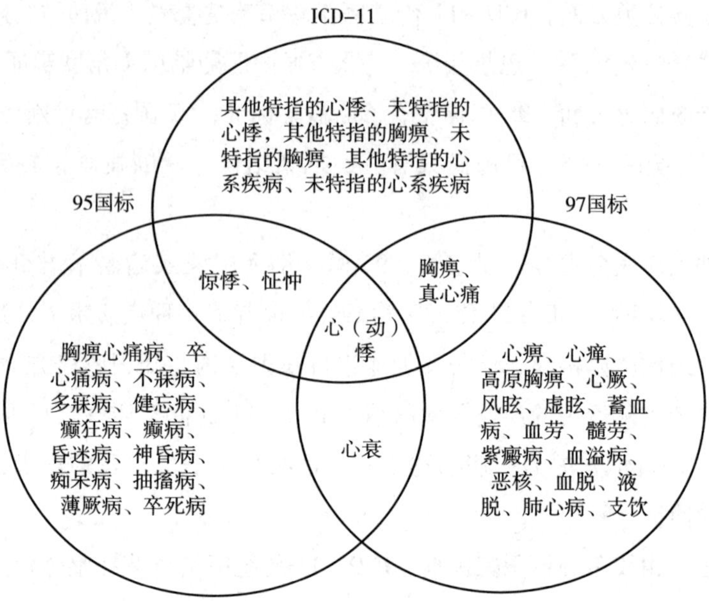

图1　心系疾病 ICD-11 传统医学模块与现行国家标准的比较情况

为心（动）悸。① 95 国标与 ICD-11 传统医学模块均纳入的疾病名术语为惊悸、怔忡、心（动）悸。97 国标与 ICD-11 传统医学模块均纳入的疾病名术语为胸痹、真心痛、心（动）悸。95 国标与 97 国标均纳入而 ICD-11 传统医学章节未纳入的疾病名术语为心衰。②

（2）ICD-11 传统医学章节与现行国家标准的对比情况分析

心系疾病部分存在 95 国标疾病名术语没有定义，97 国标部分病名生搬硬套西医概念的问题。比如，风眩本应指风邪、风痰所致的眩晕，多为血气亏损、风邪上乘所致，又称风头眩。97 国标却描述为肝肾阳亢阴亏、风阳上扰、气血逆乱所致，以眩晕、头痛、血压增高、脉弦等为主要表现的眩晕类疾病。这显然是生搬硬套西医高血压概念的结果。风眩其实并无明显的病位在心，或病性病机应归属心系的疾病特点，归于中医心系疾病并不合适。

① 本文将 97 国标中“心动悸”与 ICD-11、95 国标中的“心悸”视为同一疾病名术语。
② 心衰在 ICD-11 中为西医疾病名术语，编码为 1C1J。

将其视为高血压也不妥，且由于高血压为心脑血管疾病而将风眩分类为中医心系疾病是不合理的。

造成这种差异更为重要的原因是，现行国家标准与 ICD－11 传统医学章节分类体系不同。95 国标实际是把精神情志病类统归为心系疾病，97 国标实际是把血病统归为心系疾病。例如，95 国标中不寐病、多寐病、健忘病等均属于精神情志病类。97 国标中蓄血病、血劳等均属于血病。

ICD－11 传统医学模块则是将心系病类、精神情志病类、气血津液病都分为不同的部分。这一分类方法符合中医分科逐渐细化、更加专业化这一趋势，更加科学合理，更符合中医药的统计、研究等各方面的现实需求。此外，ICD－11 传统医学章节心系病类加入的其他特指的心悸、未特指的心悸，其他特指的胸痹、未特指的胸痹，其他特指的心系疾病、未特指的心系疾病，为其进一步扩充完善提供了空间。

3. ICD－11传统医学章节可能的应用方向——中医疾病负担测算

前文已探讨 ICD－11 传统医学章节的科学性及其在中医药领域的适用性。此处提出一个 ICD－11 传统医学章节可能的应用方向——中医疾病负担测算，以期抛砖引玉，为未来 ICD－11 的应用拓展思路。

在 ICD－11 传统医学章节产生前，中医药的疾病负担无法在标准化层面进行测算。因此难以科学客观地评价中医药的价效和优势。如若依赖制定一套中西医病名对照，然后再运用西医的疾病分类编码进行中医药的疾病负担测算，得出的结果显然具有偏差。在此以心系疾病为例探讨。

由于大部分中医对照西医病名时，是从可能涉及的西医疾病中，选择一个症状和疾病本质均与该中医疾病最接近最核心的病名。因此这样对照的结果使得大部分中医疾病内涵较相对应的西医疾病广泛。因此推测中医心系疾病测算出的疾病负担较实际负担偏低。

例如：心悸对应心律失常。心悸指的是“自觉心中悸动不安，神情紧张，不能自主的一类病证”。一般而言，西医诊断心律失常的病人都会心悸，但即使没有心律失常，只要患者自觉心中悸动不安，中医诊断仍可为心悸。因此将心悸对照为心律失常，会导致部分心悸患者未被纳入该疾病进行负担测算，导致结果偏低。

ICD－11 传统医学章节为中医疾病负担的测算指明了方向。基于 ICD－11 传统医学章节中的内容来测算中医疾病负担，能够避免中西医疾病对照带来的这种偏差，使得结果更加客观准确，以更好地为中医药相关的决策提供支持。

4. 小结

传统医学，尤其是中医药，在国际上的认可度正逐渐提高。中医药的标准化是其国际化及科学管理和决策的重要基础。ICD－11 传统医学章节的产生是传统中医药在标准化层面下，进行科学的统计、管理和决策，提升国际化水平的重要契机。ICD－11 传统医学模块较现行的国家标准分类更为科学系统，更适应中医药领域的统计、研究、管理等多方面的现实需求。预期其在中医药领域的应用会有广泛的空间。其中，运用 ICD－11 进行中医疾病负担测算，将更加科学客观地评价中医药的价效和优势，进而研究中医药的优势病种，以更合理地配置医疗资源。可以预见，随着对 ICD－11 研究的深入、应用的铺开，中医药的科学管理决策将获得进展，进而促进中医药领域教学、科研、临床等多方面全方位的发展。

（二）新冠肺炎与 ICD－11传统医学章节

1. 背景

2019 年末，湖北省武汉市多家医院发现了多例肺炎病人，这种肺炎与普通肺炎有着非常大的差异，同时这些病人都去过华南海鲜市场，由此也拉开了新冠肺炎大规模传播的序幕。[11] 2020 年 2 月，国家卫健委正式将新冠病毒所导致的肺炎增加到了《传染病防治法》乙类传染病的范畴之中，并要求各地按照甲类传染病的标准来制定和实施防控措施。截至北京时间 2020 年 6 月 12 日 21 时 33 分，全球累计新冠肺炎确诊病例 174918667 例，累计死亡病例 3782490 例。长期的治疗结果表明，中医药在新冠肺炎治疗方面取得了非常不错的效果。国家最新发布的第七版诊疗方案，涉及中医治疗的内容非常多，不仅有普适性较强的通用方，还包括一些针对不同病情、症状的中成药。在 2019 年 5 月 25 日召开的世界卫生大会上，《国际疾病分类第十一次修订本（ICD－11）》正式获得了通过，第一次将传统医学纳入其中，并为之设置了单独的章节，这也是政府与中医界通过长期坚持不懈的努力所取得的成果。ICD－11 的出现对我国构建一个能够与国际标准相契合且能够展现我国中医药卫生服务的信息体系具有重要的促进作用，借助直观的数据将我国中医药服务在人类健康服务中所扮演的角色展现出来，推动中医药国际交流水平提升，使中医药充分地融入全球医疗卫生体系之中，让其他国家正确认识中医药的意义，扩大中医药的应用范围，提高中医药的世界知名度与影响力。[12]那么，新冠肺炎作为一种新的疾病，与 ICD－11 传统医学章节的关系如何？它应该如何归入传统医学章节？本文对这一问题进行分析，为 ICD－11 传统医学章节的使用及新冠肺炎在中医的疾病分类做一初步探讨。

2. 方法

由于 ICD－11 传统医学章节尚没有关于疾病的描述，因此结合中医国家标准《中医病证分类与代码》（修订版）、《中医临床诊疗术语第一部分：疾病》中疾病的分类和描述，根据 ICD－11 传统医学章节模块 I 的分类框架，从病位、症状、征候的角度，从疾病和征候两个部分分析新冠肺炎应该归属的疾病分类。

3. 分析

中医具有辨证论治的特色，中医疾病分类编码均分为疾病和征候两个部分。根据新冠肺炎快速流行的特点，总属中医温疫类。

（1）疾病部分

按照基于 GB/T 1.1－2009 给出的规则起草的《中医病证分类与代码》（修订版），温疫类病（A01.03.）下分温病（A01.03.01.）与疫病（A01.03.02.）。根据这一版本的病证分类代码，新冠肺炎应属疫病。

按照基于 GB/T 1.1－2009 给出的规则起草的《中医临床诊疗术语　第 1 部分：疾病》，外感病下分温疫类病（2.3）。温疫类病包括温病、疫病、春温、暑温、湿温、伏暑、冬温等下位类疾病，其中疫病泛指因直接感染阳毒或阴毒等疫邪，或因人际、人畜接触染疫而引起、具有强烈传染性并广泛流行的一类温疫病。新冠肺炎当归为疫病。与《中医病证分类与代码》（修订版）一致。

ICD－11 传统医学章节模块Ⅰ中，未见疫病病名。无论外感病（L2－SD9）还是温病（L3－SE0）的下位类均不包含疫病。在中医医学史上，温病与疫病病名在一些温病学派的著作中曾混用。但考虑到《中医病证分类与代码》（修订版）、《中医临床诊疗术语　第1部分：疾病》均将温病与疫病划分为两个不同的疾病，故现代中医标准总体将此两者视为不同的疾病。因此，从现代中医标准的角度来考量，不宜将新冠肺炎归为温病。

从疾病病位的角度来看，新冠肺炎主要侵犯肺部，症状多为发烧、咳嗽、四肢无力等，也有一些病人出现了鼻塞、肠胃失调等症状。ICD－11 传统医学章节模块Ⅰ中的 L3－SA6 肺系病类下的 SA84 肺热病（TM1），参考《中医临床诊疗术语　第1部分：疾病》的描述，指因邪热入肺，或脏腑瘅热及肺，痰热壅肺，肺失清肃所致，临床以咳嗽，痰黄而稠，或痰中夹血，口渴，可伴有潮热、寒热，胸胁肋痛，大便秘结，小便黄等为特征的肺系病。其名出自《素问·刺热篇》："肺热病者，先淅然厥，起毫毛，恶风寒，舌上黄，身热，热争则咳喘，痛走胸膺背，不得太息……"[13]，多见于西医的肺部急性炎症病变。与新冠肺炎的病位及主要症状最为接近，故可将新冠肺炎归为肺热病。

（2）征候部分

ICD－11 传统医学章节虽然未见疫病病名，但在征候部分有 SE86 疫疠证，因此也可将新冠肺炎归为肺热病下的疫疠证。而在《中医病证分类与代码》（修订版）的征候部分，则没有疫疠证这一分类，只有疫毒证（B02.08.09.）。这反映了 ICD－11 传统医学章节与中医国家标准之间仍然有差异。在 ICD－11 传统医学章节模块Ⅰ分类下，新冠肺炎总属 L3－SA6 肺系病类下的 SA84 肺热病（TM1）。其证型总属 L2－SE8 外感证下的 SE86 疫疠证。

然而这样的归类有其缺陷。新冠肺炎在中医临床的诊疗过程中通常被视为独立疾病，且根据不同的证型辨证论治。将新冠肺炎归为 SA84 肺热病、SE86 疫疠证，可能产生新冠肺炎不是独立疾病的困惑。有两种方法可以处理这种情况。一是可以继续补充 ICD－11 传统医学章节模块Ⅰ，参考《中医病证分类与代码》（修订版）及《中医临床诊疗术语　第 1 部分：疾病》，将疫病纳入传统医学章节，新冠肺炎仍然归为疫病。二是 ICD－11 传统医学章节模块Ⅰ不改变的情况下，也可以运用 ICD－11 编码规则，将新冠肺炎归为 SA84 肺热病、SE86 疫疠证，同时按照其他辨证体系的辨证原则，再合并一个证型，同时作为临床诊断的描述。

4. 讨论

中医药在新冠肺炎诊疗临床上发挥了显著的作用，证明中医不是“慢郎中”，中医在未知疾病、感染类流行性疾病防治中具有独特作用。新的时代，中医进入标准化、全球化的历程中，ICD－11 国际疾病分类纳入传统医学章节便是一个良好的契机。运用传统医学章节对新冠肺炎的中医疾病分类进行编码，是新时期新的疾病谱情况下的新议题。

在将新冠肺炎运用 ICD－11 传统医学章节编码时，仍然遇到一些问题。一是中医药国家标准中疫病作为一个单独疾病，而 ICD－11 传统医学章节则没有，反映 ICD－11 传统医学章节与国家标准仍然有差异。这将会导致未来使用以及转码上的困惑。因此应进一步完善 ICD－11 传统医学章节编码，使其更加完整。同时，应根据 ICD－11 传统医学章节，对中医药国家标准进行调整，以便更好地接轨这一中医药国际标准化编码。二是新冠肺炎作为一种新的疾病，在 ICD－11 西医部分有单独的编码和病名。中医对新冠肺炎具有确切的临床疗效，可以在传统医学部分也设立一个全新的疾病名，以肯定中医药对新冠肺炎的治疗作用，引起国际中医师对这一疾病的关注。

五　ICD－11传统医学章节的未来

ICD－11 传统医学章节的编码方式可以运用逻辑符号语言，可以不需要编码员，通过对中医师进行培训，使医师直接进行编码且更丰富地表达和描述临床情况。运用 ICD－11 传统医学部分对新的疾病进行中医疾病分类编码，能够更好地规范中医诊疗数据，为未来中医经验整理和提取、中医临床经验管理打下基础。在第 72 届世界卫生大会上，各国审议通过了《国际疾病分类第十一次修订本（ICD－11)》，第一次将中医药纳入其中，并为之设置了单独的章节，这也意味着中医药开始正式走出国门、迈向世界。国家中医药管理局表示，在中国未来的对外交流合作中，中医药的作用将会越来越大。

从现阶段的情况来看，中医药的传播范围已经扩大到 183 个国家和地区，与中国进行中医药合作的国家和地区也达到了 40 多个。在“一带一路”倡议的影响下，相关国家建设了多个中医药海外中心，同时中医药教育也取得了举世瞩目的成就，在海外的中医药院校数量也已经超过 100 所。除此以外，在我国与其他国家的自由贸易谈判中，中医药也多次被提及，包括降低准入门槛、减轻贸易限制等等。由此可见，中医药的知名度、影响力处于持续提升的趋势中，越来越多的国家接受和认可了中医药，并将其纳入自身的医疗体系中，这也是中国文化输出的有力体现。

目前，在我国与美、英、德、法等诸多发达国家的合作中，中医药已经成为不可或缺的组成部分，同时我国与韩国、新加坡、马来西亚等国家构建了传统医学合作机制，并且我国与世卫组织、国际标准化组织等机构在传统医学的研究、标准制定、发展战略方面的合作力度也日益增强。在中医药世界影响力持续扩大的背景下，世界各国对于中医药的重视度也不断提升。基于中国外文局对外传播研究中心公布的相关数据，中医药已然成为中国国家形象的象征，是一张极具中国特色的名片。

中国工程院院士张伯礼先生指出，ICD－11 的出台对我国构建一个能够与国际标准相契合且能够展现我国中医药卫生服务的信息体系具有重要的促进作用，借助直观的数据将我国中医药服务在人类健康服务中所扮演的角色展现出来，推动中医药国际交流水平的提升，使中医药充分地融入全球医疗卫生体系之中，让其他国家正确认识中医药的意义，扩大了中医药的应用范围，扩大了中医药在世界范围内的知名度与影响力。

随着时代的进步，传统医学所扮演的角色愈发重要，逐渐成为国家卫生服务体系不可或缺的一个部分。基于世卫组织对外公布的相关数据，在发展中国家人口总数中，了解传统医学的人口占比超过70%，在世界范围内，选择将传统医学作为卫生保健手段的国家超过130个，制定传统医学发展政策的国家达到51个，制定传统医师从业规范、标准的国家有54个，组建专门从事传统药物研究委员会的国家有61个。在过去相当长的一段时间内，因为缺乏统一性较强的国际标准，统计机构无法对传统医学与人类健康之间的关系进行监测。TM1的出现为传统医学的统计提供了科学的指引，各大机构可以对传统医学疾病进行大面积的调查。世卫组织认为，在未来的发展阶段，要进一步扩大TM1的应用范围，如发病率统计、治疗负担的测算，等等。但是因为现阶段TM1中所记录的疾病、证候数量相对较少，这对于ICD－11应用范围的扩大产生了一定的阻碍作用。

中医标准化是提高中医国际化水平的有效手段之一。中医凭借自身疗效好、价格低的优势，被多个国家纳入医疗保障体系之中。但是因为社会文化不同、翻译偏差等诸多问题，中医国际化水平未能实现质的飞跃。TM1针对中医术语的翻译制定了科学、合理、统一的标准，这对于中医教育、传承范围的扩大有着巨大的促进作用。并且TM1利用症状、病因、病程等诸多要素来定义疾病，利用症状、体征等要素来定义证候，大大降低了人们理解中医疾病、证候内在含义的难度，同时针对中医科学研究制定了具体、详细的评价、测度标准，为中医药传播范围的扩大、影响力的提升奠定了坚实的基础。[7]

参考文献

［1］顾心月、申俊龙：《“一带一路”背景下中医药国际化的跨文化思考》，《南京中医药大学学报》（社会科学版）2019年第2期。

[2] 秦宇龙：《中医文化蓝皮书（2020）》，《中医药管理杂志》2020 年第 21 期。

[3] 李振吉、徐春波、包文虎、杨丽雯：《新时期中医药国际标准化的工作思路与任务》，《世界中医药》2016 年第 9 期。

[4] 袁钰：《世界卫生组织传统医学政策研究》，重庆医科大学硕士学位论文，2016。

[5] 本刊编辑部：《新中国 60 年中医药大事记》，《环球中医药》2009 年第 6 期。

[6] 肖晓霞：《基于机器学习的中医临床症状数据元研究》，湖南中医药大学博士学位论文，2018。

[7] 张薇、邓宏勇：《ICD－11 及其传统医学模块探析》，《上海中医药杂志》2019 年第 6 期。

[8] 祖亮华、杨丽娜、李明、朱邦贤：《现行国家标准与 ICD－11 传统医学章节肝系疾病比较及中医疾病分类体系构建思路探讨》，《上海中医药杂志》2019 年第 8 期。

[9] 邹世界：《传统医学正式纳入国际疾病分类》，《中医药管理杂志》2019 年第 11 期。

[10] 杨丽娜、李明、董全伟、朱邦贤：《中医疾病名与症候名术语审定的初步探讨》，《时珍国医国药》2016 年第 11 期。

[11] 倪梦娜：《非常规突发事件需求激增下的制造系统平行仿真与优化研究》，南华大学硕士学位论文，2020。

[12] 吴勉华、黄亚博、文庠、冯广清：《学习总书记重要论述　坚定中医药发展自信》，《江苏中医药》2019 年第 7 期。

[13] 但晓霞：《清热化痰理气法治疗慢性阻塞性肺疾病急性加重期（痰热壅肺证）的临床研究》，北京中医药大学硕士学位论文，2012。

B.10

北京市中医药传承创新发展状况报告

黄友良　卢昕玥　孔军辉　李瑞锋*

摘　要： 本报告分为“北京市中医药产业的发展环境”“中医药服务状况”“中医药科研状况”“中医药养生保健产业”“中医药文化与国际化”五个部分。第一部分从政策、社会、经济三个视角分析北京市中医药产业的发展环境，总结北京市中医药政策关注要点、居民对于中医药的认可度与政府对中医药产业的财政支持程度。第二部分从中医卫生人力资源、人员配比以及医院数量等方面对北京市中医药医疗资源进行统计分析，并以全国数据为基准评价北京市中医药医疗资源的丰富程度。第三部分通过分析中医药课题立项数等科研指标、统计中医药科研资源等讨论北京市中医药科研的投入与产出。第四部分详细梳理中医药旅游与中医药检查等北京市中医药养生保健产业的发展现状。第五部分从文化研究、文化宣传和人才交流三个层面介绍北京市中医药文化产业的现状、优势和不足。

关键词： 中医药　创新发展　北京市

* 黄友良，博士，北京中医药大学管理学院副教授，研究方向为卫生管理与政策、智慧医疗；卢昕玥，北京中医药大学管理学院在读研究生，研究方向为卫生资源管理与信息化；孔军辉，主任医师，北京中医药大学管理学院教授，研究方向为中医心理与情志干预；李瑞锋，博士，北京中医药大学管理学院院长、教授，研究方向为中医药政策与管理。

一　北京市中医药产业发展环境

（一）政策环境

中医药政策是指在中华人民共和国成立之后，中国共产党和人民政府针对中医药事业制定的大政方针、行为准则以及开展相应的实践活动。各个省份的中医药政策是在国家中医药纲领性政策文件的指导下结合自身资源特色、发展定位制定的因地制宜、因时制宜的发展目标、发展规划、主要任务及保障措施。本部分将梳理北京市中医药政策的发展史，对于北京市中医药政策文本、时序分布等内容及中医药年人均财政投入等指标进行分析，以期在北京市中医药发展的热点分布、政策倾斜程度等方面得出一定结论。

1. 数据来源

本文选取北京市卫生健康委员会网站（官方网址为：http://wjw.beijing.gov.cn/）政务公开板块的市卫生健康委发文中的所有政策文本作为北京市医疗卫生政策的基本文本数据来源。为提高中医药政策文件的查全率，本文于北京市中医药管理局官方网站（官网网址为：http://zyj.beijing.gov.cn/）政务公开的政策法规板块下载北京市发布的医疗卫生政策，将其与基本文本数据合并并做去重处理。经过筛选清理得到531篇北京市医疗卫生类政策文件。本部分分析的北京市中医药政策语句集从所得到的531篇政策文本中提取获得。

2. 政策发文类型分析

本文将标题中含有“中医”“传统医学”“中药”“针灸”“推拿”且不包含“中医药管理局”的政策文件定义为中医药政策文件。经筛选共获得中医药政策文件26篇（见表1），占医疗卫生政策文件总数的4.90%，从侧面说明中医药工作在全市医疗卫生工作中受重视程度有待提升。其中发文最多的类型为规范性文件，共有15篇，占文件总数的57.69%。规范性文件相比于法律法规有强制性、约束性低与灵活度高的特点，只能在一定的时间范围内有效。根据北京市中医药政策发文类型分布来看，北京市中医药政策尚未形成较为稳定的体系。

表 1　北京市中医药政策文件信息

序号	政策文件	发文时间	政策类型
01	中医、中西医结合病历书写基本规范（试行）	2009 年 6 月 30 日	规范性文件
02	关于参加基本医疗保险人员在定点中医医院就医问题的通知	2009 年 6 月 30 日	规范性文件
03	中医药科技成果鉴定、软科学研究成果评审规程（试行）	2009 年 6 月 30 日	规范性文件
04	北京中医药重点学科管理办法	2009 年 6 月 30 日	政策法规
05	关于加强中医医疗机构药剂科严格中药饮片质量管理工作的通知	2009 年 6 月 30 日	规范性文件
06	北京市发展中医条例	2009 年 6 月 30 日	地方性法规
07	中医药科研实验室分级登记管理办法（试行）	2009 年 6 月 30 日	政策法规
08	关于中医类别医师执业注册培训的暂行规定	2009 年 9 月 30 日	规范性文件
09	关于审核办理北京市中医、中西医结合、民族医医师执业注册的通知	2009 年 9 月 30 日	规范性文件
10	中医药科研实验室管理规范	2009 年 9 月 30 日	规范性文件
11	北京市中医药科技成果鉴定（评审）及奖励办法（试行）	2009 年 9 月 30 日	规范性文件
12	关于印发“北京市中医药人才培养计划”的通知	2009 年 9 月 30 日	政务通知
13	北京市老中医药专家学术经验继承工作管理办法	2009 年 9 月 30 日	规范性文件
14	中医药科研实验记录规定	2009 年 9 月 30 日	规范性文件
15	中医药科研实验室分级标准	2009 年 9 月 30 日	规范性文件
16	关于印发北京市实施基层中医药服务能力提升工程工作方案的通知	2012 年 11 月 6 日	政务通知
17	关于实施基层中医药服务能力提升工程的意见	2012 年 11 月 6 日	规范性文件
18	中药注册管理补充规定	2015 年 11 月 30 日	政策法规
19	北京市中医管理局关于印发《北京市“十三五”时期中医药发展规划》的通知	2017 年 2 月 8 日	政策规划
20	北京市人民政府关于支持中医药振兴发展的意见	2017 年 2 月 8 日	规范性文件

续表

序号	政策文件	发文时间	政策类型
21	北京市卫生计生委关于明确在分级诊疗制度建设中医医疗机构用药有关问题的通知	2017 年 3 月 23 日	政务通知
22	中医诊所备案管理暂行办法	2017 年 12 月 8 日	政策法规
23	中医医术确有专长人员医师资格考核注册管理暂行办法	2018 年 11 月 28 日	政策法规
24	北京市卫生健康委员会关于印发《北京市中医医术确有专长人员医师资格考核注册管理实施细则(试行)》的通知	2018 年 12 月 25 日	规范性文件
25	北京市关于印发第六批北京市级中医药专家学术经验继承工作实施方案的通知	2019 年 9 月 2 日	规范性文件
26	北京市卫生健康委员会关于对中医药研究类企业食品企业标准备案进行核查的通知	2020 年 6 月 4 日	政务通知

3. 政策发文时序分析

政策的年度发文数量与当时的政治、社会、市场环境息息相关。联系时代背景分析政策发文时序能够得到该领域的发展趋势与前景，总结发展驱动与障碍因素，是政策分析与评价中重点关注的问题之一。以发表年份为横坐标、发文量为纵坐标绘制年度发文量变化曲线，如图 1 所示。从中可以看出北京市中医药政策发文量较少，有几年处于空缺状态。

2009 年与 2017 年是发文数量的两个高峰期。2009 年中共中央、国务院向社会公布了《关于深化医药卫生体制改革的意见》，指出新一轮医改要有以下几个目标：“充分发挥中医药（民族医药）在疾病预防控制、应对突发公共卫生事件、医疗服务中的作用。加强中医临床研究基地和中医院建设，组织开展中医药防治疑难疾病的联合攻关。在基层医疗卫生服务中，大力推广中医药适宜技术。采取扶持中医药发展政策，促进中医药继承和创新。”在新医改的时代背景下，北京市出台了多项标准与工作办法促进中医药事业规范有序发展。2015 年底至 2016 年初，国家连续印发了三个中医药文件，包括《国务院关于印发中医药发展战略规划纲要（2016—2030 年）的通知》《国务院办公厅关于印发中医药健康服务发展规划（2015—2020 年）的通知》《国务院办公厅关于转发工业和信息化部等部门中药材保护和发展规划（2015—2020 年）的通知》，将中医药发展上升为国家战略，从国家视角与层面为中医药事业未来十五年的发展进行了架构设计和路线规划，是推进我国中医药事业在新时期高质量、高效率发展的纲领与方法论。这三份中医药文件也为地方各级中医药工作提出了要求，各地中医药事业与经济社会发展规划紧密联系，结合实际制定具体实施方案，加强组织领导，完善考核评估和监督检查，健全中医药发展统筹协调机制和工作机制。因此北京市于 2017 年初积极响应国家号召，制定了中医药事业创新发展的纲领性文件并推进了中医医疗机构用药等一系列标准的落地。

从北京市中医药政策年度发文数量变化规律总结得出结论，北京市中医药政策与中央政策思路基本保持一致，主要受到国家政治环境与医疗改革方向的影响。

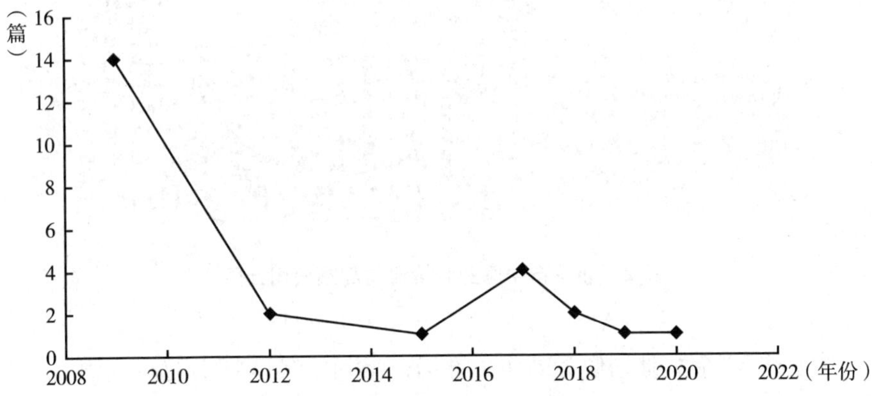

图 1　近年来北京市中医药政策发文量变化

4. 政策文本分析

关键词是对政策文本内容的高度概括，揭示了政策文本内容的关注焦点，有助于推断整篇文献的主题和意义。本文将得到的 531 篇医疗卫生领域的政策文本根据标点进行分句切片处理，并将含有中医类关键词语的句子提取出来，获得中医政策文本集。对文本集中的关键词和无意义重复词进行标注，设定专用于北京市中医药政策文本分词的停用词表和用户词典，利用 Python 自编程序，剔除词频高但无意义的词。本文中高频词阈值选取方法采用了前 N 位选取法，按照词频由高到低进行排序，自选了前 100 个词为高频词，并绘制了词云图，如图 2 所示，技术、健康、基层、教育、基地、康复、管理文化、社区卫生、服务中心等词出现频次较高，是北京市中医药政策中关注的重点与热点。

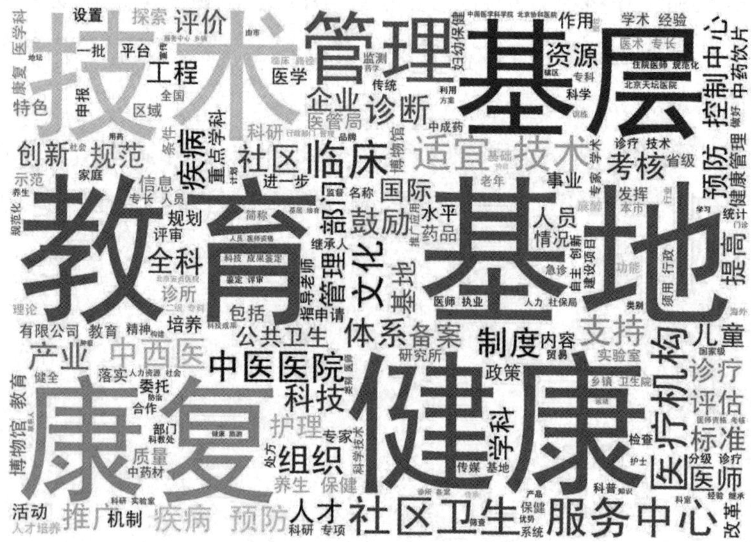

图 2　北京市中医药政策语句高频词词云图

选取前 20 个关键词作为高频关键词，得到了具体频次的高频词（见表 2），对关键词分类并进行分析。

高频关键词有助于对北京市政策文本的聚焦点和工作重点的分析，表 2 显示，“技术”出现频次最高，为 365 次，“健康”“基地”“教育”“管理”“康复”“基层”6 个词语的出现频次也超过了 200 次，“社区卫生”“文化”“适宜”“创新”等词语均出现了 100 次以上。根据高频关键词的统计结果可以初步推断，北京市中医药政策研究重点集中在以下几个方面：①适宜

表 2　北京市中医药政策文本的高频关键词

单位：次

序号	关键词	词频	序号	关键词	词频
1	技术	365	11	服务中心	146
2	健康	351	12	疾病	143
3	基地	315	13	医师	139
4	教育	309	14	文化	139
5	管理	292	15	诊疗	133
6	康复	244	16	适宜	131
7	基层	203	17	科技	126
8	临床	196	18	护理	119
9	社区卫生	173	19	保健	111
10	医疗机构	161	20	创新	105

技术、诊疗技术的创新、发展与推广；②加快中医药在基层卫生服务、社区卫生服务中的应用；③推动中医教育与科研进步；④建立中西医结合重大疑难疾病临床防治基地、有中医药特点的急危重症临床基地、中医内病外治临床应用基地等，充分发挥中医药在预防保健、疑难杂症等方面的特色优势；⑤开拓中医药旅游基地、文创等中医药创新产业模式。

（二）社会环境

1. 百度搜索指数

百度搜索指数以网民在百度的搜索量为数据基础，以关键词为统计对象，科学分析并计算出各个关键词在百度网页搜索中搜索频次的加权。根据数据来源的不同，搜索指数分为 PC 搜索指数和移动搜索指数。百度搜索指数能够反映人们在互联网上对特定关键词的关注程度的持续变化。本部分选用百度搜索指数量化人们对于中医药的关注程度的变化，以探求北京市人民在中医药领域的关注热点。在百度指数页面选取省份为北京市，关键词为“中医”和“中药”，统计指标为咨询指数，显示时间为2011～2021年，结果如图3所示。北京市人民对于中医药领域的关注程度随着时间的推移有所上升，并逐渐趋于稳定状态。2011～2021年，中医的搜索指数超过400的共有3个时间段。从近年来北京市居民关注的中医药事件推断，中医药应用实效与科研重大突破是居民关心的重点（见表3）。

表3　2011～2021年北京市中医药领域居民关注热点事件

时间段	搜索指数	主要内容
2013年12月2～8日	中医:415	①研考“一题多卷”将增至6科,首纳西医、中医综合 ②15位名中医海淀传医术 ③专家呼吁:加快推进中医数字化
2015年10月5～11日	中医:403	①屠呦呦:青蒿素是中医药送给世界人民的礼物 ②《人民日报》:诺奖不是中医发展的“鸡血”
2020年2月17～23日	中医:445	①国家中医药管理局:中西医结合机制在治疗新冠肺炎中取得较好疗效 ②中医药抗疫,这些数据在说话

2. 居民平均就诊次数

居民平均就诊次数在一定程度上可以反映出对于某种诊疗方式的接受程度。本部分采用“北京市中医年总服务人次/北京市该年常住人口数”计算北京市居民平均中医诊疗次数。2002～2019年北京市居民平均中医就诊次数如表4所示。北京市居民平均中医诊疗次数呈现逐年上升的趋势，这表明北京市居民对于中医药服务的认可度与接受度逐渐提高。图4进一步展示了2002～2019年北京市居民平均中医诊疗次数的变化趋势，可以看出除了2017年以外，其他年份的中医平均诊疗次数均在上升，在2004～2006年与2010～2013年两个时间段增幅较大。探究其原因，2003年中医药在非典防控与2009年H1N1流感病毒疫情中发挥的作用增加了居民对于中医药的认同感与认可度。

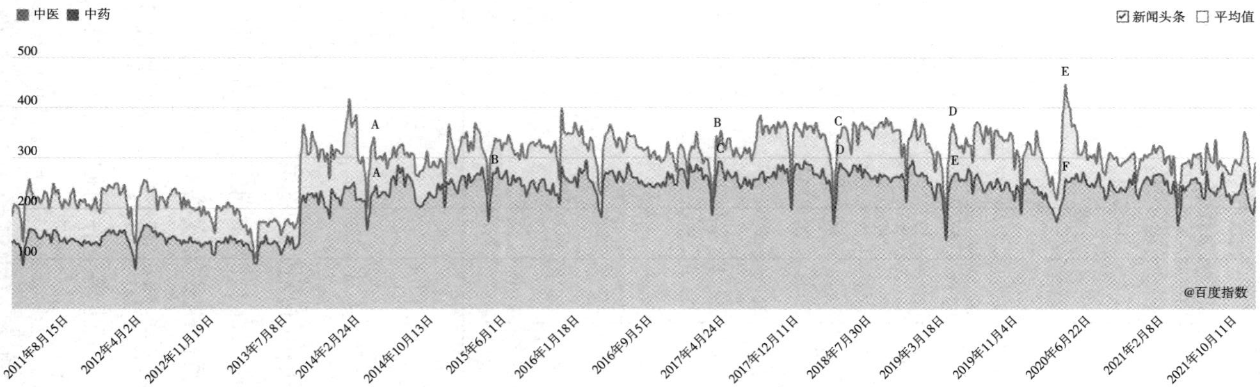

图 3　近年来北京市中医药领域百度搜索指数变化

表 4　2002～2019 年北京市居民平均中医就诊次数

年份	北京市中医诊疗人次(人次)	北京市常住人口数(万人)	北京市居民平均中医诊疗次数(次)
2002	5765	1423.2	0.4051
2003	6141	1456.4	0.4217
2004	7407.51	1492.7	0.4962
2005	8648	1538.0	0.5623
2006	10003.58	1601.0	0.6248
2007	10761	1676.0	0.6421
2008	12806.75	1771.0	0.7231
2009	14397.4	1860.0	0.7741
2010	16884.3	1961.9	0.8606
2011	20501.1	2018.6	1.0156
2012	24325.7	2069.3	1.1756
2013	28084.5	2114.8	1.3280
2014	29461.4	2151.6	1.3693
2015	30358.2	2170.5	1.3987
2016	32431.6	2172.9	1.4925
2017	29491.9	2170.7	1.3586
2018	29362.6	2154.2	1.3630
2019	30150.3	2153.6	1.4000

（三）经济环境

2019 年，获全国中医机构财政拨款 4830174.87 万元，其中北京市中医机构财政拨款为 179971.73 万元。北京市中医机构获财政拨款占北京市卫生总拨款的 5.26%，全国中医机构获财政拨款占全国卫生总拨款的 6.25%。北京市中医机构获财政拨款占全国中医机构财政拨款的 3.73%，在全国列第 10 位。总体而言，北京市卫生事业在财政方面对中医药的支持程度略低于全国平均水平。

如表 5 所示，2019 年北京市获得的中医机构卫生健康财政拨款有 1.17% 投入卫生健康管理事务，87.15% 投入公立医院医疗服务与日常建设中，0.02%投入基层医疗卫生机构中，0.55%投入公共卫生服务中。北京市在《北京市人民政府关于支持中医药振兴发展的意见》中提出要提升中医药基层服务能力，但是目前北京市对于中医药基层卫生机构的财政投入远远不足，这将影响中医药适宜技术等基层医疗服务技术的推广。

表5　2019年北京市中医机构卫生健康财政拨款按功能分类

单位：万元

地区	卫生健康合计	卫生健康管理事务	公立医院	基层医疗卫生机构	公共卫生
全国	4830174.87	32861.34	4154186.47	30276.86	76270.61
北京市	179971.73	2098.54	156847.81	38.51	997.70

二　中医药服务状况

（一）中医药医疗资源数量

中医药医疗服务是中医事业发展的核心，也是中医药传承创新发展的重要落脚点。中医医疗服务是指以病人和一定社会人群为主要服务对象，以中医医学技术为基础服务手段，由中医理论指导的，能够提供实际医疗产出的、非物质形态的服务的总称。本部分将从中医卫生人力资源、人员配比、医院数量与财政投入等方面对北京市中医药医疗资源进行统计分析，并以全国数据为基准评价其中医医疗资源的丰富程度。

2019年全国中医医院数为4221家，平均每省132家中医医院。2019年北京市中医医院数共有162家，超过全国平均水平。从2002～2019年北京市中医医院数量变化趋势可以看出北京市中医医院数量整体呈现出先增长后相对稳定的趋势（见图4）。对于中医医院的类别而言，总体看来民营医院逐渐增加，这可能与北京市中医服务政策的日渐宽松有关。

2019年北京市每百万人口中医类医院数为9.56家，全国每百万人口中

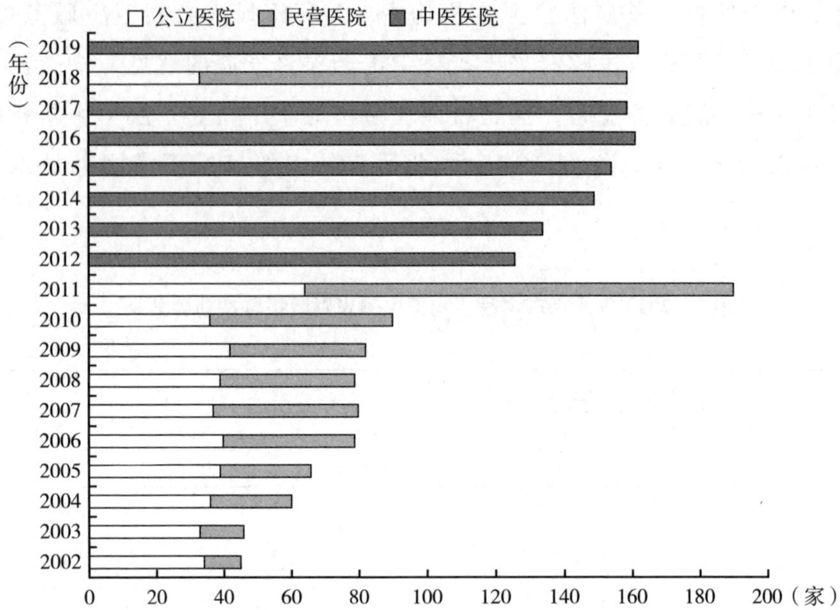

图 4　2002～2019 年北京市中医医院数量变化趋势

注：深灰色条目为未获得民营医院与公立医院数据比而仅有总的中医院数的年份。

医类医院数为 3.37 家。2019 年北京市每千人口中医类医院床位数为 1.185 张，全国每千人口中医医院床位数为 0.78 张。北京这两个数据均优于全国平均水平。

2019 年北京市每千人口中医执业（助理）医师为 0.98 人，全国每千人口中医执业（助理）医师为 0.45 人。北京每千人口中医执业医师数从 2010 年到 2019 年 10 年间环比增长 104.42%，实现了数量上的飞跃，也为北京市居民提供了更为丰富的就医资源。

2019 年北京市中医类医院医护比为 1∶1.02，全国医院医护比为 1∶0.868（中医类相关数据缺失）。根据《全国医疗卫生服务体系规划纲要（2015－2020）》，我国医护比的目标值为 1∶1.25，北京市中医类医院医护比有待进一步改善。

从图 5 看来，北京市卫生资源配置优于全国平均水平。

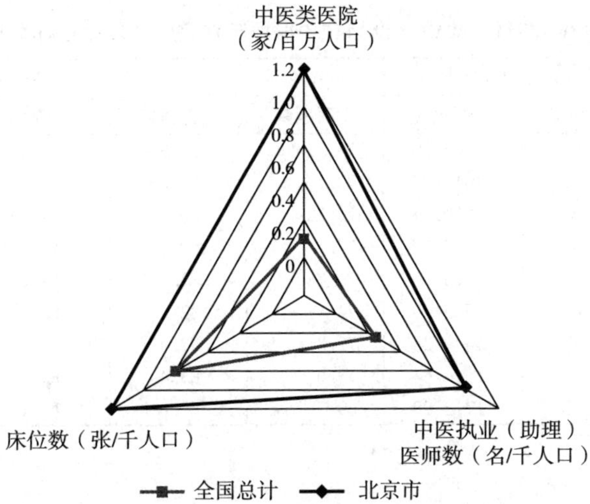

图5　北京市与全国中医类卫生资源配置对比

（二）中医医疗服务效率

本部分采用每万人中医类医院出院人次数、中医类医院病床使用率、中医类医院人平均住院天数量化中医医院住院服务效率。

2019年，北京市中医医院的每万人出院人次数为143.53，远低于北京市医院每万人出院人次1718.98。但2011～2019年北京市中医医院的每万人出院人次数稳定增长，中医医疗住院服务效率逐年提升。

2019年，北京市的中医医院病床使用率为69.7%，而北京市医院病床使用率高达82.6%。从数据上而言，北京市中医医院病床使用率不高，这与中医的服务特点有关。2011～2019年北京市中医医院的病床使用率较为稳定且略有降低，说明中医医疗住院服务效率有所提升，居民对于中医的选择度逐渐提高。

2019年，北京市医院的人平均住院天数为8.6，而北京市中医医院的人平均住院天数为11.4天。2011～2019年北京市中医医院的人平均住院天数均高于北京市医院的人平均住院天数，但随着时间的推移逐渐降低，说明北京市中医医院的住院服务效率略低于北京市平均水平，但有所改善（见表6）。

表 6　2011～2019 年北京市中医医院住院服务效率指标数据

年份	每万人出院人次数		病床使用率(%)		人平均住院天数(天)	
	中医医院	全部医院	中医医院	全部医院	中医医院	全部医院
2011	91.20	846.38	75.22454	84.3	15.2	13.2
2012	100.42	1019.86	73.1	82.05	14.37	12.8
2013	110.79	1099.77	75.22	80	13.39	11.9
2014	113.45	12807.77	73.1	80.6	13.2	11
2015	115.37	1220.00	71.78	82.2	13.1	10.1
2016	129.00	1365.00	74.1	82	12.5	9.7
2017	129.87	1447.28	72.8	82.4	12.3	9.5
2018	136.52	1574.64	72.6	83.4	12.1	10.1
2019	143.53	1718.98	69.7	82.6	11.4	8.6

（三）医疗服务可及性

CPI（Consumer Price Index，居民消费价格指数）反映城乡居民购买支付生活消费品和服务项目的价格水平，是社会产品和服务项目的最终价格水平。以 2016 年为基期（CPI2016 = 100）。2017 年北京市中医医疗服务类居民消费价格指数为 202.4,，2018 年为 118.7，2019 年为 103.7。从 2017 年开始，北京市中医医疗服务价格下降幅度较大，这与北京市新医改政策有关。价格的下降能够使中医更好地发挥“简便验廉”的特点，在基层卫生服务与社区卫生服务中吸引更多患者选择。

三　中医药科研状况

基于数据的可获得性，本部分对 2018 年北京市中医药科研状况进行分析。如表 7 所示，2018 年，北京市获中医药科学研究与技术开发机构 R&D 经费 75322.4 万元，每万人口中医药科学研究与技术开发机构 R&D 经费为 349.69 千元，列全国首位。北京市中医药课题立项 245 项，仅次于上海市 299 项，列第二名。北京市中医药共发表学术论文 2470 篇，发文数量位列全国第一，且为第二名重庆市 451 篇的 5 倍多。在专利方面，北京市共被授予348项中医药类专利，而提出建设“中医药强省”目标的安徽省与广东省在该方面居前两位。可以看出，北京市在中医药科研人员与经费方面的投入水平位于全国前列，且较高的投入也获得了良好的产出。

表7 2018年北京市中医药科研指标数据及排名

指标	数据	全国排名
每万人口中医药科学研究与技术开发机构 R&D 经费(千元)	349.69	1
中医药科学研究与技术开发机构 R&D 人员数(人)	1787	2
中医药课题立项数(项)	245	2
中医药学术论文发文量(篇)	2470	1
中医药专利授予数(项)	348	10

北京市在政策方面为中医药领域的科研发展提供了广泛的支持与强大的支撑，例如2017年发布《北京市人民政府关于支持中医药振兴发展的意见》，提出：“推进中医药创新驱动发展，建设国家级中医药创新驱动发展示范区，完善中医药研发、转化、推广平台，加大对中医药科技创新项目和创新平台类重点示范项目的支持力度，推进中医药重大科研项目协作合作，切实落实重大科研基础设施和大型科研仪器向社会开放的规定，支持中医药学与现代科学融合，完善中医药科技管理体制机制，改革中医药科技评审评估和成果评价制度，建立健全中医药科技成果转化年度统计报告制度，加强中医药知识产权保护等内容，具有现实意义和可操作性。”这一政策的颁布为北京市中医药科研创新发展打了一针强心剂。

北京市有着丰富的中医药科研资源，研究设备齐全、研究机构密集、研究人才辈出、研究队伍建设完善，各大医学高校尤其是中医药相关高校承担了多项科研任务。北京市在丰厚的历史文化背景下利用中医药临床资源，不断创造新的科研成果。中国中医科学院广安门医院、中国中医科学院望京医院等在京医院拥有皮肤科、内分泌科、骨伤科、脾胃科等49个国家临床重点专科（中医），在多脏器功能衰竭、针麻、恶性肿瘤、心脑血管病以及中药领域的人工麝香产业与青蒿素研制应用上取得重大进展与突出成就。自改革开放以来，北京市大力发展中医药的学科建设与师承教学方式，注重结合与融合中医药基础研究单位的科研成果与中医药临床机构的诊疗经验，促进北京充分利用其资源和地理优势，并将其转化为科技成果与实用技术。

四　中医药养生保健产业

（一）中医药健康旅游产业

北京作为我国首都，有着悠久的历史，成熟的旅游产业，经过时间积淀的厚重中医文化，众多的名医、名院以及中药储备，因此在北京市发展中医药健康旅游产业具有良好的条件以及得天独厚的资源优势。北京市中医管理局对中医药健康旅游产业的发展给予了高度重视，并将其作为中医药大健康产业的重要组成部分。目前，北京中医药健康旅游模式丰富，包括诊疗、知识普及、文化体验等类型，涵盖了药膳制作品尝体验、针灸服务体验、中医药特色博物馆打卡、中医馆参观、中药基地游览等内容，目前已初步形成名院就诊中医药健康旅游特色服务包以满足游客的医疗服务需求。北京市在中医药健康旅游领域具备一定的产业基础和先天的资源、文化优势。早在1998年，北京市旅游局就将一批按摩机构批准为承办涉外旅游活动的定点单位。这些按摩机构顺应时势，抢先试点，开发了太极拳学习、中医药膳体验、按摩体验等养生健康类旅游项目。考虑游客群体养生保健、追求健康的需求，并结合中医药文化传播创新，北京市旅游局积极开发全新的体验类产品，为游客提供医疗旅游。2011年，北京市旅游发展委员会和北京市中医管理局联合发布了《北京市中医药文化旅游示范基地建设工作方案》，成立了北京中医药国际医疗旅游研究中心，推出15家中医医疗单位和31个中医医疗旅游服务包，截至2021年北京市已经完成4批中医药文化旅游示范基地的筛选，北京昌平中医药文化博览园、北京潭柘寺中医药健康旅游产业园、中国医学科学院药用植物园入选国家中医药健康旅游示范基地创建单位，每一项工作都是旅游产业与中医药文化深度融合的一次创新，彰显了北京市中医药文化的特色和优势。9条北京市中医药健康旅游路线如表8所示。但是目前北京市中医药健康旅游发展也面临着大多数中医院未通过国际JCI认证、缺乏该领域专业人才的困境。

表8　北京市中医药健康旅游路线

名称	上午路线	下午路线	亮点
皇家中医药历史文化游	故宫、故宫－永和宫御医药馆	广誉远中医药文化博物馆、同仁堂大栅栏老店	领略皇家中医药文化的历史、特色、国药产品
高校中医药文化体验游	北京中医药大学体验馆半日体验	参观北京中医药大学中医药博物馆	了解中医药文化，体验中医药手法实操、特色商品制作等
北京中医药文化时尚游	参观北京同仁堂健康零号店、品尝中药养生药茶，体验中医药健康测试环节、中医药生活用品采购	参观京帮炮制博物馆、体验皇城中医药炮制技术文化	深度体验北京百年老字号同仁堂的时尚化演绎，以及历史上京帮特色的炮制技法
北京中医药文化博物馆一日游	参观前门广誉远中医药文化博物馆，了解中医药文化特色	参观房山时珍堂博物馆，深度观赏体验中医药牌匾文化特色和历代中医药用品，感受文物的魅力	深度了解中医药文化的哲学思想、历史传承与实物特色
舌尖上的中医药文化	走进世界非物质文化遗产——程氏针灸	游览北京药用植物园，观赏药用植物园林景致	围绕西山文化特色，体验国粹针灸、中华传统药膳料理，了解药用植物的使用
特色医馆体验游	正安中医馆参观体验，感受纯中式中医文化的唯美特色	感受程氏针灸，了解中国针灸文化之美	中国中医药文化的美学体验，国粹针灸的近距离接触，理解中国文化的平衡思想
京城名医文化之旅	走进鼓楼中医医院京城名医馆，体验中轴线上古老中医院的魅力与文创产品特色	观看荣竞中心——京城名医施今墨展览，感受京城名医大家风范	了解京城名医文化，深入理解名医大家的医德和医风
精品中医药文化研学之旅	弘医堂学习体验，听中医知识讲座，习养生馆功法	鹤年堂学习体验，领略京城中医古老传承技艺的魅力	聆听中医文化讲座，学习膏方和蜜丸的制作工艺
经典中医药文化传承之旅	参观北京平心堂，了解传承与创新的中医药文化	前往北京艾缘灸道，感受传统艾灸的神奇与魅力	体验中医药特色诊疗方法，在传承古法过程中感悟中医药文化的真谛

资料来源：北京中医药健康旅游资源对接大会。

（二）中医药健康检查人数

中医治未病思想经过了长足的发展，已经形成“未病先防、已病防变、愈后防复”的理论体系。中医健康检查能够充分发挥中医治未病思想的优势，通过提前干预调理防患于未然。2019 年北京市每千人中医医院健康检查的人数为 333.8。2010 ~ 2019 年北京市每千人中医医院健康检查的人数基本趋于稳定且略有增长。自 2015 年起，北京市中医医院健康检查的人数增长速度逐渐减慢，2019 年变为负增长。因此在北京市域内宣传中医治未病思想与养生保健理论对居民提升健康状态十分必要。

五　中医药文化与国际化

（一）中医药文化研究

首先是中医药文化科研方面，2010 年 12 月北京市哲学社会科学规划办公室、北京市教育委员会在北京中医药大学设立北京中医药文化研究基地。资料显示，该中心出版专著 55 部，发表核心期刊论文 82 篇，获省部级及以上奖励 23 项，出版基地年度报告 1 部，在研课题国家级 3 项、省部级 14 项、横向课题 3 项、基地内设课题 21 项。该中心作为北京市中医药文化研究的前沿阵地，在中医药文献学、中医哲学、中医传播学等学术与应用领域取得丰硕成果。

（二）中医药文化宣传

中医药博物馆承担着中医药文物保存展示研究、中医药文化宣传、中医药文化教育等功能。因此中医药博物馆数量从侧面反映了一个地区对中医药文化产物的保存与宣传效力以及向公众展示中医药文化的能力。本部分以中医药博物馆数量为代表评析北京市中医药文化宣传现状。根据百度地图搜索结果，北京市现有中医药文化博物馆 4 家，分别是北京御生堂中医药博物馆、北京中医药大学中医药博物馆、中国医史博物馆、东壁堂中医药博物馆。北京市中医药博物馆数量居全国各省（区、市）第六名，其中浙江省以 13 家中医药博物馆拔得头筹。《北京市人民政府关于促进中医药事业发展的意见》与《北京市人民政府关于支持中医药振兴发展的意见》均提到要推进中医药文化普及传播，提升中医药健康服务能力，北京市也积极举办中医药文化“薪火”、中医药文化宣传周等主题活动，均取得良好反响。北京市中医药文化资源丰富，但其宣传与展示略有不足，需要改善。

（三）中医药教学交流

留学生访问交流是文化传播的重要方式。北京市有北京中医药大学与中国医学科学院两所中医专业化院校。2018 年北京市有中医药来华留学生 726 名。2020 年北京中医药大学拥有留学生 531 名，其中本科生 362 名，硕士生 119 名，博士生 50 名。北京中医药大学 2012 年与日本法人兵库医科大学展开合作，建立了中医药孔子学院，2019 年与美国国家儿童医院合作在美国建设具有中医特色的中西医结合儿科门诊，与新加坡南洋理工大学合作开设了“中医学 - 生物学”专业，与西班牙巴塞罗那大学联合开设了中医学硕士学位项目。高校间的双向交流表明北京市中医药在文化教育的国际合作已经向更深层次发展。

参考文献

沈桂琴、王华、徐赟等：《社会关注视角下中医药文化传播的困境与对策——基于百度指数的大数据调查》，《南京中医药大学学报》（社会科学版）2020 年第 4 期。

屠志涛、杨艳琴、朱德馨等：《北京地区中医药科技优势分析》，《中国中医基础医学杂志》2007 年第 8 期。

汤明确、高小坤：《强化中医药在新医改中的作用》，《中国民族民间医药》2011 年第 24 期。

吕泰省、杨雪萍：《医疗机构制剂室发展的思考》，《解放军药学学报》2011 年第

3 期。

范昕建、余曙光、刘旭光等:《新医改背景下中医药人才培养的思考与探索》,《中医教育》2013 年第 3 期。

张家德、杨晓丰:《新时期关于加强中医药地位和作用的思考》,《科技信息》2013 年第 21 期。

王志亮:《新形势下中医药企业文化营销策略研究》,《贵州财经大学学报》2009 年第 6 期。

姚志伟:《北京医疗旅游发展中的政府行为研究》,广西师范大学硕士学位论文,2016。

《北京市人民政府关于支持中医药振兴发展的意见》,http://zyj.beijing.gov.cn/sy/zcfg/201912/t20191219_1338499.html。

《中共中央关于深化医药卫生体制改革的意见》,http://www.gov.cn/jrzg/2009-04/06/content_1278721.htm。

《中国旅游文化周添中医亮色》,http://www.cntcm.com.cn/2019-05/09/content_60195.htm。

《全国中医药统计摘编》,http://www.satcm.gov.cn/2019tjzb/start.htm。

《中国卫生统计年鉴》,https://data.cnki.net/area/yearbook/single/n2012090077?z=d09。

《中国中医药年鉴》,https://data.cnki.net/area/yearbook/Single/N2021090001?z=D09。

B.11

浙江省中医药传承与创新发展现状及发展思路

孟雪晖　林 凯*

摘　要： 浙江省一直以来都是我国中医药事业发展的大省，2020 年《中国中医药省际竞争力报告》评价结果显示，浙江省中医药传承创新发展综合排名全国第 2。这也进一步肯定了浙江省正在成为中医药强省。近年来，浙江省中医药事业发展取得了较好的成效，中医药改革逐步突破、中医药服务能力持续提升、中医药文化交流传播优势明显等。但同时也存在一些短板，全省中医药事业发展的历史方向需要精准把握、中医药的独特优势还未凸显、中医药事业的发展思路需要进一步明确等。在未来一段时期，浙江省中医药事业发展应该注重“五个力”：增强中医药发展的政策引领力、强化中医药特色服务供给力、提升中医医疗质量保障力、提高中医药传承创新支撑力、扩大中医药融合发展影响力，做强做实全国中医药传承创新发展的大省。

关键词： 中医药　传承创新　发展思路

一　浙江省中医药传承创新发展评价指标得分情况

浙江是中医药大省，并正在迈向中医药强省。2020 年广州中医药大学

* 孟雪晖，管理学博士，浙江中医药大学人文与管理学院公共事业管理系副主任，副教授，副研究员，硕士研究生导师，研究方向为卫生事业管理；林凯，浙江省医疗服务管理评价中心高级统计师，研究方向为公立医院管理。

课题组发布了《中国中医药省际竞争力报告》，显示浙江省中医药传承创新发展全国综合排名第2，仅次于北京市。该报告从中医医疗服务、中医药养生保健、中医药教育、中药产业、中医药科研、中医药政策和中医药文化与对外交流七个方面的46个指标评价了浙江省中医药传承创新发展情况，具体均值得分与排名见表1。

从7个一级指标来看，浙江省在全国31个省（区、市）中的排名由高到低为：中医药文化与对外交流（第1名）、中医医疗服务（第2名）、中医药政策（第3名）、中药产业（第6名）、中医药科研（第11名）、中医药养生保健（第11名）、中医药教育（第19名）。从46个三级指标来看，排名全国前三的指标有10个：每千人口中医类医疗机构卫生技术人员数、人均就诊中医类医疗机构次数、医师人均每日担负诊疗人次、门诊病人负担占可支配收入比例、出院者日均费用占可支配收入比例、每万人中医健康管理人数、被授予国家名中医称号的人数、是否提出建设“中医药强省”目标、中医药博物馆数量、中医药来华留学生数；排名全国后10名的指标有4个：中医类医院中药师占药师比、医师人均每日担负住院床日数、65岁以上老人中医健康管理率、药材种植面积。

该报告中的浙江省中医药传承创新发展评价指标得分的省际排名结果提示我们，浙江省应该保持在中医药文化与对外交流、中医医疗服务中的优势和竞争力，逐步加强在中医药教育和科研方面的投入和产出，补齐短板，均衡发展。

表1　2018年浙江省中医药传承创新发展评价指标得分与排名情况

一级指标	二级指标	三级指标	均值/得分	排名
中医医疗服务77.76分，第2名	中医医疗资源63.45分，第9名	每百万人口中医类医院数	3.42个	17
		每千人口中医类医疗机构卫生技术人员数	0.93人	3
		每千人口中医类医院床位数	0.84张	9
		每千人口中医执业(助理)医师数	0.50人	9
		中医类医院中药师占药师比	46.15%	27
		中医类医院医护比	0.81	16

续表

一级指标	二级指标	三级指标	均值/得分	排名
中医医疗服务77.76分,第2名	中医医疗服务效率79.26分,第5名	人均就诊中医类医疗机构次数	1.75次	3
		每万人中医类医院出院人次数	240.44人次	10
		中医类医院病床使用率	90.62%	9
		医师人均每日担负诊疗人次	12.46人次	2
		医师人均每日担负住院床日	2.02张	23
		中医类医院人平均住院天数	87.66分	21
	中医医疗费用97.67分,第2名	住院病人负担占可支配收入比例	22.20%	4
		门诊病人负担占可支配收入比例	0.51%	1
		出院者日均费用占可支配收入比例	2.21%	2
	中医康复医学发展72.97分,第5名	设有康复医学科的中医类医院比例	44.12%	9
		每万人中医类医院康复医学科床位数	0.57张	5
		每万人中医类医院康复医学科门诊人次数	89.20人次	8
		每万人中医类医院康复医学科出院人次数	7.85人次	12
中医药养生保健70.72分,第11名	中医治未病服务84.83分,第4名	每万人中医治未病人次数	58.78分	9
		每万人中医健康管理人数	100分	1
		0~3岁儿童中医健康管理率	64.65分	21
		65岁以上老人中医健康管理率	62.64分	23
	中医药健康旅游70.12分,第9名	首批国家中医药健康旅游示范区数量	60分	16
		第一批国家中医药健康旅游示范基地数量	80分	9
中医药教育71.21分,第19名	中医教育与培养71.21分,第19名	每万人口中医研究生数	66.94分	12
		每万人口中医本科生数	75.55分	18
		国家中医药管理局中医药重点学科数	72.57分	12
		被授予国家名中医称号的人数	77.14分	3
		中医药优势特色教育培训基地数	65分	15
		中医住院医师规范化培训基地数年增长率	70分	13
中药产业75.97分,第6名	中药产业状况75.97分,第6名	中成药类销售额占比	7.58%;227亿元	4
		中药材类销售额占比	8.78%;54亿元	4
		药材种植面积	55万亩	24
中医药科研69.53分,第11名	中医药科研发展69.53分,第11名	每万人口中医药科学研究与技术开发机构R&D经费	0.89万元	10
		中医药科学研究与技术开发机构R&D人员数	87人	18
		中医药科研机构发表科技论文数	376篇	4
		中医药科研机构专利授予数	662个	7
		中医药科研机构在研课题数	160项	10

续表

一级指标	二级指标	三级指标	均值/得分	排名
中医药政策84.22分,第3名	中医药政策颁布84.22分,第3名	中医药年人均财政投入	41.07元	11
		省级政府机关中医药卫生政策占卫生政策比例	32.39%;345条	9
		省级卫健委中医药卫生政策占卫生政策比例	44.2%;282条	13
		是否提出建设“中医药强省”目标	2008年提出	1
中医药文化与对外交流95.18分,第1名	中医药文化与对外交流95.18分,第1名	中医药博物馆数量	13个	1
		中医药百度搜索指数	126	4
		中医药来华留学生数	841人	2

数据来源：张建华、周尚成、潘华峰《中国中医药传承创新发展报告（2020）》，社会科学文献出版社，2020。

二　浙江省中医药传承创新发展取得的成效

（一）深化中医药医疗改革有新突破

浙江省以医疗卫生服务领域“最多跑一次”改革持续撬动中医药服务流程改造，建立公立中医医院“一窗受理、一站服务、一章管理”服务模式，推广“刷脸”认证、“医后付”，推行支付宝、微信、银联等付费方式，95%的三甲中医医院开展日间手术，100%的中医医院能够提供中药饮片代煎配送到家服务。探索中医药支付方式改革，在全省二级及以下医保定点医疗机构开展基层中医门诊常见病按病种支付，70%以上的县域推广应用“八病九方”按病种支付。结合公立医院综合改革推进中医医院治理体系和治理能力建设，嘉兴市中医院纳入全国现代医院管理制度试点单位，90%的三级中医医院完成章程制定工作；制定出台《浙江省三级公立中医医院绩效考核指标》，全省35家三级公立中医医院纳入全国绩效考核平台，考核数量居全国第三位。

（二）将中医药融入卫生大局有新作为

县级中医医院积极参与医共体建设，联合368家乡镇卫生院（社区卫生服务中心）建立55个医共体，实施机构设置、岗位管理、人事薪酬等改革；推动县域医共体中医诊疗中心标准化建设，以质量控制和绩效评价为重点，扎实推动县域中医药同质化、规范化服务。积极围绕“健康浙江”“互联网+医疗健康”等中心工作谋发展建机制，开展中医健康体检和健康干预，普及中医养生保健知识，加强以中医电子病历为基础的中医医院信息化建设，开展中医远程医疗、远程会诊、体质辨识、中医“四诊”、经络诊断、远程教育等服务，着力推动中医药服务在预防、疾病治疗和康复等方面走深走实。

（三）中医药固本强基有新高度

积极开展基层医疗卫生机构中医馆建设，截至2020年全省已建成1277家。推广中医药适宜技术540余项，技术应用128.2万例次，全省92.68%的社区卫生服务中心、95.52%的乡镇卫生院能提供6类以上中医药技术服务，88.41%的社区卫生服务站、82.83%的村卫生室能提供4类以上中医药技术服务，乡镇卫生院（社区卫生服务中心）中医诊疗人次占总诊疗人次比例达到30%以上。强化中医药基本公共卫生服务，全省65岁以上老人和0~3岁婴幼儿的中医药健康管理服务覆盖率分别达到56.61%和61.86%，均超出国家考核要求。中医药工作先进单位建设持续推进，湖州市、绍兴市及11个县（市、区）顺利通过全国基层中医药工作先进单位国家级复审评估。

（四）中医药服务能力建设持续提升

国家中医药传承创新工程重点中医医院和重点中医药科研机构建设稳步实施，其中浙江省中医院下沙院区、浙江省中医药研究院青山湖院区等4个项目获中央补助资金2.3亿元，浙江省重大疾病中医药防治中心达到13个。

实施中医药现代化专项，组织开展中医药理论、重大疾病防治、中药资源保护等方面研究。确定浙江省中医药重点专科 174 个，基本形成专业覆盖齐全、层次分布合理、服务优势明显的中医药重点专科群。顺利实施省级名中医传承人、省优秀中西医结合人才培养等项目，颁发了全国第一本民间中医医术确有专长人员医师资格证书，新增国家中医药高层次人才培养基地建设单位，全国名中医葛琳仪、张玉柱荣获全国中医药杰出贡献奖。

（五）中医药文化传承交流有新亮点

浙江得以传承的中医药流派与名医众多，道地药材、养生膏方等都很有特色，也使得博物馆收集与展览的素材众多。浙江省与中医药相关的博物馆达 13 个，列全国首位。浙江省坚定不移地推进中医药融合发展，截至 2020 年，浙江省中医药文化养生旅游示范基地总数达到 78 家。开展了第四次全国中药资源普查，对 39 个县（市、区）进行中药资源摸底调查，新发现中药资源 331 种。着力推动中医药走出去，以色列、罗马尼亚、白俄罗斯中医药中心列入国家中医药管理局中医药国际合作专项建设项目，并成为全国样板。在南非西开普大学开设非洲大陆首家中医孔子学院，浙江省委书记袁家军出席揭牌仪式。在匈牙利举办“中医健康养生展”，进一步提升“浙派中医”的国际影响力。

三 浙江省中医药传承创新发展存在的问题与思路

（一）浙江中医药事业发展的历史方向需精准把握

经过长期发展，浙江省虽然基本形成了中医药医疗、保健、科研、教育、产业、文化整体发展格局，中医药大省地位不断巩固。但在新的发展背景下浙江省中医药发展还存在长期规划和政策支持不够、服务体系不够健全、区域发展不平衡、中医院功能定位不清晰、特色服务不充分等问题和短板，中医药事业发展存在被边缘化的风险。浙江省中医药事业应加快实现

“三个转变”。一是加快实现从中医药大省向中医药强省转变，夯实基础优势，打造中医高峰，形成产业集聚态势，切实解决中医药“好不好”“强不强”的问题；二是加快实现从碎片化治理向体系化治理转变，持续深化中医药供给侧改革，深化“三医”联动“六医”统筹，解决制度碎片化带来的制度隔阂、限制接续发展问题，形成促进中医药可持续发展的政策体系；三是加快实现从注重传承向深化创新发展转变，充分发挥“浙派中医”悠久的历史底蕴，推进中医药活态传承，综合运用现代科技手段，建立多学科、跨区域共同参与的中医药协同创新平台，推动中医药创造性转化、创新性发展，让人民群众享有优质高效的中医药服务。

（二）浙江中医药事业发展的独特优势有待提升

中医药特色优势是中医药生存和发展的根本。浙江省在中医医院等级评审、绩效考评等工作中还未能充分体现中医药文化特色、临床特色和发展特色，中医医院的医疗服务中“中”味氛围还不浓；所以浙江省中医药事业要坚持内涵发展，探索具有浙江特色的中医药质量综合监管体系，支持构建中医药科技创新体系，要在医共体建设中严格执行“三不得”原则，通过构建中医药医疗服务标准规范和管理体系，推进县乡中医管理服务一体化，巩固和提升中医药服务的优势；同时要坚持融合发展，围绕“一带一路”、长三角一体化、区域产业发展等战略，加大中医药开放力度，推动产业和技术联动升级，在“走出去”中发展中医药，持续加强对外交流。

（三）浙江中医药事业发展的思路有待明晰

浙江省是全国综合医改试点省，改革成效亮点纷呈，但浙江省的中医药改革工作却似乎跟不上步伐，在全国医院绩效考核排名中不突出。中医药事业发展也要聚焦全省卫生健康工作大局，围绕县域医共体建设、健康浙江行动、医学高峰打造等重点工作，进一步推进载体创新和业务发展，在“治未病”、提供全生命周期健康服务等方面探出新路子，使中医药工作在与全省卫生健康中心工作同频共振中最大限度发挥优势效能；中医药事业发展要紧贴医疗卫生五项基本制度建设机制，研究制定中医医疗服务价格、分级诊疗体系、中医药支付方式和标准、中药饮片优质优价等政策制度，加快形成具有中医药特点的发展新机制；中医药事业发展同时要围绕改革创新主线强动力，始终把改革作为破解中医药发展瓶颈的主抓手，进一步确立中医药工作的主攻方向，在中医药综合改革方面尽快形成工作牵引力，传承好使用好发展好中医中药。

四　浙江省中医药传承创新发展的路径

（一）增强中医药发展的政策引领力

浙江省中医药事业应着眼当前发展急需和未来发展需要，加强顶层政策设计，强化政策落实，牢牢把握中医药改革发展的前进方向。应抓好重点政策制定，深入贯彻《中共中央国务院关于促进中医药传承创新发展的意见》精神，按照浙江省《关于促进中医药传承创新发展的实施意见》要求，明确浙江中医药发展目标任务。认真开展浙江省中医药“十四五”规划中的重大政策项目谋划，并做好与上级规划衔接，积极争取更多政策支持。应深化政策研究工作，围绕创建国家中医药综合改革试点省，加强相关配套政策研究，提出并启动一批重点领域体制机制改革任务。适应新形势新要求，尽快颁布《浙江省中医药条例》，应强化政策执行落实，如浙江省卫生健康委成立中医药工作专班，可由卫生健康委主要领导担任组长，谋划实施中医药改革发展的目标任务和工作举措，督促改革政策落实落地。全省各地应结合实际，强化组织领导、资金投入、资源倾斜，确保中医药各项改革政策稳步推进见成效。

（二）强化中医药特色服务供给力

浙江省应紧扣中医药特色鲜明的理论体系和技术方法，以“夯基础、筑高峰、强共享”三位一体为着力点，不断增强中医药服务供给。应抓基层打基础，制定实施《关于在县域医共体建设中全面加强中医药工作的意见》，持续推进基层中医药服务能力提升工程，推动全省各市、县创建全国基层中医药工作先进单位，持续推进建设基层标准化中医馆；在县级以上中医医院开展“中医日间服务”“名中医工作室＋经典病房”试点；应继续扩大农村定向中医医学生免费培养规模，加强全科医生和乡村医生中医药知识和技能培训，进一步提高基层中医药服务水平。应在中医药领域建高地筑高峰，实行项目清单化管理，扎实推进5个国家中医药传承创新工程、重点中医医院和重点科研机构建设；积极统筹资源配置，争创国家中医医学中心，建好国家区域中医（专科）诊疗中心；持续加强2个国家中医临床研究基地、国家中医药循证基地、国家中药炮制传承基地建设，实施国家重大疑难疾病中西医临床协作项目；应建强省中医药重点学科、重点专科、重点实验室和重大疾病中医药防治中心，推广中医优势病种临床诊治经验和中医诊疗方案，不断提高重大疾病中医药防治能力。应促互联强共享，充分发挥浙江省“互联网＋医疗健康”的优势和成果，强化“互联网＋中医药服务”，深化“最多跑一次”改革，推进中医电子病历和电子档案连续记录，更大范围内实现中医检查结果互认；加强基层中医信息平台建设，竭力推动中医远程医疗、移动医疗、共享中药房等服务，大力支持一批中医医疗机构建设互联网中医院，努力打造中医“智慧医疗”的浙江样板。

（三）提升中医医疗质量保障力

医疗质量是生命线，要牢固树立底线思维，强化措施，规范行为，切实保障中医医疗质量安全。应严格做好中医医院等级评审。中医医院等级评审一定要注重中医特色、中医疗效、中医医疗质量和安全，要体现以病人为中心的服务理念。严实开展大型公立医院巡查，按照大型医院巡查工作方案，围绕公立中医医院党建、行风作风、运行管理三个方面开展二级以上公立中医医院巡查，聚焦人民群众不满意的问题，聚焦近年来行风问题高发、机制建设薄弱的领域，进行重点巡查；应围绕思想建设方面，看是否坚定中医药文化自信，弘扬“大医精诚”传统医德医风；围绕医疗运行制度管理方面，看是否规范设置科室，加强优势专科建设；围绕法治规范管理方面，看《中医药法》《执业医师法》的贯彻落实情况。严格实施中医药质量安全检查，加强中医医疗机构医疗安全管理和风险防范，全省各级中医医疗机构要严格执行医疗技术规范、指南和操作规程；医疗保障方面，应积极做好中医医疗机构应用疾病诊断相关分组（DRGs）开展医疗服务和绩效评价。同时应加强中药饮片使用管理，组织中药饮片专项检查，完善中药饮片处方管理制度。

（四）提高中医药传承创新支撑力

传承和创新是驱动中医药发展的双轮，应在形成合力、传承精华、人才培养等方面下功夫，释放新优势。应继续提升中医药传承能力，例如以建设“浙派中医”工程为牵引，加强中医药古籍普查、整理和出版，建立“浙派中医”相关文献数据库和知识库，开展中医药古籍深度整理与综合利用，系统整理历代医家学术思想、各家学术流派学说及其临证经验。应挖掘整理民间特色诊疗技术和方药，把名医、名药、名店品牌挖掘保护好，把藏在古籍、散在民间、融在生活中的中医药技术发掘出来，原汁原味保存下来。应大力加强国家级、省级名中医工作室建设，遴选“浙医名方”，筛选“浙医名术”，形成“百医百方”并推广应用，使“浙派中医”发扬光大，代代薪火相传。同时应优化中医药人才队伍，继续实施浙江省中医药传承与创新“十百千”人才工程（杏林工程）；加强省“万人计划”具有特殊专长中医药人才和省级名中医传承人项目管理，扎实做好活态传承。应推进中医住院医师规范化培训基地建设，滚动做好师资培训。应继续组织传统医学师承和确有专长人员、中医医术确有专长人员医师资格等考核工作。应注重中医药发展合力，要中西医协同合作，中医医疗机构和综合性医疗机构建立常态化协同工作机制，开展中西医结合重大疑难疾病防治试点，形成临床诊治的核心竞争力。应采取中西医协同攻关，集聚高等院校、科研院所和临床研究机构，共同聚焦中医药传承创新的主攻方向和方式，力争在重大科技攻关、科技成果转化和应用等方面取得突破，形成科技创新的核心竞争力。

（五）扩大中医药融合发展影响力

浙江应充分发挥中医药在卫生、经济、科技、文化和生态五种资源中的优势，在促进经济社会发展、推动对外开放中发挥更大作用。应做好中医药“走进去”文章，实施中医药文化传播行动，开展“中医中药中国行”活动，推进中医药进校园、进党校、进农村文化礼堂；做好公民中医药健康文化素养调查，加强中医药文化宣传教育基地建设，适应全程媒体、全息媒体、全员媒体、全效媒体发展趋势，办好中医药网站、微信公众号等，走进走深“互联网”，让中医药成为群众促进健康的文化自觉。应做好中医药“沉下去”文章，推进中医药与养生、养老、旅游等融合发展，加强中医医院治未病科、老年医学科和康复科建设，强化“一老一少”重点人群中医药健康管理，支持中医医院与养老机构合作，面向老年人提供上门诊视、健康查体、保健咨询服务；同时应推进中医药健康服务与旅游产业有机融合，建设一批省中医药文化养生旅游示范基地和森林康养基地，在助力乡村振兴、建设美丽城镇上不断探索参与路径。应做好中医药“走出去”文章，加强与共建“一带一路”国家中医药的交流与合作，进一步丰富中医药服务内容，吸引更多的海外留学生来浙接受学历教育、非学历教育、短期培训和临床实习，建好海外中医药中心和中医孔子学院，推动中医药文化海外传播。

参考文献

张建华、周尚成、潘华峰：《中国中医药传承创新发展报告（2020）》，社会科学文献出版社，2020。

胡滨、王蕾、朱杭溢：《浙江的中医药博物馆现象》，《中医药文化》2013 年第 1 期。

陈可冀：《中医药传承创新互动发展理念》，《中国中西医结合杂志》2019 年第 6 期。

任婕、梁金燕、万倩芸等:《中医药传承及其创新发展的思考》,《时珍国医国药》2020 年第 7 期。

郭晓薇:《2020 中医药传承创新再出发》,《中国卫生》2020 年第 2 期。

陈淑莲:《融合新知促进中医药传承创新发展》,《科技创新与品牌》2021 年第 5 期。

李舜音、陈立生:《公立医院中医药传承发展与综合改革探索》,《现代医院》2021 年第 5 期。

马凤岐、白钰、王恒苍等:《文化传承和产业发展同步推进的中医药健康服务模式实践探索》,《浙江中医杂志》2020 年第 3 期。

Abstract

Traditional Chinesemedicine (TCM) is a great creation of the Chinese nation and a treasure of ancient Chinese science. The Communist Party of China and the national government attach great importance to the preservation and innovative development of TCM, and have given important instructions and guidance. This book is the second part of the evaluation series of traditional Chinese medicine preservation and innovative development. Several rounds of Delphi expert consultation were used to further improve the existing evaluation index system for the preservation and innovative development of the traditional Chinese medicine cause, which mainly covers 7dimensions: TCM medical service, TCM industry, TCM health care, TCM education, TCM scientific research, TCM culture and foreign exchange, and TCM policy. Based on the statistical data of traditional Chinese medicine in 2018 and 2019, this book compares and studies the characteristics of the dynamic development and changes of traditional Chinese medicine in different regions, and analyzes the comprehensive level of TCM development in each region. Based on the 7 – in – 1evaluation of the development status of traditional Chinese medicine in 31 provinces across the country (except Taiwan Province, Hong Kong Special Administrative Region, and Macao Special Administrative Region), this book carries out further detailed analysis from the perspective of whether the goal of "Strong Province of Traditional Chinese Medicine" is proposed to provide reference ideas for the development of TCM in different regions.

In addition, this book compiles the relevant research contents of the added chapters of traditional medicine in "Eleventh Revision of the International Classification of Diseases (ICD – 11)", as well as cases of traditional Chinese medicine preservation and innovative development in Beijing and Zhejiang

Province.

Keywords: Traditional Chinese Medicine; Inheritance and Innovation; Regional Evaluation

Contents

Ⅰ General Report

Abstract: Based on the Seven-in-one constitution theory of traditional Chinese medicine and performance evaluation theory of health system, the report defined the weight of each evaluation index by Delphi expert consultation method, and made comprehensive evaluation on the inter-provincial competitiveness of traditional Chinese medicine in China using national statistical data of traditional Chinese medicine field. The results showed that the eastern region ranked higher among the three regions in the inheritance and innovation development of Traditional Chinese medicine, with the most obvious extreme disparity. The central region has the most balanced development, while the overall development of the western region is the lowest among the three regions, with the middle extreme disparity. The policy of strengthening the province of TCM is beneficial to the development of TCM, but the effect is not obvious in TCM medical service and TCM health care. 24 of 31 regions' rankings had been changed over the past two years. Therefore, we should give full play to the regional characteristics of TCM development, formulate the development direction of

TCM in accordance with local characteristics, and strengthen the policy support.

Keywords: Traditional Chinese Medicine (TCM); Inheritance and Innovation; Provincial Competitiveness; Contrastive Analysis

Ⅱ Sub-reports

B.2 Evaluation Report on Medical Service of Traditional Chinese Medicine

Zhou Shangcheng, Yuan Dongsheng and Zhang Boqi / 026

Abstract: This report selects 19 indicators from the 4 aspects of Chinese medicine medical service, Chinese medicine efficiency, Chinese medicine medical expenses and Chinese medicine rehabilitation medical development, and evaluates the Chinese medicine medical service capacity of 31 provinces across the country from 2017 to 2019. The results show that in 2019, Chinese TCM medical services have achieved a certain degree of development. TCM medical resources have increased, the coverage of medical services has expanded, the efficiency of TCM medical services has increased, the burden of TCM costs has decreased, and the TCM rehabilitation medicine has also developed. However, there are problems of uneven distribution of resources and uncoordinated development between different regions. There are differences in development between different regions, and the differences have increased. It is necessary to formulate strategies according to its own characteristics, give full play to its own advantages, and promote the development of TCM medical service capabilities.

Keywords: Traditional Chinese Medicine Service; Regional Comparison; Provincial Comparison

B.3 Evaluation Report on Traditional Chinese Medicine Industry

Zhang Wenlong, Zhou Zhihua / 113

Abstract: Objective Industry is an important driving force for the inheritance and innovation of TCM. By constructing the index system, this study provides a referable report about TCM industry evaluation in various provinces of China. Methods in this study including statistical analysis, data comparison, literature collation and expert consultation, were adopted to systematically analyze and compare the status quo of TCM industry from three industries. The results shows that Guangdong, Yunnan, Zhejiang, Sichuan and Henan are the top five provinces in terms of industrial score. The western region ranked high in TCM agriculture and the eastern provinces ranked high in TCM business. The provinces and cities which put forward the policy of strengthening provinces of TCM ranked higher than those who did not put forward the policy in the average ranking of TCM industry. Finally, the auther jumped to a conclusion: There are differences in the development of the three industries of TCM in various provinces of China. The TCM industry develops unevenly in the eastern, central and western regions. Policy support can promote industrial development.

Keywords: TCM Industry; Provincial Competition; Regional Characteristic

B.4 Evaluation Report on Health Care of Traditional Chinese Medicine

Xu Xingying, Zhong Ailin / 158

Abstract: This report selected 4 index from 2 aspects of traditional Chinese medicine (TCM) health reservation: TCM preventive treatment of disease and TCM health management, to establish an evaluation index system of TCM health reservation. Two rounds of Delphi expert consultation were used to determine the weight of each evaluation index. The development status on TCM health reservation of 31 provinces, municipalities and autonomous regions in China were evaluated and compared by this evaluation index system using two-year data from 2018 to 2019. Results show that the average score of 31 provinces, municipalities and autonomous regions for TCM health reservation in 2019 is 63. 58. Among them, Jilin Province has the highest score of 80. 65. Yunnan Province, Shanxi Province, Chongqing City and Ningxia Hui Autonomous Region rank the second to fifth places, respectively. Both in 2018 and 2019, the average ranking of TCM health reservation is highest in the western region, showing the outstanding overall situation as well as stable development and slight improvement of TCM health reservation in this region. In addition, the provinces that put forward the goal of building a "Strong Province of TCM" have slight advantages in TCM health management over those who did not. To conclude, this report shows the uneven and unbalanced development of TCM health reservation among different indexes and regions. It is necessary to construct the supervision mechanism system of TCM health reservation, improve the training system of TCM health reservation talents, encourage and support the research and development of TCM health reservation technology, and strengthen the publicity of TCM health reservation culture.

Keywords: Traditional Chinese Medicine; Health Reservation; Preventive Treatment of Disease; Health Management

Abstract: In order to facilitate analysis and comparison, this report uses the 6 indicators and weights of the 2019 traditional Chinese medicine education evaluation report, and takes 31 provinces (regions, cities) as the research objects to comprehensively evaluate the development of Chinese medicine education. The results show that the top three in the comprehensive evaluation are Beijing, Tianjin, and Shanghai; the average ranking of the western region has been improved, but the comprehensive evaluation ranking of the eastern region is better than that of the central and western regions; the team of strong provinces of traditional Chinese medicine has further grown to 19. These provinces (regions, cities) are significantly better than those that have not proposed the goal of building a "strong province in traditional Chinese medicine", and are better than the national average, but the average ranking has declined. This report believes that provinces (regions, cities) whose rankings have fallen should strengthen self-examination and introspection, absorb advanced domestic Chinese medicine education experience, expand the scale of training advanced Chinese medicine talents, and attach importance to the construction and application of various training bases. The provinces (regions, cities) that are promoted or ranked higher should further exert their advantages, make up for their shortcomings, and play a point-by-point role to promote the improvement of the traditional Chinese medicine education level.

Keywords: Traditional Chinese Medicine; TCM Education; Provincial Comparison

Abstract: This report selects five three-level indicators from the aspects of scientific research funding, scientific research personnel, scientific research grants, scientific research papers and patents to further improve the evaluation indicators of Chinese medicine scientific research and innovation capabilities. The Delphi method was used for expert consultation to determine the weights of all levels of indicators. The indicators were calculated among 31 provinces (autonomous regions and municipalities) between 2019 and 2018. Regional differences and annual change affected by policies were analyzed. It was found that the scores of various indicators in the evaluation of Chinese medicine scientific research and innovation ability in 2019 and 2018 fluctuated slightly. Beijing and Chongqing have been ranked high for two consecutive years with their small population and concentrated traditional Chinese medicine research institutions. However, the level of scientific research and innovation of traditional Chinese medicine in the central and western regions has developed rapidly. The strategic plan of "Strengthening the Province of Traditional Chinese Medicine" also has a significant positive impact on the competitiveness of inter-provincial research and innovation of Chinese medicine. This report believes that it is urgent to establish a scientific, reasonable and feasible performance evaluation index system for scientific research and innovation of traditional Chinese medicine, and all provinces (autonomous regions and municipalities) should issue incentive policies for scientific research and innovation of traditional Chinese medicine and make full use of the advantages of local traditional Chinese medicine resources.

Keywords: Traditional Chinese Medicine; Scientific Research Ability; Regional Comparison; Annual Change

B.7 Evaluation Report of Traditional Chinese Medicine Culture and International Exchange

Abstract: Purpose: To analyze the significance of culture and foreign exchanges in the inheritance and innovation of Chinese medicine, and to evaluate the development of Chinese medicine culture and foreign exchanges in each province in 2019 and its comparison with 2018. Method: Read the relevant literature, use the expert consultation method to select the indicators, and make a comprehensive score. Results: The scores of Chinese medicine culture and foreign exchanges are correlated with the scores of Chinese medicine medical expenses, Chinese medicine education, and Chinese medicine industry respectively. The top five provinces, municipalities and autonomous regions in this sector are Zhejiang Province, Jiangsu Province, Shanghai, Beijing, and Guangdong Provinces.

Compared with 2018, the overall score has not changed much, and the regional development imbalance has slightly increased. Conclusion: Traditional Chinese medicine culture and foreign exchanges and the development of other sections have mutually promoted effects. Under the new situation, culture and foreign exchanges are facing new opportunities and challenges.

Keywords: Traditional Chinese Medicine; Culture; Foreign Exchange

Abstract: In recent years, the Party Central Committee represented by General Secretary Xi Jinping, has focused on the topic of promoting the inheritance, innovation and development of TCM in a series of expositions on the work of TCM and has given policy attention and support to the development of Chinese medicine in China. Based on this background, this report summarizes the status and role of TCM policies in the inheritance, innovation and development of TCM, briefly summarizes the current situation of formulating TCM inheritance, innovation and development policies. Focusing on the current promulgation of the inheritance, innovation and development of TCM policies in various provinces (autonomous regions and municipalities), a Chinese TCM policy evaluation system was designed, four indicators were selected, and the Delphi method was used to give each indicator a corresponding weight, and the indicator system was used for evaluation differences in the development of Chinese medicine policies in various provinces (autonomous regions and municipalities), and by comparing the data of 2018 and 2019, discover the common characteristics, the trends of changes and the nature of the problems during the two years, and make corresponding analysis and understanding for these problems. In the process of comparing the differences in the level of policy development among different regions, we urged regions with insufficient TCM policies to further improve their TCM policies, with a view to promoting the comprehensive and balanced development of TCM policies and undertakings, the reform of TCM policies will help build a healthy China strategy and realize the Chinese dream of the great rejuvenation of the Chinese nation.

Keywords: Traditional Chinese Medicine Policy; Policy Evaluation; Evaluation Index

Ⅲ Special Topic

B.9 Process and Thinking of the Incorporation of Chapter of Traditional Medicine Based on TCM Coding into ICD

Abstract: This topic sorts out the process of standardization and internationalization of traditional Chinese medicine. By explaining the background and history of the birth of the traditional medicine chapter of ICD -11, it shows the current situation of the traditional medicine chapter of ICD -11, and cites the research on the traditional medicine chapter of ICD -11, and looks forward to the ICD -11 Impact of inclusion in traditional medicine chapters. Provides a picture of the past, present and future of the ICD - 11 Traditional Medicine chapter, enabling readers to learn more about the ICD -11 Traditional Medicine chapter.

Keywords: ICD - 11 traditional medicine chapter; traditional Chinese medicine; standardization; internationalization

B.10 Report on the Status of Preservation and Innovative Development of TCM in Beijing

Abstract: The report is divided into five parts: "Development environment of the traditional Chinese medicine (TCM) industry in Beijing", "TCM Service

Status", "TCM Scientific research status", "TCM health care industry", and "TCM Internationalization" . The first part analyzes the development environment of the TCM industry in Beijing from the perspectives of policy, society and economy. Then this paper summarizes the key points of Beijing's TCM policy, residents' recognition of TCM and government's financial support. The second part makes a statistical analysis of TCM medical resources in Beijing and evaluates the richness of TCM resources in Beijing. The third part discusses the input and output of TCM research in Beijing by analyzing the research indicators such as the number of TCM projects and so on. The fourth part reviews the development status of health care industry in Beijing, such as TCM tourism and health examination. The fifth part introduces the current situation, advantages and disadvantages of cultural industry of TCM in Beijing from three perspectives of cultural research, cultural publicity and talent exchange.

Keywords: Traditional Chinese Medicine; innovative development; Beijing

Abstract: This report focuses on the comprehensive competitiveness of 12 provinces in the western region (Inner Mongolia Autonomous Region, Guangxi Zhuang Autonomous Region, Chongqing Municipality, Sichuan Province, Guizhou Province, Yunnan Province, Tibet Autonomous Region, Shaanxi Province, Gansu Province, Qinghai Province, Ningxia Hui Autonomous Region and Xinjiang Uygur Autonomous Region) in the innovation and development of traditional Chinese medicine (TMC) . The development of the comprehensive strength of traditional Chinese medicine in each province in the western region is studied through a comparative analysis of seven rankings: Chinese medicine medical services, Chinese medicine health care, Chinese medicine education, Chinese medicine industry, Chinese medicine scientific research, Chinese medicine policy and Chinese medicine cultural dissemination and foreign exchange. In terms of the overall competitiveness of regional TCM, the western region ranks third among the three regions, with a relatively weak overall competitiveness in the lower reaches of the country. The region as a whole is competitive in TCM medical services and TCM health care, which are the strengths of the western region; it is relatively weak in TCM education, TCM industry, TCM scientific research, TCM policy, and TCM cultural dissemination and foreign exchange. In terms of provincial competitiveness, the overall competitiveness of TCM in 2019 is at the top of the western region in Sichuan Province and Chongqing Municipality, and the Tibet Autonomous Region is last within the western region.

Keywords: Western Region; Chinese Medicine Competitiveness; Indicator System

S基本子库
SUB DATABASE

中国社会发展数据库（下设 12 个专题子库）

紧扣人口、政治、外交、法律、教育、医疗卫生、资源环境等 12 个社会发展领域的前沿和热点，全面整合专业著作、智库报告、学术资讯、调研数据等类型资源，帮助用户追踪中国社会发展动态、研究社会发展战略与政策、了解社会热点问题、分析社会发展趋势。

中国经济发展数据库（下设 12 专题子库）

内容涵盖宏观经济、产业经济、工业经济、农业经济、财政金融、房地产经济、城市经济、商业贸易等12个重点经济领域，为把握经济运行态势、洞察经济发展规律、研判经济发展趋势、进行经济调控决策提供参考和依据。

中国行业发展数据库（下设 17 个专题子库）

以中国国民经济行业分类为依据，覆盖金融业、旅游业、交通运输业、能源矿产业、制造业等 100 多个行业，跟踪分析国民经济相关行业市场运行状况和政策导向，汇集行业发展前沿资讯，为投资、从业及各种经济决策提供理论支撑和实践指导。

中国区域发展数据库（下设 4 个专题子库）

对中国特定区域内的经济、社会、文化等领域现状与发展情况进行深度分析和预测，涉及省级行政区、城市群、城市、农村等不同维度，研究层级至县及县以下行政区，为学者研究地方经济社会宏观态势、经验模式、发展案例提供支撑，为地方政府决策提供参考。

中国文化传媒数据库（下设 18 个专题子库）

内容覆盖文化产业、新闻传播、电影娱乐、文学艺术、群众文化、图书情报等 18 个重点研究领域，聚焦文化传媒领域发展前沿、热点话题、行业实践，服务用户的教学科研、文化投资、企业规划等需要。

世界经济与国际关系数据库（下设 6 个专题子库）

整合世界经济、国际政治、世界文化与科技、全球性问题、国际组织与国际法、区域研究 6 大领域研究成果，对世界经济形势、国际形势进行连续性深度分析，对年度热点问题进行专题解读，为研判全球发展趋势提供事实和数据支持。

法律声明